国家"十一·五"科技支撑计划研究项目　2006BAK05B02

职业中毒案例

中国疾病预防控制中心　**组织编写**
职业卫生与中毒控制所

中国科学技术出版社
·北京·

《职业中毒案例》

编 委 会

主审： 侯培森

主编： 李　涛　陈曙旸　张　敏

编委：（按姓氏拼音排序）

陈　亮　杜燮祎　黄金祥　金晔鑫　李德鸿

李建国　李文捷　凌瑞杰　缪剑影　邱　兵

陶永娴　王　丹　王恩业　王鸿飞　王焕强

乌正赉　吴维皑　徐伯洪　周安寿　邹昌淇

出 版 人　苏　青
策划编辑　肖　叶
责任编辑　郭　璟
封面设计　阳　光
责任校对　刘红岩
责任印制　安利平
法律顾问　宋润君

序

随着科技进步和我国经济社会的快速发展，化学品使用的种类、数量不断增加，范围迅速扩大，给人类生活带来便利的同时，也给人类健康带来威胁。在我国，城市和乡村因中毒造成的死亡都排在十大死因的第 5 位，中毒病例在全国大医院中占急诊就诊人数的 6%～8%。我国平均每年发生农药中毒 4 万多人，年均病死率为 9.95%；每年报告重大食物中毒 1.5 万多人，其中化学因素引起的食物中毒占 30%。

我国有劳动力人口 7.4 亿多，为数众多的劳动者不同程度地接触有毒有害化学品。根据全国职业病报告资料分析，职业中毒仍然是我国主要的职业病之一，每年报告的病例数约占职业病报告的 20%，平均每年报告重大急性职业中毒近 40 起，数百人中毒，数十人死亡。特别是近年来发生的群体性苯中毒、正己烷中毒、镉中毒等恶性中毒事件不仅给劳动者造成健康损害，也造成了严重的社会影响。由于重大急性职业中毒事故具有突发性、群发性、隐匿性和长期性等特点，已成为影响社会和谐发展的重要公共卫生问题。

中国疾病预防控制中心职业卫生与中毒控制所的专家和专业工作者，在对我国近十年积累的重大职业中毒事故资料进行系统整理的基础上，总结出我国重大职业中毒事故高发、频发的重点岗位、重点人群、重点毒物和主要原因，为预防和控制职业中毒事故的决策提供了基础数据。这是一项十分有意义的工作，研究成果汇集成册出版发行，对于用人单位、劳动者、职业病防治机构预防和控制重大职业中毒都具有重要的参考价值。

目前，职业病危害正从境外向境内、从城市向农村、从发达地区向欠发达地区、从正规经济部门向非正规经济部门快速转移。用人单位特别是乡镇家庭作坊式企业，职业病防治责任得不到落实以及职业病防治监管不到位等，都是重大职业中毒事故发生的原因。

因此，预防急性重大职业中毒事故，既要用人单位根据重大职业中毒的发生规律和特点，有针对性地加强管理，从源头上控制职业危害，同时也要引起全社会的关注，创造良好的社会环境，按《职业病防治法》规定，坚持"预防为主"的方针，建立"政府统一领导、部门协调配合、用人单位负责、行业规范管理、职工群众监督"的职业病防治工作机制，采取综合措施，切实把职业病防治工作落到实处。

劳动者是社会财富的创造者，他们的生命和健康是非常宝贵的，保护劳动者的职业健康权益关系到贯彻落实党的科学发展观、以人为本的执政理念，关系到社会的和谐稳定。因此，希望读者能从一个个沉痛的案例中吸取"血"的教训，举一反三，采取有效措施，避免同类事故的发生，切实保护劳动者的身心健康，促进经济社会的可持续发展。

中华人民共和国卫生部副部长

陈啸宏

2008 年 8 月

前　言

2003 年，我国连续发生多起重大急性职业性硫化氢中毒死亡事故。为了摸清硫化氢重大中毒事故的特点，我们对近十年来积累的硫化氢中毒案例进行了整理。在阅读案例的过程中，我们的心情非常沉重：相同的事故频频发生，一名工人在没有任何防护的条件下进入下水道、槽罐、污水池后倒下了，第二名、第三名工人……也在没有任何防护的条件下跳下去营救、倒下了，最多时连续倒下 7 人。这让我们看到生命在这里多么脆弱！统计结果表明，83.8％硫化氢重大中毒事故发生在密闭空间，46％的中毒和死亡是由于不当救援引起的。更让我们震惊的是：个别消防队员由于缺乏相应的防护知识，也在应急救援中失去了宝贵的生命。接下来，我们又整理了一氧化碳中毒死亡事故的案例，结果同样令人感到震惊。

为了使用人单位和劳动者能够从这些惨痛的案例中吸取教训，提高职业中毒防范意识和技能，减少职业中毒事故的发生，最大限度地保护劳动者的健康，我们对积累的重大职业中毒事故案例进行了整理、归纳及分析，并尽可能用通俗的语言叙述案例。由于积累的资料来源不一，报告的详细程度不同，有关人员对每个案例进行了反复斟酌、核对，以致编撰工作前后历时 4 年多，在老、中、青三代职业卫生工作者的共同努力下，终于完稿付梓。

全书包括两大部分，一部分是按 82 种化学物质编排的，其中包括阅读提示、中毒案例和相关链接；另一部分是对我国重大职业中毒事故特点的统计分析。为了便于查找和阅读，化学物质按汉语拼音排序，中毒案例按发生的时间排序。对每个中毒案例所发生的时间、地点、岗位或操作、毒物名称、中毒病名、中毒原因进行归纳，在每个案例中还详细描述了事故发生的经过，以帮助读者认识中毒事故的特点，以便从中得到启示。在相关链接中从化学物质的理化性质、接触途径、职业中毒特点、健康损害的靶器官和应急处理等方面简述了该化学物质的特点，以便于应急救援时参考。

　　我国重大职业中毒事故（1989～2003 年）的统计分析结果表明，我国重大职业中毒事故平均中毒率为 54.8%，平均病死率为 16.4%，平均中毒年龄 31.9±9.8 岁，平均中毒死亡年龄 33.7±10.3 岁。直接导致职业中毒的化学物超过 112 种，以硫化氢、一氧化碳、苯及其同系物、金属和类金属、二氧化碳为主，因急性职业中毒导致死亡的前三种毒物分别是硫化氢、一氧化碳和苯；而苯、锰和铅及其各自的化合物则是导致慢性职业中毒的最主要的化学毒物。急性重大职业中毒事故多发生在化学、制造、水处理、开采、建筑等行业，以清洗、检修、生产、采矿、挖掘等岗位的危险性为高。对中毒事故原因进行分析表明，缺乏职业安全教育、缺乏安全意识、无个人防护设备、无密闭通风排毒设施或排毒效果不好、无安全操作规程和违反安全操作制度是导致中毒的主要原因。这些结果提示，我国重大急性职业中毒事故的发生有明显的集中趋势，不同行业的职业中毒特点不同。职业中毒预防控制的关键在重点毒物、高危行业和主要岗位，强化管理是预防控制职业中毒的重要手段。这些研究结果反映了我国重大职业中毒的基本规律和特点，很有代表性，对于预防和控制重大职业中毒的发生具有重要的指导意义。

　　由于某些历史数据无法溯源和弥补，难免出现有些案例详略不一，加之编者水平有限，对资料的取舍删减难免有不足之处，恳请读者指正。

　　本书编写的案例资料绝大部分来自于我国职业病报告的重大职业中毒事故，凝聚了全国职业病报告工作者多年来的心血，特致以衷心的感谢和敬意！

编　　者

2009 年 1 月

目　　录

9

1 氨

阅读提示：共收录 1987 年至 2001 年 9 起氨中毒案例，分别发生在化肥厂、有色冶金机械厂、渔业冷库、宾馆、化工公司、电站工地、生化制品公司等，主要发生在检修、操作、运输、储存等作业环节，主要原因是压力容器产品质量问题及设备老化失修而致氨罐爆炸、管道阀门破裂泄漏等。这些氨中毒案例的特点是急性、突发、涉及人数多、个人防护以及现场报警和应急救援薄弱。提示应加强氨罐及其管道、阀门的维护管理，作业现场设置应急救援预案、配备报警装置、应急救援设施和设立泄险区。

中毒案例

1.1 某化肥厂运输液氨罐爆炸氨气泄漏造成集市多人急性氨中毒

企业：化肥厂

时间：1987 年 6 月 22 日

地点：运输途中

岗位或操作：运输液氨

毒物名称：氨气

中毒病名：急性氨中毒、灼伤

中毒原因：液氨罐爆炸

经过：事故当日 12 时 40 分，甲化肥厂向乙化肥厂求购液氨，乙厂一辆液氨罐的汽车里充装了 790 千克液氨后驶出。途中，司机、押运人员、充装人员一起到附近饭店喝酒吃饭，于 13 时 30 分司机酒后继续驾车，车行 25 分钟后到达某乡集市附近时，氨罐尾部冒出白烟，先是"啪"的一声，而后"轰"的一声巨响，卡车向前猛冲，车后冒出大量白色烟雾。重达 74.4 千克的氨罐后封头向后偏右方向飞出 64.4 米，将一民房砖墙击穿一个大洞；直径0.8 米，长 3 米，重约 770 千克的罐体挣断固定位置的钢丝绳，冲断氨罐支架及卡车前龙门架，摧毁驾驶室后向前偏左方向冲出 95.7 米，途中撞死 3 人，驾驶员、押运员也被当场挤死。喷出的液氨立即气化，致使赶集的 87 名农民发生氨灼伤，并致急性氨中毒，其中有 57 人送往县医院住院抢救治疗。汽车后部路旁的 200 棵树和约 7000 平方米的庄稼全被毁坏。约有 2 万名赶集的农民乱成一片，四处逃跑。

本次事故共死亡 9 人，10 名重度中毒者有严重后遗症，其余 47 名中度、轻度中毒患者陆续治愈出院，事故造成极坏的社会影响。

调查发现，事故主要原因有：一是此液氨罐制造质量低劣。按规范要求焊接厚钢板应打坡口焊接，而此罐全部焊缝均未开坡口。焊接质量极差，10 毫米的厚钢板只焊合 4 毫米。X 光探伤表明所拍的 12 张片子的焊缝中无 1 张合格。封头冲制不合格，无直边，封头直径与筒体直径不相等，造成错边。焊后未进行整体退火处理。二是管理混乱，没有建立压力容器管理制度。该罐本是固定式储罐，未经批准，随意改制成汽车上的移动罐。压力容器未按要求进行检验。三是在运输危险品前未按规定到有关部门办理危险品运输许可证。四是司机酒后驾驶，超速行驶。五是未按规定的路线运输危险物品，而是通过人员集中的集镇，扩大了事故后果。

提示：压力容器必须符合国家标准，并按规定定期检验。液氨运输要办理危险品运输许可证。

1.2 某有色冶金机械厂发生氨气泄漏导致急性中毒

企业：有色冶金机械厂

时间：1989 年 9 月 4 日

地点：冷冻机房

岗位或操作：检修阀门

毒物名称：氨气

中毒病名：急性氨中毒

中毒原因：冷冻机阀门氨气泄漏

经过：事故当日 9 时，某工人正在修理冷冻机的阀门，突然从阀门里冲出大量氨气，当时还有 17 人在另一个房间的无菌池中做加料和化验等操作，结果 9 人因吸入氨气而中毒，经过抢救治疗后康复。

调查发现，设备未及时维修，维修时未采取应急防备措施。

提示：维修冷冻机阀门应注意防护和应急救援。

1.3　某渔业冷库液氨管破裂导致急性氨中毒

　　企业：渔业冷库

　　时间：1990 年 11 月 3 日

　　地点：渔业冷库

　　岗位或操作：速冻室装载鱼

　　毒物名称：氨气

　　中毒病名：急性氨中毒、灼伤

　　中毒原因：液氨管门封被击飞

　　工艺流程：鱼品进场→分类过磅冲洗→上盘→过磅→速冻（－25℃12 小时）→冷库储存（－8℃）

　　经过：事故当日 13 时 20 分，民工甲（男，37 岁）、操作工乙（男，38 岁）和丙（男，28 岁）在速冻室内进鱼冰冻，冷冻横管门封突然被击飞，大量氨气从管内喷出，并迅速向走廊外扩散，甲和乙外逃到走廊时昏倒，2 人同时发生皮肤大面积灼伤，丙虽得以逃脱现场，但咽喉和呼吸道也被灼伤。其中甲、乙急性重度氨中毒（两肺满布湿啰音）伴灼伤死亡，丙急性轻度氨中毒伴灼伤，其他人员因离泄漏点较远，得以安全撤离。6 日测定事故现场空气中氨浓度严重超标。调查发现，设备老化失修，导致液氨泄漏致急性氨中毒。

　　提示：液氨管门封应定期维修。可能发生液氨泄漏处应配备应急救援设施。

1.4　某宾馆冷凝器封头破裂发生急性氨中毒

　　企业：宾馆

　　时间：1992 年 4 月 27 日

　　地点：空调机房制冷间

　　岗位或操作：检修

　　毒物名称：氨气

　　中毒病名：急性氨中毒、化学性碱灼伤

　　中毒原因：冷凝器封头破裂

　　经过：4 月 27 日 17 时，某宾馆空调机房操作工甲（男，25 岁）和乙（男，32 岁）在制冷间检修时，液氨解式冷凝器（1978 年购买）封头突然破裂，发生爆炸，导致甲中毒死亡，乙浅昏迷，眼部灼伤，被诊断为急性氨中

毒，住院治疗。调查发现，用人单位没有及时维修和更换老化设备，未消除事故隐患。

提示：设备经久老化失修，往往在检修时致意外事故，应高度警惕，注意防护和应急救援。

1.5 某化工公司尿素生产车间阀门破裂导致急性氨中毒、灼伤

企业：化工公司

时间：1999 年 7 月 26 日

地点：尿素生产车间

岗位或操作：操作工、分析工

毒物名称：氨气

中毒病名：急性氨中毒、灼伤

中毒原因：液氨管阀门破裂

经过：事故当日 8 时，当班工人正在交接班，尿素生产车间一液氨管道阀门突然破裂，导致 2 名男性操作工和 3 名女性分析工急性氨中毒伴灼伤。调查发现，管道阀门没有及时检修，意外破裂，导致液氨泄漏。调查发现作业现场无防毒设施，工人也没有及时逃离事故现场。

提示：液氨管道阀门应定期维修。可能发生液氨泄漏处应配置应急救援设施。教育工人具备逃生知识。

1.6 某电站工地转运氨气管道破裂导致急性氨中毒

企业：电站工地

时间：2000 年 6 月 1 日

地点：某电站工地制冷楼

岗位或操作：液氨储罐现场关闭阀门

毒物名称：氨气

中毒病名：急性氨中毒

中毒原因：液氨管道破裂

经过：水电工程项目在浇铸大坝施工工程中，需用氨作为水泥制冷剂。该事故是在处理工程剩余的 20 多吨氨时发生的。事故当日 15 时，储存于制冷楼储存罐内的液氨经连接管道向运输槽车转移，约 1 小时后，管道突然破

裂，大量液氨外漏，经现场抢修无效后，在场施工人员随即撤离并紧急报告当地消防支队救险。18时许，消防队员到达后，由该公司1名安压工（男，44岁）和2名消防队员穿戴防护服进入现场准备关闭阀门，约1分钟后，2名消防队员感觉喉咙刺激、呼吸困难先后撤离，其中1人当场晕厥送医院急救，检查发现喉头水肿，轻度肺水肿。安压工未能撤离死于现场，后诊断为急性氨中毒。次日凌晨1时第二批消防队员进入现场关闭阀门，切断泄漏源。

调查发现，冷却楼共三层，两面靠山，占地面积约200平方米，高4米，空间体积为800立方米，6个氨储存罐密集排放在一楼内，储罐上无淋水装置，与空压机同置一起，无窗户和排气抽风装置。事故当晚约23时，事故现场外围800米处空气中氨浓度仍超标。该电站工地没有职业卫生安全制度。

提示：大量液氨泄漏注意预防迟发性肺水肿，应设立职业安全卫生制度。

1.7　某生化制品公司因大量液氨泄漏发生急性氨中毒

企业：生化制品公司

时间：2000年9月3日

地点：水解车间

岗位或操作：操作工

毒物名称：氨气

中毒病名：急性氨中毒

中毒原因：液氨槽罐管道法兰盘崩裂

经过：事故当日14时许，某化工公司5吨液氨槽车在与另一公司水解车间槽罐管道通过法兰盘对接时，因4个螺丝的阀门只拧了2个，导致法兰盘胶垫受压崩裂，大量液氨急剧泄漏。当班工人甲（男，28岁）和乙（女，20岁）立即从二楼冲下，甲中途又折回车间关掉4个蒸气阀，此时大量氨气聚集在门口，甲被困楼上因吸入过量氨气而中毒昏迷。乙在逃离现场时也吸入过量氨气而中毒昏迷。2人被送往医院抢救治疗后康复。事发现场附近另有26名其他人员出现不同程度的刺激症状。消防队员对现场泄漏的氨进行了紧急喷水处理。

调查发现，作业人员未按照安全操作规程安装对接盘上的螺丝，导致法兰盘崩裂而引发氨泄漏。

提示：此案中毒的根本原因是4个螺丝只拧了2个，导致阀门受力不均而破裂。提示必须严格遵守安装程序和操作规程。建议在我国的职业教育教材中，在每个操作环节写入已发的职业中毒案例，达到警示后人的目的。

1.8 某化工公司液氨储罐阀门意外破裂导致液氨泄漏发生中毒

企业：化工公司

时间：2000 年 12 月 17 日

地点：氨气合成车间

岗位或操作：操作工

毒物名称：氨气

中毒病名：急性氨中毒

中毒原因：液氨储罐阀门破裂

经过：事故当日 0 时 50 分许，合成车间操作工甲突然听到后面液氨储槽区发生一声闷响，透过玻璃看到一片白雾，他打开后门观察，强烈的氨气迎面而来，他马上意识到是液氨泄漏，立即按下循环压缩机停车按钮，打开合成系统放空阀，立即离开现场，通知其他岗位紧急停车和人员撤离，当时上班 73 人，除 1 人（男，38 岁）在巡回检查，另 1 人（男，53 岁）在包装车间均未能及时撤离而死亡外，其余全部及时撤离至厂区东部安全地带，调度室撤离时向 119 和 120 报警，并报告公司领导，电话求助厂区专用电线所在变电站拉闸断电，一些人翻越厂区围墙，通知事故现场东、北、西 500 米左右区域的附近居民撤离，此时离发现泄漏时间 10 分钟左右，接通知后，除液氨储槽墙外 15 米的两家老年人（乙，男，73 岁；丙，女，65 岁）未能及时撤离而死亡外，其余均撤离驻地。除上述 4 人（2 名职工和 2 名附近居民）重度中毒死亡外，救治的 17 名患者中（包括 3 名职工），有 13 人住院治疗，4 人门诊治疗。事故现场平面图如下页。

调查发现，阀门意外破裂导致液氨泄漏而扩散污染厂区和附近居民区，由于工厂未配备全身防火防毒服和自给式正压式呼吸器，无法立即关闭储罐的进口阀和切断泄漏点相连的管线，5 时左右，消防队赶到，由合成岗位长及一名消防战士穿防氨服及佩戴呼吸器进入现场，关闭了阀门，才控制了液氨的泄漏；合成氨车间（有 5 个液氨储槽，容积共约 400 立方米）储槽紧挨居民平房，事故现场北面围墙外 15 米有 5 户居民；液氨槽周围环境复杂，不便于抢救和撤离。

提示：发生大量氨气泄漏时应及时报警，并尽快撤离现场到安全地带。化工厂人员应熟悉周围环境，有义务做好群众安全教育工作。

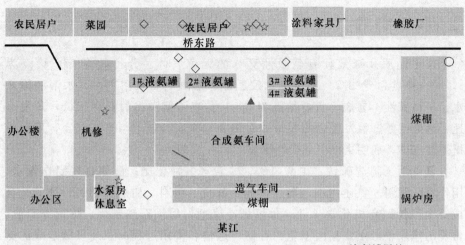

某化工有限责任公司液氨泄漏事故厂区及周围平面图

▲—液氨泄漏处
☆—死者伤亡处
◇—空气氨浓度监测点
○—围墙翻越点

1.9 某公司压缩机石棉垫突然破裂发生急性氨中毒、灼伤

企业： 公司

时间： 2001 年 8 月 17 日

地点： 制冷车间

岗位或操作： 操作工

毒物名称： 氨气

中毒病名： 急性氨中毒、灼伤

中毒原因： 压缩机石棉垫破裂

工艺流程： 氨气罐→压缩机→制冷车间制冷

经过： 事故当日清晨 5 时，制冷车间压缩机石棉垫突然破裂，氨气大量外泄，致使该车间已经当班 5 小时的 2 名夜班工人 1 人当场昏迷，经医院抢救无效死亡，1 人经抢救存活。调查发现，没有及时检修和更换压缩机的石棉垫或石棉垫质量不合格，导致其突然破裂而引发氨泄漏，而作业现场无防毒设施，工人无法及时逃离事故现场。

提示： 及时维修和更换压缩机的石棉垫片，氨泄漏处配置应急救援设施。

相关链接

理化性质：氨是具有刺激性臭味的无色气体。分子量为 17，熔点为
－78℃，沸点为－33℃。易溶于水及乙醇、乙醚等有机溶剂，其水溶液称氨
水，呈强碱性。易燃，自燃熔点为 651℃。液体氨溢出时温度很低，蒸发迅
速；遇酸或氟、氯发生剧烈反应，对铝和锌有腐蚀性。与空气混合，可形成
爆炸性气体，遇明火能引起燃烧爆炸。

氨可用于制造硫铵、碳酸氢铵、尿素等多种化肥；液氨直接制作氨水，
用作农业肥料。氨还用于制碱、制药、鞣皮、塑料、树脂、燃料、炸药、合
成纤维等各种有机化学工业，也可做冷冻剂，用于石油精炼、炼钢等工业。
常见的职业中毒主要是由于氨的存储、运输和使用过程的意外事故造成的氨
的外溢或泄漏引起的，如液氨钢瓶、液氨罐爆炸或高压液氨管道断裂或阀门
破裂，设备失修，跑、冒、滴、漏等液氨外溢可致急性中毒。

接触途径：经呼吸道、胃肠道（溶液）、皮肤和/或眼睛直接接触（溶液/
液体）进入人体。

职业中毒特点：主要损害呼吸系统，可伴有眼和皮肤灼伤。表现为流泪、
流涕、咳嗽、胸闷，重者呼吸困难、咳粉红色泡沫状痰。液态氨可致呼吸道、
皮肤、眼睛灼伤。

刺激反应：仅有一过性的眼和上呼吸道刺激症状，肺部无阳性体征，胸
部 X 射线影像检查无异常发现。

轻度中毒：流泪、咽痛、声音嘶哑、咳嗽、咳痰；肺部出现干性啰音；
胸部 X 射线影像检查显示肺纹理增强。符合急性气管－支气管炎表现；出现
一至二度喉水肿。

中度中毒：声音嘶哑、胸闷、呼吸困难、剧烈咳嗽，有时有血丝痰；呼
吸频速，轻度发绀，肺部出现干、湿啰音；胸部 X 射线影像检查显示肺纹理
增多、紊乱，边缘模糊的散在的斑片状阴影。符合支气管肺炎表现；血气分
析常呈现轻度至中度低氧血症；出现三度喉水肿。

重度中毒：剧烈咳嗽、咯大量粉红色泡沫痰、胸闷、气急、心悸；呼吸
困难，明显发绀，双肺满布干、湿啰音；胸部 X 射线影像检查显示两肺野有
大小不等边缘模糊的斑片状或云絮状阴影，有的可融合成大片状或蝶状阴影。
符合肺泡性肺水肿表现；血气分析呈现重度低氧血症；急性呼吸窘迫综合征
（ARDS）；四度喉水肿；并发较重气胸或纵隔气肿；窒息。

眼或皮肤灼伤：轻、中、重度急性中毒均可伴有眼或皮肤灼伤。

　　健康损害的靶器官：眼睛，皮肤，呼吸系统。

　　应急处理：如眼睛直接接触了化学物质，要立即用大量水冲洗（灌洗）眼睛，冲洗时不时翻开上下眼睑，并立即就医。如果该化学物直接接触皮肤，立即用水冲洗污染皮肤。如果该化学物渗透进衣服，要迅速将衣服脱除，用水冲洗污染皮肤，并迅速就医。如果接触者吸入大量该化学物质，立即将接触者移至新鲜空气处。如果呼吸停止，要进行人工呼吸，注意保暖和休息。尽快就医。如果吞入该化学物质，应立即就医。

2 2-氨基-6-硝基苯

阅读提示：消防队员在灭火时应加强个人防护。

中毒案例

某消防队灭火引起急性 2-氨基-6-硝基苯中毒

时间：1999 年 6 月 5 日

地点：仓库

岗位或操作：消防扑救

毒物名称：2-氨基-6-硝基苯、染料粉尘等

中毒病名：急性 2-氨基-6-硝基苯中毒

中毒原因：救援不当

经过：事故当日凌晨 3 时 50 分，某精细化工公司仓库起火，市消防队于 4 时 20 分许相继到达火灾现场扑救，于凌晨 6 时左右火基本被扑灭。仓库内装有 2-氨基-6-硝基苯原料和成品染料。6 月 6 日中午，参加灭火的 14 名消防队员出现头痛、头昏、胸闷、咽喉部发紧、恶心、呕吐、皮肤和口唇发绀等，即送医院就诊，其中 12 人被诊断为急性苯的氨基、硝基化合物中毒。调查发现，消防队员在灭火时未佩戴防毒面具。

相关链接

理化性质、接触途径、职业中毒特点、健康损害的靶器官、应急处理等内容请参考苯的氨基和硝基化合物。

3 巴胺磷

阅读提示：巴胺磷可经呼吸道、皮肤吸收，加强个人防护，避免皮肤直接接触。

中毒案例

某化工厂发生急性巴胺磷农药中毒

企业：某化工厂

时间：1991 年 6 月 26 日

地点：农药车间

岗位或操作：过滤农药

毒物名称：巴胺磷

中毒病名：急性巴胺磷中毒

中毒原因：过滤农药接触巴胺磷

经过：事故前一日客户提货时，发现农药内有杂质，工厂决定用白布过滤，15 人从 24 日 16 时工作到次日清晨结束。工人回家后陆续出现头痛、头晕、恶心、呕吐，个别出现肌束震颤等，送医院就医诊断为急性有机磷农药中毒，住院治疗 19 天～25 天后陆续康复出院。

调查发现，工人未使用个人防护用品，直接用布过滤农药，导致皮肤污染、呼吸道吸入和少量经口摄入而引发群体中毒。

相关链接

理化性质：巴胺磷亦称胺丙畏、赛福丁、烯虫磷，有机磷杀虫剂的一种。纯品为黄色液体，分子量为 281.15，相对密度为 1.1294，沸点为 87℃～89℃，24℃水中的溶解度为 110mg/L，能溶于多种有机溶剂。

接触途径：可经呼吸道、皮肤、胃肠道吸收和（或）眼睛直接接触引起中毒。

职业中毒特点：巴胺磷急性中毒早期可出现毒蕈碱样症状，主要表现为食欲减退、恶心、呕吐、腹痛、腹泻、多汗、流涎、视物模糊、瞳孔缩小、支气管痉挛、呼吸道分泌增多，严重时可出现呼吸困难、肺水肿、大小便失禁等。也可出现烟碱样症状，患者血压升高和心动过速，出现全身紧束感，进而有肌束震颤、肌肉痉挛，严重时可产生肌无力、肌肉麻痹。中枢神经系统早期出现头晕、头痛、倦怠、乏力等症状，随后可出现烦躁不安、言语不清及不同程度的意识障碍。严重者可发生脑水肿，出现癫痫样抽搐、瞳孔不等大等，甚至呼吸中枢麻痹而死亡。少数重症患者在胆碱能危象消失后，于中毒后第 2 天～7 天出现中间肌无力综合征，主要表现为肢体近端肌肉和屈颈肌无力，部分脑神经支配的肌肉也受累。个别患者在急性重度中毒症状消失后 2 周～3 周可出现感觉、运动型周围神经病。

健康损害的靶器官：眼睛，皮肤，呼吸系统，中枢神经系统，心血管系统。

应急处理：急性巴胺磷中毒者应及时脱离现场，用大量肥皂水彻底冲洗被污染的皮肤、头发、指甲或伤口，若眼部受污染，应迅速用大量清水或 2％碳酸氢钠溶液冲洗眼睛，并应不时翻开上下眼睑进行冲洗。如果接触者吸入大量该化学物质，立即将接触者移至新鲜空气处。如果呼吸停止，要进行人工呼吸，注意保暖和休息，并尽快就医。迅速给予解毒药物，轻度中毒者可单独给予阿托品，中度或重度中毒者需要阿托品和胆碱酯酶复能剂（氯磷定、解磷定）两者并用。

4　苯及苯系物

阅读提示：共收录 1984 年至 2002 年 25 起苯及苯系物急性中毒案例，分别发生在印花品厂、化学防腐保温厂、锅炉厂、船舶厂、市政工程公司、制药厂、汽车制造厂、制衣厂、制鞋厂、涂料厂、橡胶水生产厂等，主要发生在油漆、刷胶、喷涂等作业，主要原因是密闭空间作业瞬间接触极高浓度、作业场所通风不良、不及时清理泄漏物、缺乏个人防护和救援不当。这些中毒案例的特点是急性、突发性、后果严重、个人防护和现场报警及应急救援薄弱。提示需特别注意在密闭空间中油漆、刷胶、喷涂作业的职业防护，减少救援不当发生的继发事故。

中毒案例

4.1　某印花品厂清理倾翻的二甲苯发生急性二甲苯中毒

企业：印花品厂
时间：1984 年 7 月 11 日
地点：印花车间
岗位或操作：应急处理
毒物名称：二甲苯
中毒病名：急性二甲苯中毒
中毒原因：清理二甲苯泄漏物无防护
经过：事故当日，某印花品厂印花车间操作工甲和乙，在生产时一不小心，将装有近 40 千克二甲苯的桶倾翻在两条 30 米长的橡胶台板上，由于当时车间气温较高，加之二甲苯污染面积较大，二甲苯大量蒸发，此时他们为了防止发生火灾，关闭了车间内送风设施，在处理事故的整个过程中，2 名工人未佩戴任何防护用品，很快感到恶心、头晕、胸闷，并出现了酒醉样症状，被送到医院急诊，诊断为急性二甲苯中毒。
提示：清理有毒泄漏物时应加强防护。

4.2 某化学防腐保温厂承包涂防腐油漆工程发生急性二甲苯中毒

企业：化学防腐保温厂

时间：1989年2月1日

地点：发酵罐

岗位或操作：涂防腐油漆

毒物名称：二甲苯

中毒病名：急性二甲苯中毒

中毒原因：罐内涂油漆作业无防护，救援不当，二甲苯浓度超标

经过：某化学防腐保温厂承包某味精厂372平方米发酵罐的检修与涂防腐油漆工程。事故当日17时30分，该化学防腐保温厂4名工人开始对四个发酵罐（每罐体积为60立方米，直径3米、高9米，罐顶面有1个直径90厘米的出入孔），用20千克呋喃环氧树脂及2千克工业二甲苯作为稀释剂进行罐内壁涂防腐油漆，当工作至当日19时20分左右在涂刷第四个发酵罐时，在罐内施工的2名员工发生昏迷，从6米处施工板上摔到罐底，另2名员工发现后即下罐抢救，但也支撑不住而昏倒，经消防队员佩戴防毒面具救出后送至医院诊治，4名工人诊断为急性二甲苯中毒。现场测试，发酵罐内空气中二甲苯平均浓度超标。

提示：罐内油漆作业应按密闭空间作业进行管理，没有防护时，不要盲目救援。

4.3 某锅炉厂油漆发生急性苯及苯系物中毒

企业：锅炉厂

时间：1989年3月1日

地点：包装车间

岗位或操作：油漆

毒物名称：苯及苯系物

中毒病名：急性苯及苯系物中毒

中毒原因：进入气包作业无防护

经过：事故当日8时45分，某锅炉厂包装车间甲等4名职工进入气包进行油漆。气包重400吨、长14.6米、高1.6米。4名职工分两组进行油漆，

油漆的原料为经松香水稀释的沥青油漆。在气包内，甲摘下口罩与另 1 名职工交谈后随即又戴上口罩，工作约 20 分钟后，甲感觉不适，即从气包中爬出，出气包口时，从高 1 米处摔倒，瞬间失去知觉，经医院抢救诊治，诊断为轻度急性苯中毒。事后现场模拟测试（松香水调好的沥青漆），空气中苯、甲苯、二甲苯浓度均严重超标。

提示：进入气包作业按密闭空间作业管理。

4.4 某船舶厂外包工油漆作业发生急性二甲苯中毒

企业：船舶厂
时间：1989 年 4 月 11 日
地点：船舱
岗位或操作：涂刷油漆
毒物名称：二甲苯
中毒病名：急性二甲苯中毒
中毒原因：船舱涂刷油漆作业无防护，救援不当，二甲苯浓度超标

经过：事故当日 13 时左右，某船舶厂 7 名外包工在某外籍货轮上做油漆作业，油漆原料为 TOP-11 漆酚清漆（含二甲苯）。7 名职工有 5 名下淡水舱油漆，该舱位体积 22 立方米，油漆面积约 132 平方米，淡水舱共 5 格，每格油漆面积约 26 平方米，每名职工负责一格油漆。淡水舱两头各有一扇刀门，作业时只开一扇刀门，同时作业场所也未配送风和抽风设备，5 名下舱作业工人只有 1 人佩戴防毒口罩。油漆作业进行到 5 分钟～6 分钟时，开始有人感到不适、头晕、乏力，眼结膜有刺激感。13 时 30 分左右，有 3 名下舱作业工人（其中 1 人为佩戴防毒口罩者）感到呼吸不畅，难以支持工作而出舱，约几分钟后 3 名出舱工人未见另外 2 名出来而进舱查看和呼唤，发现 2 人已昏迷于舱格内，经医院抢救，诊断为急性轻度二甲苯中毒。距中毒事故发生 5 小时后，对作业现场测试，空气中二甲苯浓度为 5.2 毫克/立方米～49.2 毫克/立方米。

提示：船舱涂刷油漆作业应按密闭空间作业进行管理，没有防护时不要盲目救援。

4.5 某市政工程公司井下刷油漆发生急性苯及苯系物中毒

企业：市政工程公司

时间：1990 年 4 月 27 日

地点：井下作业点

岗位或操作：井下防水作业

毒物名称：苯及苯系物

中毒病名：急性苯及苯系物中毒

中毒原因：井下涂刷作业无防护，救援不当

经过：事故当日上午 11 时，2 名工人进入深 5.8 米的井下给直径 1.4 米的水管刷油漆。5 分钟～6 分钟后，有 1 名工人昏倒，将漆桶撞倒，油漆洒于井底，另 1 名工人发现后呼救，也昏倒。井上 4 名工人闻声，先后下井抢救也中毒。随后 6 人均被送到医院住院治疗，报告时尚未出院。某专业机构现场检测空气中甲苯、苯、醋酸乙酯严重超标。

提示：井下涂刷作业应按密闭空间作业进行管理，没有防护时，不要盲目救援。

4.6 某市建公司地基涂防水材料发生急性苯及苯系物中毒

企业：建筑公司

时间：1990 年 6 月 6 日

地点：井下施工工地

岗位或操作：井下涂刷作业

毒物名称：苯及苯系物

中毒病名：急性苯及苯系物中毒

中毒原因：井下防水涂刷作业无防护，救援不当

经过：事故当日，2 名工人负责在深 10 米的地基层竖井中涂刷防水材料（自己用聚酯涂料和甲苯调配）。上午 8 时许，甲先下井，涂约 1 平方米时，工人甲自觉刺眼后，昏迷，工人乙呼唤甲，甲未应，乙下井救人未成，先返回地面呼救，又下井救人时昏倒。2 人被送往职防院救治，住院一周后痊愈。现场检测空气中甲苯、苯严重超标，工人在地基层涂刷时，因闭塞不通风，甲苯和苯等有机溶剂挥发后蓄积在狭小的竖井中，导致工人吸入中毒。根据事故调查，工人曾向领导提出需要戴防毒面具，被领导拒绝。

提示：井下涂刷作业应按密闭空间作业进行管理，没有防护时，不要盲目救援。

4.7 某制药厂储水箱涂刷防锈漆发生急性苯及苯系物中毒死亡

企业：制药厂

时间：1990 年 12 月 7 日

地点：施工工地

岗位或操作：水箱涂刷

毒物名称：苯及苯系物

中毒病名：急性苯及苯系物中毒

中毒原因：水箱防水涂刷作业无防护

经过：事故当日上午，临时工甲进入新建注射剂车间储水箱涂刷防锈漆。该储水箱高 2 米，长 2.5 米，宽 1.5 米，顶上只有 0.3 平方米一人孔。下午另 2 名工人和甲一起进入储水箱，约 30 分钟后 3 人都感头晕，2 人先出，随后将甲拉出，稍作休息时甲晕倒，急送至医院，甲经抢救无效死亡。调查发现，储水箱不通风，在里面涂刷防锈漆，苯、甲苯和汽油等有机溶剂挥发后蓄积在箱体中。现场检测空气中苯、甲苯、汽油浓度严重超标。

提示：水箱防水涂刷作业应按密闭空间作业进行管理。

4.8 某地下室防水处理发生急性苯及苯系物中毒

企业：某饭庄

时间：1991 年 4 月 4 日

地点：循环水池

岗位或操作：水池防水作业

毒物名称：苯及苯系物

中毒病名：急性苯及苯系物中毒

中毒原因：水池防水涂刷作业无防护

经过：事故当日上午 11 时，4 名临时工在某饭庄地下室泵房循环水池做防水处理工程，使用含有苯及苯系物的 AP3 涂料，发生吸入中毒，其中 3 人经医院抢救脱险，1 人在送往医院途中死亡。调查发现，施工现场无自然通风和机械通风，事故后检测现场空气中苯、甲苯浓度严重超标。

提示：水池防水涂刷作业应按密闭空间作业进行管理，没有防护时，不要盲目救援。

4.9 某汽车制造厂粘胶顶棚发生急性苯及苯系物中毒

企业：汽车制造厂

时间：1991 年 5 月 20 日

地点：粘胶顶棚

岗位或操作：刷胶

毒物名称：苯及苯系物

中毒病名：急性苯及苯系物中毒

中毒原因：胶粘剂导致作业场所空气中苯、甲苯、二甲苯浓度严重超标

经过：事故当日 14 时左右，13 名作业工人使用 88 号（401）胶刷胶粘接顶棚，1 人出现头痛、头昏和恶心等中毒症状，送医院救治后恢复；第二天又有 3 人中毒住院。

调查发现，该厂使用 88 号胶达 6 年，未出现中毒事故，施工时又因为车间宽大（1 万多平方米），门窗未完工，认为通风良好，但是事故当日气温骤然升高，毒物挥发快，在涂刷的吊车（3.7 平方米）和顶棚蓄积，导致吸入中毒。23 日经检测，事故现场空气中苯、甲苯、二甲苯浓度严重超标。

提示：胶粘剂中有毒物质应标注，其含量应达到国家（行业）标准。

4.10 某制衣厂涂胶车间发生急性苯中毒

企业：制衣厂

时间：1997 年 1 月 7 日

地点：涂胶车间

岗位或操作：涂胶

毒物名称：苯

中毒病名：急性苯中毒

中毒原因：超量使用及通风不良致作业场所空气中苯浓度严重超标

经过：事故当日 18 时，涂胶车间 11 名工人加班，其中 4 名女工涂胶（301 粉胶），7 名工人编制腰带，工作 3 小时后 4 名涂胶女工相继出现头痛、头晕、呕吐、恶心、步履蹒跚和脸色潮红等中毒症状，急送医院治疗，住院 3 日后痊愈，停工 6 天。

调查发现，当晚气温骤降，工人为防寒而紧闭门窗，同时当晚用胶量比平时多出 3 倍，涂胶中的苯挥发后在密闭空间蓄积，导致工人吸入中毒。模

拟现场空气中苯浓度严重超标。

提示：胶粘剂中苯含量应达到国家标准，不可在短时间且又在关闭自然通风设施的情况下大量使用苯。

4.11 某鞋业有限公司发生急性苯等有机溶剂中毒

企业：鞋业有限公司
时间：1997 年 6 月 25 日
地点：完成车间
岗位或操作：刷浆
毒物名称：苯、甲苯、二甲苯和汽油等有机溶剂
中毒病名：急性有机溶剂中毒
中毒原因：作业场所空气中苯和汽油浓度超标
生产工艺：套袜筒→刷全胶→烘干→粘中底→粘大片→粘前后包头→粘围巾→扣大底→粘装饰条→浸（喷）亮光剂→硫化→检验

经过：公司为韩国独资，1995 年 11 月投产，现有职工 240 人，主要生产加工休闲鞋、高腰雨靴和短腰胶鞋，生产部门有裁断、完成、缝纫和成品库 4 个车间，厂房租用某大队的 4 层楼房，其中 2 层为完成车间，完成车间长 70 米，宽 12 米，高 4.5 米，东侧并排两条长于 30 米的生产线，西侧有 3 个大硫化罐，中间为鞋子浸亮光剂和喷亮光剂的作业场所，每天用 90 号汽油配制胶浆超过 300 千克，用甲苯、DPD-1 等配制亮光剂 50 多千克，工人手工刷浆。6 月 25 日，完成车间工人甲（女，20 岁）等 6 名女职工先后出现头晕、视力模糊、恶心、周身无力、四肢麻木和抽搐等症状，在医院就诊被诊断为"中暑"，因症状不好转，怀疑为"甲苯中毒"，其中 3 名病人转入市职业病防治院治疗，被诊断为急性轻度有机溶剂中毒（含苯化合物、汽油）。现场空气采样，苯和汽油分别超过国家卫生标准的 2.4 倍和 2.5 倍。

调查发现，生产工艺落后，工艺流程中交叉污染，无有效通风排毒和配备使用个人防护设备。胶浆盒和原料桶无盖，导致汽油、含苯化学物、高温和硫化烟雾多种有害气体混杂在一个车间，生产线上有烘箱、热板和硫化罐散发的热量，使车间气温高达 37.2℃，加速了有机溶剂的挥发。

提示：溶剂型粘胶剂的有毒物质含量应符合国家标准，使用溶剂型粘胶剂时要加强通风和个人防护。

4.12　某涂料厂井下涂刷防腐涂料发生急性二甲苯中毒

企业：涂料厂
时间：1997 年 10 月 9 日
地点：井下
岗位或操作：涂刷防腐涂料
毒物名称：二甲苯
中毒病名：急性二甲苯中毒
中毒原因：沉井下涂刷无防护，救援不当

经过：事故当日 17 时许，某涂料厂的 4 名工人，在一沉井下涂刷防腐涂料，其中工人甲在上面巡视，乙、丙和丁在井下作业。17 时 30 分，甲在上面呼叫 3 名工人的名字，发现 3 人反应迟钝，甲即下井，叫他们爬上来，但 3 人已不能动弹。甲即到附近处呼救。附近工人赶到沉井处，由甲下井把人捆住，用绳子拉出井外。拉了 2 人后，甲也感到昏昏沉沉，上来告诉附近的工人还有 1 名工人留在井下。附近的工人戊、己、庚马上下井寻找，在直径约 1.2 米的管中发现了最后 1 名躺在里面的工人，将这名工人拉上后，戊、己也昏倒了。

调查发现，事故沉井深约 14 米、底面积 70 平方米，分割成约 35 平方米、18 平方米、18 平方米三部分，底部相通，事故主要集中在西北角 18 平方米的区域内。沉井内壁粉刷了红色涂料，现场留有"聚丙烯涂料"标签的空桶，涂料中含有苯、二甲苯等有害物质。对沉井底部采用快速检气管测得二甲苯浓度严重超标，苯微量，甲苯未检出。

提示：下沉井涂刷作业应按密闭空间作业场所进行管理。没有防护的情况下不要盲目救援。

4.13　某船舶修理服务队货船油漆发生急性二甲苯中毒

企业：船舶修理服务队
时间：1998 年 8 月 1 日
地点：货船大舱
岗位或操作：喷漆
毒物名称：二甲苯
中毒病名：急性二甲苯中毒

中毒原因：船舱油漆作业无防护，救援不当

经过：某船舶修理服务队受某船厂的一家涂料分公司委托，前来某船务工程有限公司承包某国 7.3 万吨散装货船的油漆工作。7 月 28 日开始上船，7 月 31 日 8 时，该队喷漆工甲等 9 人开始做准备工作，22 时多，开始对船的大舱进行喷漆。该舱内面积三千多平方米，深 18 米。根据工艺要求由上而下喷，至 8 月 1 日凌晨 1 时，甲自感头昏、头痛，从脚手架上昏倒在舱底沙堆上。此时，同队工友乙等人下舱底救人，也感头昏、头痛。最后用吊车将甲吊至船坞，送医院抢救。甲乙 2 人被诊断为急性二甲苯中毒，住院治疗。

经卫生监督部门现场调查，大舱所用油漆均由外轮船主指定，施工工人对其毒性和成分不了解。该轮船大舱使用的是某公司生产的漂白焦油环氧漆和环氧漆硬化剂，临用前按一桶环氧漆和一桶硬化剂搅拌调和后即喷于舱面；大舱深，自然通风很差。4 支喷枪同时作业，随作业时间延长，舱底毒物浓度越来越高；现场作业无机械通风设施，工人未使用送风头盔，只有 1 人戴纱布口罩。经检测，空气中二甲苯浓度严重超标。

提示：船舱油漆作业应按密闭空间作业进行管理。没有防护的条件下不要盲目救援。

4.14 某制药厂发生急性苯中毒

企业：制药厂

时间：1998 年 8 月 8 日

地点：氯化工段生产车间

岗位或操作：操作工

毒物名称：苯

中毒病名：急性苯中毒

中毒原因：蒸馏锅连接管与法兰黏合处脱落后苯蒸气泄漏

经过：事故当日 22 时 30 分，氯化工段甲等 3 名操作工当班，把车间内 3 只蒸馏锅蒸气阀门打开向夹套内通入蒸气，开始生产。23 时 10 分，1 号蒸馏锅因加热过快，引起蒸馏锅内物料暴沸，造成锅内压力过高，蒸馏锅连接管与法兰黏合处脱落，大量苯蒸气冲出，在区域内形成雾状，甲见状即去关 1 号蒸气锅蒸气阀门，阀门未触及，却吸入大量苯蒸气，随后与另 2 名操作工逃离现场。甲跑出车间 10 米处倒下，在被送往医院途中死亡。

调查发现，工厂的设备老化，工艺落后，作业场所未配置防护设施和抢救工具；同时工人关闭正在泄漏高浓度苯蒸气的阀门时未戴呼吸防护用品。

提示：毒物泄漏时应尽快撤离。

4.15 某浴池涂装作业发生急性苯中毒

企业：浴池
时间：1999 年 2 月 2 日
地点：某浴池水罐
岗位或操作：涂装作业
毒物名称：苯
中毒病名：急性苯中毒
中毒原因：浴池水罐涂装作业无防护，救援不当

经过：事故当日 17 时，2 名民工在某浴池水罐中涂装氯磺化聚乙烯油漆，几分钟后昏迷，被发现后，8 名消防队员进罐抢救，也陆续出现头晕、头痛、恶心和四肢无力等中毒症状，被送往医院治疗 2 天～11 天后痊愈。调查发现，工人涂装作业时，大量苯挥发，在密闭罐中蓄积，被未佩戴防毒设备的作业工人和消防队员经呼吸道吸入导致中毒发生。

提示：浴池涂装作业应按密闭空间作业进行防护。没有防护条件时，不要盲目救援。

4.16 某化工厂发生急性苯中毒

企业：化工厂
时间：1999 年 6 月 6 日
地点：农药工段
岗位或操作：应急处理
毒物名称：苯
中毒病名：急性苯中毒
中毒原因：蒸馏釜密封圈被冲开，苯蒸气泄漏

经过：事故当日 13 时 50 分，合成六六六的农药工段当班班长甲（男，36 岁）巡视时，发现 1 号蒸馏釜上部的密封圈被冲开，大量苯蒸气外泄。甲戴上一般过滤式防毒面具紧急处理，随后跑出楼外 10 米处倒下，被人发现后送医院抢救，15 时到达医院，15 时 35 分经抢救无效死亡。

调查发现，事故现场无通风排毒装置，不能及时排除泄漏的有毒苯蒸气；混合液装入蒸馏釜升温升压后，回苯截门没有打开或者失灵，导致釜内压力

增高,上部密封圈被冲开,苯蒸气大量外泄。操作人员没有意识到高浓度苯蒸气的危险性,未戴隔离式防毒面具,而一般过滤式防毒面具过滤罐内的滤料很易饱和而失去保护作用。

提示:应强化防护意识,加强防护知识,处理化学品事故时佩戴适宜的呼吸防护用品,毒物泄漏应尽快撤离。

4.17 某建筑公司地下防水涂料施工发生急性苯中毒、二氧化碳窒息

企业:建筑公司

时间:1999 年 7 月 20 日

地点:地下防水涂料施工现场

岗位或操作:地下防水作业

毒物名称:苯和二氧化碳等

中毒病名:急性苯中毒、二氧化碳窒息

中毒原因:地下防水涂刷作业无防护

经过:7 月 19 日 22 时开始,甲等 4 名防腐工在地下四层距地面 15 米、宽 9 米的狭长基槽中涂刷防水涂料,乙运料。事故当日凌晨 1 时 30 分,乙发现甲、丙昏倒,立即找警卫组织抢救,并报告急救中心,随后回到现场,发现另外 2 名防腐工也昏倒。随后 10 余人参与了现场抢救,也出现中毒症状。急救中心赶到现场,甲和丙经抢救无效死亡,其余 17 人送医院抢救,分别住院 1~13 天后痊愈。

调查发现,工人在深 15 米的地下涂刷施工,现场无任何机械通风,施工过程中未佩戴任何防毒用具。经某专业机构检测,涂料总成分中苯占 31.6%~38.5%,事故后 8 小时采取现场空气样品,苯、二氧化碳浓度严重超标,造成急性苯中毒、二氧化碳窒息。

提示:地下防水涂刷作业应按密闭空间作业进行管理。

4.18 某环氧树脂厂职工进釜导致急性苯中毒死亡

企业:环氧树脂厂

时间:1999 年 8 月 1 日

地点:反应釜

岗位或操作:向反应釜中倒料

毒物名称：苯

中毒病名：急性苯中毒

中毒原因：进釜作业无防护

工艺流程：双酚→ 溶解 → 缩合 → 分水 → 脱苯 → 成品

　　　　　　　　↑　　　↑　　　↑　　　↓
　　　　　　氯丙烷　烧碱　苯　　苯

　　经过：事故当日 11 时 40 分，操作工甲（男，23 岁，工龄两年半）接受将不合格树脂返锅倒料任务，打开分水釜的人孔（300 毫米×400 毫米），在倒第一桶树脂时，不小心将桶滑落到釜内，于是向副工段长乙汇报。乙指示可以找钩子将桶钩上来，但人不能下去，但 11 时 50 分，乙发现甲已私自进到釜内，趴在釜内搅拌器叶片上。到 12 时 8 分被救出，送医院抢救无效死亡。

　　调查发现，反应釜内刚处理完一批物料，温度高达 60℃～70℃，苯蒸气浓度高，甲违规进入釜内，吸入高浓度苯蒸气，导致中毒事故发生。反应釜未冷却，却打开人孔加料，事故现场负责人指示可以用钩将桶从人孔钩出，都违反安全操作规则。

　　提示：安全操作规则必须遵守。进入反应釜应严格按密闭空间作业管理。

4.19　某隔油池防水处理时发生急性苯及苯系物中毒

企业：某机电安装工程公司

时间：2000 年 3 月 7 日

地点：隔油池

岗位或操作：防水处理

毒物名称：苯及苯系物

中毒病名：急性苯及苯系物中毒

中毒原因：地下隔油池防水涂刷，涂料中苯含量超标。

　　经过：事故当日 9 时 30 分，某机电安装工程公司安排聘用的 4 名外地民工对某广场地下商场隔油池进行防水处理。先由甲下池作业，约 10 分钟后自感不适，即出池休息稍许，第二次下池约 10 分钟，又感不适即出池口，此时已经完成第一隔油池内壁约一半的涂刷作业。随后，换由在池口监护的乙下池作业，仅几分钟乙就倒入池内，在池口休息的甲随即呼救，丙和丁先后下池救人也昏倒。随即报警 110，消防队员将中毒者救出后急送医院，其中乙抢救无效死亡，丙和丁住院治疗，甲未就医。

调查发现，该隔油池为三隔串联式水泥池，每池高 2.7 米、宽 1.5 米、长 4.7 米，池顶封闭，仅设 50 厘米见方的出入孔口。根据某卫生监督所当日下午对现场空气的检测结果，苯、甲苯浓度严重超标。工人使用的防水涂料"氯丁胶"未标明厂址、产品证号、生产日期、批号、成分及施工时的安全防护要求，属"三无"产品，苯含量达 97.6 毫克/克～114 毫克/克。

提示：地下隔油池防水涂刷作业应按密闭空间作业进行管理，没有防护条件不能盲目救援。

4.20　某塑料厂慢性苯中毒

企业：塑料厂

时间：2000 年 4 月

地点：某塑料厂

岗位或操作：印刷和擦字

毒物名称：苯

中毒病名：慢性苯中毒

中毒原因：擦洗液含有高浓度苯，作业场所空气中苯浓度严重超标

经过：职工甲（女）1999 年 10 月～2000 年 6 月 17 日在塑料厂从事擦字工作，2000 年 4 月底出现乏力、恶心、头晕等症状，5 月初开始出现鼻出血、牙龈出血等情况，于 6 月 22 日住院治疗，7 月 7 日该市卫生监督所接到举报后进入该厂调查，发现作业场所空气中苯浓度严重超标，工厂使用的是某精细化工厂生产假冒伪劣的混合二甲苯擦洗溶液，实际苯含量占 54.4%，二甲苯仅占 4.4%。7 月 20 日该市卫生防疫站对该厂其余 14 名印刷或擦字工人体检，经诊断，2 人为慢性重度苯中毒（再生障碍性贫血，包括甲），6 人慢性轻度苯中毒。

提示：擦洗液中有毒物质含量应进行标注，并应符合国家标准。

4.21　某建筑装饰有限公司防水施工发生急性苯及苯系物中毒

企业：建筑装饰有限公司

时间：2000 年 10 月 1 日

地点：建筑工地蓄水池

岗位或操作：防水作业

毒物名称：苯及其同系物

中毒病名：急性苯及苯系物中毒

中毒原因：消防蓄水池防水涂刷

经过：事故当日早晨6时40分，防水工甲准备消防蓄水池防水作业，在作业现场调配聚氨酯防水涂料，约10分钟后自觉难受、头晕、恶心、呕吐、昏厥、大小便失禁。另3人下池救人也中毒。4人被送往医院急救，分别住院1天~8天后痊愈。现场测定空气中苯、甲苯、苯乙烯浓度严重超标。

提示：消防蓄水池防水涂刷作业应按密闭空间作业进行管理，没有防护不要盲目救援。

4.22 某橡胶水加工间发生急性苯中毒

企业：橡胶水加工间

时间：2000年10月5日

地点：橡胶水加工间

岗位或操作：罐装胶水

毒物名称：苯

中毒病名：急性苯中毒

中毒原因：橡胶水释放苯，作业场所苯浓度超标

经过：事故当日17时，业主甲和民工乙在橡胶水加工间罐装胶水时中毒昏迷，隔壁负责准备晚饭的另一民工丙听见呼叫后进入加工间查看时也中毒昏迷。当日21时20分许，3人被亲友发现后送医院抢救，甲和乙抢救无效死亡，丙住院7天后痊愈。调查发现，发生中毒的场所为一制假窝点，生产的橡胶水含高浓度苯。

提示：橡胶水中苯含量应进行标注，并符合国家标准。

4.23 某农用车集团"309胶粘剂"发生慢性苯中毒

企业：农用车制造厂

时间：2002年4月~5月

地点：安装车间

岗位或操作：刷胶

毒物名称：苯及苯系物

中毒病名：慢性苯中毒

中毒原因：胶粘剂苯含量严重超标，导致作业场所空气中苯超标

经过：事故发生期间，安装车间（安2、安3）工人陆续出现"头晕、乏力、四肢酸痛、恶心、食欲不振、皮肤出血点或紫癜、鼻出血、面黄、体力不支"等症状，在医院检查发现"全血细胞减少"。5月8日，安装车间主任向厂领导反映情况，厂方立即将近期使用的两种胶粘剂送某研究所检测，发现甲牌309胶含苯47.6%，乙牌309胶含苯21.5%，甲苯14.1%，二甲苯10.6%，两种胶粘剂中苯含量严重超标。厂领导马上将重病人转到省级医院治疗，并对胶粘剂作业全体职工进行全面检查身体，检查220人。本次事故共住院病人30名，其中诊断慢性重度苯中毒16人（再生障碍性贫血15人，疑骨髓异常增生综合征1人），慢性中度苯中毒11人，慢性轻度苯中毒3人。

提示：胶粘剂中有毒物质应进行标注，有毒物质的含量应达到国家（行业）标准。

4.24　某建筑公司防水处理作业发生急性苯中毒

企业：建筑公司

时间：2002年6月22日

地点：施工地

岗位或操作：水池防水作业

毒物名称：苯

中毒病名：急性苯中毒

中毒原因：水池防水涂刷作业无防护

经过：事故当日早6时，建筑工人甲、乙和丙在水处理池中涂刷防水涂料。约7时许，乙发现甲和丙晕倒在池内，便呼人求救，并进入池内救人时昏倒。3人被抬出水处理池，由急救中心医生救治处理后，送医院抢救，其中甲抢救无效死亡。调查发现，工人使用的防水涂料中含苯等有机溶剂。

提示：水池防水涂刷作业应按密闭空间作业进行管理，防水涂料中苯等有机溶剂要进行标注，并应达到国家标准。

4.25　某建筑公司在广场工地涂刷地下室发生急性苯及苯系物中毒

企业：建筑公司

时间：2002年7月14日

27

地点：某广场地下室

岗位或操作：地下室防水作业

毒物名称：苯及苯系物

中毒病名：急性苯及苯系物中毒

中毒原因：地下室防水涂刷作业无防护

经过：事故当日15时许，4名民工在某广场工地地下室涂刷防水材料，其中甲的施工位置距一楼地面8米，乙等人施工位置距一楼地面4米。施工半小时后，发现甲昏倒，乙等人下至8米处抢救，亦相继昏倒，并跌落地下室积水中，被一楼地面传递涂料的工人发觉，大呼救命，10余名民工应声而来，沿施工脚手架下去营救，不久，营救人员也陆续出现胸闷、头昏、恶心和乏力等症状。16时23分，120急救中心赶来将所有人员救出地面，共14人送至市急救中心救治，其中4人死亡。

调查发现，事故后17小时现场空气检测，苯、甲苯和二甲苯浓度严重超标。对现场所用防水材料分析，苯、甲苯和二甲苯含量也超标。事故发生的地下室为槽形基坑，深9米，上宽下窄，最狭长处仅宽60厘米，通风不良。当时气温高达37.8℃，加速苯及其同系物的挥发。地下室积水深约70厘米。4名民工吸入大量苯及其同系物等有机溶剂，并缺氧，引发意识障碍落入积水中窒息而死。

提示：地下室防水涂刷应按密闭空间作业进行管理，没有防护不要盲目救援。防水材料有毒物质应进行标注，其含量应符合国家（行业）标准。

相关链接

1. 苯

理化性质：苯是一种芳香烃类化合物，为无色透明、具有特殊芳香味的油性液体，在常温下极易挥发，并很容易引起燃烧及爆炸，属于IB类易燃液体；微溶于水，可混溶于乙醇、乙醚、汽油、丙酮和二硫化碳等有机溶剂，苯与其他化学物发生反应时结构基本不变，在特殊条件下苯核上的氢原子可被其他基团取代，形成硝基苯、三硝基甲苯、苯磺酸和氯苯等。

苯常用作化学试剂、水溶剂或稀释剂，也可在工业生产、家具制造等行业广泛使用。由于苯的挥发性很强，因此使用苯或含苯的材料或家具，可以使大量苯蒸气散入环境中，1993年世界卫生组织（WHO）将其确定为致癌物。

接触途径：经呼吸道吸入体内或通过完好无损的皮肤进入人体。

职业中毒特点：急性苯中毒一般见于生产环境中意外事故，如爆炸、燃烧；或是通风不良的条件下进行苯作业而又缺乏有效个人防护；急性苯中毒主要对中枢神经系统产生麻醉作用，中毒时可出现头痛、欲呕、步态不稳、昏迷、抽搐及心律不齐等症状；吸入浓度很高的苯蒸气短时间内可使人昏迷，甚至可导致生命危险。

健康损害的靶器官：急性中毒为中枢神经系统，慢性中毒为造血系统。

应急处理：发生急性苯中毒后，应速将患者移至空气新鲜处，保持其呼吸道畅通，如发生呼吸困难时应给予吸氧，并注射高渗葡萄糖液。如呼吸停止，应进行人工呼吸并立即就医。

2. 甲苯

理化性质：甲苯为无色透明液体，有类似苯的芳香气味，不溶于水，可溶于苯、乙醇、乙醚、氯仿、丙酮等有机溶剂，甲苯多从石油和石油产品的生产过程中衍生而成，目前主要用于掺和汽油组成及作为生产甲苯衍生物、炸药、染料中间体、药物等的主要原料。

接触途径：经呼吸道、皮肤、胃肠道或眼睛直接接触进入体内。

职业中毒特点：短时间内吸入较高浓度的甲苯可出现明显的眼及上呼吸道刺激症状，例如眼结膜及咽部充血、头晕、头痛、恶心、呕吐、胸闷、无力、意识模糊等，严重者可出现躁动、抽搐、昏迷。长期接触可发生神经衰弱综合征，皮肤干燥、皲裂、皮炎，女工月经异常等。

健康损害的靶器官：中枢神经系统。

应急处理：如果皮肤接触，应脱去污染的衣着，用肥皂水和清水彻底冲洗皮肤；如果眼睛接触，应提起眼睑，用流动清水或生理盐水冲洗；如果吸入，应迅速脱离现场至空气新鲜处，保持呼吸道通畅。呼吸困难时给氧，如呼吸停止，应进行人工呼吸并立即就医。必要时给予呼吸兴奋剂。

3. 二甲苯

理化性质：二甲苯为无色透明液体，有类似苯和甲苯的芳香气味，不溶于水，可溶于苯、甲苯、乙醇、乙醚、氯仿等有机溶剂，二甲苯包括邻位、间位和对位三种异构体，其中间位比例最大，可达 $60\% \sim 70\%$，对位含量最低，三种异构体的理化特性很相似。二甲苯从煤焦油轻油部分分馏而得，用于制造聚酯纤维、染料和合成纤维等，工业用二甲苯往往含有苯的成分，同时还混有乙苯、硫酚、吡啶等。工业用二甲苯三种异构体的毒性略有差异，均属低毒类。

接触途径：经呼吸道、胃肠道、皮肤吸收。

职业中毒特点：二甲苯对眼及上呼吸道有刺激作用，高浓度时对中枢神经系统有麻醉作用。急性中毒时，呼吸道刺激症状明显，并有头晕、头痛、恶心、呕吐、胸闷无力、意识模糊等症状，较严重者可出现躁动、抽搐、昏迷，有的还有癔病样发作。

应急处理：发生二甲苯吸入中毒时，应速将患者移至空气新鲜处、去除污染衣物，注意保暖、安静；皮肤污染或溅入眼内时用流动的清水冲洗。呼吸困难时给氧，如呼吸停止，应进行人工呼吸并立即就医。

5　苯肼

阅读提示：共收录 2 起苯肼中毒案例，分别于 1999 年和 2001 年发生在化工厂和塑料粒子厂，均发生在操作岗位，原因分别是反应锅爆炸大量溢出和徒手挑选装过盐酸苯肼的废旧塑料袋。提示除加强呼吸系统防护外，对皮肤黏膜的个人防护也十分重要。

中毒案例

5.1　某化工厂化学反应锅爆炸发生急性苯肼中毒

企业：化工厂

时间：1999 年 8 月 22 日

地点：苯肼车间

岗位或操作：操作

毒物名称：苯肼

中毒病名：急性苯肼中毒

中毒原因：反应锅爆炸大量苯肼逸出

工艺流程：苯胺原料→重氮反应→还原（苯肼盐酸盐）→加氢氧化钠碱析（苯肼粗品）→减压蒸馏精品（苯肼）

经过：事故当日 2 时 45 分，苯肼车间操作工甲发现减压蒸馏锅真空度降低，让技术员乙对真空泵进行检查。在检查的同时，乙发现蒸馏锅上方有白烟冒出，感觉情况不妙，即拉甲往车间外跑，此时蒸馏锅突然发生爆炸，当时车间内另一名操作工丙在二层平台蒸馏锅旁，来不及逃出，倒在车间地上，意识不清。甲和乙也感觉不适，厂方立即将 3 人送医院急救，丙抢救无效于 4 时左右死亡，医院诊断死因为肺水肿和化学性灼伤，甲和乙立即转肺科医院诊治，诊断为急性苯肼轻度中毒，经对症治疗后，病情基本稳定。

调查发现，苯肼车间为管道密闭生产，车间内有两层平台，有 3 台反应锅。东侧二层平台上 0.5 立方米减压蒸馏锅发生爆炸时，有大量苯肼逸出，车间附近未见有防毒面具。

31

提示：在易爆或化学毒物作业场所，应设置或配置应急救援设施，如应急或泄险通道，在可能发生锅炉爆炸、大量有毒物逸出时，可及时避险和防止发生中毒。

5.2　某塑料粒子厂发生急性苯肼中毒

企业：塑料粒子厂

时间：2001 年 10 月 6 日

地点：加工间

岗位或操作：挑选塑料袋

毒物名称：盐酸苯肼

中毒病名：急性苯肼中毒

中毒原因：手直接接触毒物经皮吸收

工艺流程：废旧塑料分类挑选→清水漂洗→加热溶化→冷却→压榨成粒

经过：该厂建于 2000 年 8 月，个体私营企业，主要生产聚乙烯塑料粒子。生产断断续续，工厂雇佣当地 7 名村民。事故当日，4 名女村民（55 岁～73 岁）徒手挑选装过盐酸苯肼的废旧塑料袋，当日 18 时许，4 人均发生乏力、恶心、呕吐、头晕、全身发痒、尿黄、皮肤和巩膜黄染等临床表现，并逐渐加重，先后到医院就诊，被诊断为苯肼中毒。

提示：加强个人防护，避免皮肤直接接触苯肼。

相关链接

理化性质：苯肼又称苯基联胺，是一种无色油状、具有芳香气味的液体，微溶于水，可溶于乙醇、乙醚、氯仿、苯和稀酸等。主要用于合成染料、药物及其他有机试剂。

接触途径：经呼吸道、皮肤、胃肠道进入体内。

职业中毒特点：发生苯肼中毒后，可引起溶血性贫血、高铁血红蛋白血症、高胆红素血症等。轻度中毒会出现头痛、头晕、无力、食欲不振、腹痛、腹泻等症状，中毒程度较重时还有呼吸困难、抽搐、震颤，甚至共济失调、意识不清等。严重者出现紫绀、黄疸、白细胞减少，并可发生溶血性贫血、高胆红素血症和肝、肾损害，血中可检出变性珠蛋白小体，长期接触可致皮肤损害，重者可发生水疱、水肿等。

健康损害的靶器官：呼吸系统，造血系统，中枢神经系统，肝，肾，心脏等。

　　应急处理：如若有皮肤接触，应脱去污染的衣服，用肥皂水和清水彻底冲洗皮肤；如果眼睛接触，应提起眼睑，用流动清水或生理盐水冲洗并就医；若不慎吸入，需迅速脱离现场至空气新鲜处并保持呼吸道通畅。如呼吸困难，应给输氧。如果食入应迅速催吐，饮足量温水并紧急就医。

6 丙烯腈

中毒案例

某化纤有限公司发生急性丙烯腈中毒

企业：化纤有限公司

时间：2001 年 5 月

地点：聚合车间

岗位或操作：丙烯腈冷凝器

毒物名称：丙烯腈

中毒病名：急性丙烯腈中毒

中毒原因：冷却器故障

经过：聚合车间 27 名女工在 2001 年 5 月 6 日至 31 日期间，陆续出现头晕等症状，先后到厂医院住院治疗，其中 15 名被公司职工医院诊断为"急性轻度丙烯腈中毒"。

调查发现，聚合车间由于丙烯腈冷却器出现故障，丙烯腈渗入冷却水中，随冷却水加到毛条车间 2 号空调机，空调冷空气将冷却水中的丙烯腈散发到车间东侧，导致女工吸入中毒。

提示：空调进风口保持空气新鲜。

相关链接

理化性质：丙烯腈是有机合成工业中的重要单体，是制造合成树脂、丁腈橡胶、腈纶纤维的重要原材料。

常温常压下为无色至淡黄色液体，具有特殊的苦杏仁气味。分子量为53.1，相对密度为 0.81，沸点为 77.3℃，闪点为 −1.1℃，爆炸极限为3.05%～17%。丙烯腈为ⅠB类易燃液体，易聚合，与强氧化剂、强酸和强碱、溴、胺不相溶。

接触途径：经呼吸道、胃肠道皮肤吸收进入人体。

职业中毒特点：丙烯腈急性中毒起病较缓，以头晕、头痛、胸闷、呼吸困难、上腹部不适、恶心、呕吐、手足发麻多见。随着接触浓度增高和接触时间延长，中毒表现加重，可见面色苍白、心悸、脉搏弱慢、血压下降、口唇及四肢末端紫绀、呼吸浅慢而不规则，意识蒙眬，甚或昏迷、二便失禁、全身抽搐，常因呼吸骤停而死亡。部分重症患者经治疗后可遗留神经衰弱症状，个别患者可出现感觉型多发性神经炎、肌萎缩或肌肉震颤等。直接接触丙烯腈液体可致皮肤起疱，引起接触性皮炎。

健康损害的靶器官：眼睛，皮肤，心血管系统，肝，肾和中枢神经系统。

应急处理：急性中毒者应及时脱离现场，用大量清水彻底冲洗被污染的眼睛和皮肤，冲洗眼睛时应不时翻开上下眼睑进行冲洗。如果接触者吸入大量该化学物质，立即将接触者移至新鲜空气处，注意保暖和休息。如果呼吸停止，要进行人工呼吸，并尽快就医。

7 氮气

阅读提示： 共收录 1990 年至 2001 年 7 起氮气窒息案例，分别发生在橡胶厂、化肥厂、电子厂、船厂等，主要发生在检修、维修等作业，主要原因是密闭空间作业无防护和救援不当。

提示： 加强密闭空间作业的管理，建立密闭空间作业管理制度，杜绝救援不当。

中毒案例

7.1 某石化合成橡胶厂发生急性氮气窒息

企业： 石化合成橡胶厂

时间： 1990 年 6 月 13 日

地点： 抽提车间

岗位或操作： 检修

毒物名称： 氮气

中毒病名： 急性氮气窒息

中毒原因： 密闭空间作业无防护，救援不当

经过： 合成橡胶厂于 6 月 7 日开始进行一年一度全厂各个塔的常规大检修，6 月 13 日绝大部分塔已检修完毕，只有抽提车间的 DA-108 塔还需要回装塔板。8 时 30 分，数名工人入该塔工作，因其他各塔要通氮气检查有无泄漏，将各塔盲板拆除。9 时 30 分送入氮气时，DA-108 塔内有人，应加盲板而未加，因此在送入氮气时，氮气通过再沸器进入 DA-108 塔，化工二班检查氮气压力表不上升，班长确认某处有泄漏，但未立即停放氮气进行检查。10 时 30 分，在 DA-108 塔上部人孔内的工人自感发闷而从人孔爬出，在塔下部工作的人员则昏倒，塔外监护人员发现后，在无任何防护用品的情况下进塔救人，未到塔底也昏倒。这时塔外人员佩戴个人呼吸防护用品，又入塔救人。半小时后将 2 名昏倒者救出，送医院抢救，其中 1 人抢救无效死亡，另 1 人次日苏醒，8 名抢救人员均有不同程度症状，住院治疗。

调查发现，事后现场模拟试验，塔内空气中氮气含量高达 87%。检修作业缺乏科学管理，麻痹大意，在通氮气检查泄漏时未通知各塔，未检查塔内有无工人，无人把关；化工班工人检查发现氮气压力表不上升，表明有泄漏，但未停止通氮气检查；塔内没有任何机械通风设施，作业工人除穿工作服外，未发给任何个人防护用品；第 1 名参与救援的工人没有佩戴任何个人呼吸防护用品，造成救人未成而自己也发生事故，而后续 8 名救援人员应佩戴氧气呼吸器，却佩戴对氮无效的防毒面具。

提示：入塔作业应按密闭空间作业进行防护，没有防护不应盲目救援。氮气检查后应用空气将氮气置换，以免缺氧窒息。

7.2 某化肥厂发生急性氮气窒息

企业：化肥厂

时间：1991 年 8 月 21 日

地点：造气车间

岗位或操作：冲洗半水煤气总管

毒物名称：氮气

中毒病名：急性氮气窒息

中毒原因：密闭空间作业无防护，缺氧，救援不当

工艺流程：重油→一氧化碳和氢气→脱硫变换→压缩→水洗→压缩→铜洗→合成氨

经过：事故当日化肥厂停产大检修，工人甲（男，31 岁）负责冲洗半水煤气总管。分析工在引孔处采样分析，氧含量为 20%，甲进管道冲洗，后来分析工在管线南边采样分析，氧含量低于 10%，预计未戴个人呼吸防护用品的甲会发生窒息，段长乙（男，41 岁）连同另外 2 名工人丙（男，30 岁）和丁（男，25 岁）先后进入管道营救，3 人均未戴个人呼吸防护用品而发生缺氧窒息。4 人被抢救出来送医院治疗，甲和丙不治身亡，另 2 人住院 15 天后基本康复。

提示：进入管道作业应按密闭空间作业进行防护，没有防护时不要盲目救援。

7.3 某铜带公司维修液氨槽发生急性氮气窒息

企业：铜带公司

时间：1994 年 12 月 30 日

地点：液氨槽

岗位或操作：维修

毒物名称：氮气

中毒病名：急性氮气窒息

中毒原因：密闭空间作业无防护，救援不当

经过：某铜带公司委托某制冷工程公司对 94 车间的液氨槽进行清理维修。液氨槽约 10 立方米，槽周围无操作规程标牌。检修的主要过程是将残留的氨放出后用水清洗，然后用醋酸中和弃去，充入氮气做气密性试验，以检查有无漏气，以气压表为零和经验判断作为人能否进入槽内的依据。事故当日 9 时，操作工甲等人发现液位计和法兰连接部有泄漏，经处理安装，10 时充入氮气再次检漏，11 时发现该部位仍有泄漏，遂打开检修孔，由操作工乙进入槽内往返数次对法兰丝进行处理，封好检修孔后再次冲入氮气，12 时 30 分继续检漏，发现法兰泄漏为法兰丝裂纹所致，于 14 时左右再次打开检修孔，14 时 20 分乙佩戴了防护面具未系安全绳顺着梯子下槽，从梯子上栽了下去，操作工丙等人急忙救助，丙未戴防毒面具，只系了一根安全绳下槽，刚下去就一头栽到槽底，此时其他操作工急向四周呼救，并将氧气管伸入槽内送氧，3～4 分钟后，把槽内乙、丙 2 人救出，2 人于 15 时 20 分在急送医院途中死亡。

调查发现，铜带公司在液氨槽反复充氮气检漏修理的过程中，无明确的安全操作规程；以压力表为零作为可下槽依据极不科学，因压力表只能反应槽内外的压力差，不能反应槽内氮气的浓度；操作工人凭经验出入液氨槽非常危险，氮气为单纯性窒息性气体，进入人体后致严重缺氧死亡；公司未配备有关的监测仪器，有害作业岗位未配备氧气呼吸器及其他有关的应急用品。

提示：清理液氨槽作业应按密闭空间作业进行防护，没有防护不应盲目救援。

7.4 某电子有限公司半导体封装测试厂发生急性氮气窒息

企业：电子有限公司半导体封装测试厂

时间：2000 年 3 月 11 日

地点：纯水车间

岗位或操作：防腐维修

毒物名称：氮气

中毒病名：急性氮气窒息

中毒原因：误将氮气当做压缩空气导致作业场所缺氧

经过：半导体厂将纯水车间软水器防腐工程（包括喷砂、外表面喷漆和放置树脂）交环保有限公司承包做防腐维修，后者又将此工程转包给机电设备安装公司。事故当日 18 时 30 分，机电公司作业人员进入施工现场，为防止砂尘污染环境，用尼龙编织防雨布制成一防尘棚，将软化器围在其中，喷砂工甲穿上喷砂服进入棚内准备喷砂，示意同伴打开气源，4 分钟后，辅助工乙见无动静，打开防尘棚，发现甲躺在地上，立即将甲穿的喷砂服脱掉，厂医也赶到，见甲已昏迷、呼吸及血压均无，立即做胸外心脏按压，并送医院，抢救无效死亡。

调查发现，半导体封装测试厂的压缩空气与氮气共用一条管道，可根据生产需要互相切换。而安装公司应使用半导体厂的气源喷砂。事故当日，供气人员误以为管道内气体为压缩空气，打开气源开关后，氮气进入作业场所，氮气含量增高，氧分压过低，造成甲急性氮气窒息死亡。

提示：应避免将压缩空气与氮气共用一条管道。

7.5　某船厂的船舵机舱内发生急性氮气窒息

企业：船厂

时间：2001 年 4 月 7 日

地点：船舵

岗位或操作：机舱内将铜套浸入液氮冷却收缩

毒物名称：氮气

中毒病名：急性氮气窒息

中毒原因：氮气挥发，置换氧气导致缺氧

经过：事故当日 16 时 48 分，甲等 3 名钳工将铜套浸入液氮槽内冷却、收缩后将其插入舵轴孔内。因液氮挥发，7 分钟后，3 名工人出现头痛、呼吸困难、躁动、不同程度意识障碍、全身大汗等。丁等 4 人立即进舱抢救也中毒。其中 1 人（男，41 岁）当场死亡，其余 6 人送至医院高压氧抢救对症治疗，其中 3 名患者出现脑水肿、肺水肿。除 1 人（男，28 岁）轻度昏迷外，其余 5 人脱离危险。

调查发现，将本应在露天进行的冷却工作，在舵机舱内操作，液氮在舱内挥发，工人未佩戴呼吸防护用品，导致空气中氮含量增高，氧分压过低造成作业工人出现缺氧窒息。

提示：舱内操作应按密闭空间作业进行防护。

7.6 某洗化厂发生急性氮气窒息

企业：洗化厂
时间：2001 年 8 月 18 日
地点：塔顶
岗位或操作：拆装
毒物名称：氮气
中毒病名：急性氮气窒息
中毒原因：密闭空间作业无防护，救援不当

经过：事故当日，洗化厂某扩能改造工程，工人甲（男，42 岁）、乙（男，39 岁）和丙（男，40 岁）3 人上塔封人孔，见有一个消防水带伸至孔内，拽了几下没拽动。8 时 30 分，甲进入孔内去拆卸消防水带，另外 2 人在平台上监护。甲进入后昏倒在塔内塔盘上，丙闻塔内有人摔倒声音，便探身去拉甲时也昏倒。乙见状一面喊人，一面向外拉丙，此时检修大队副队长（男，37 岁）闻声爬上塔顶，同乙将丙救出。然后，副队长又探身进塔内救甲时昏倒在塔内。此时，乙又喊来 1 人共同将副队长拉出后，乙也体软，倒在平台上。安环处丁闻声，戴上长管呼吸器进入塔内，将甲救出，并组织现场施工吊车将 4 名伤员运至地面，送医院治疗。

调查发现，塔内充入氮气，氧气含量很少，劳动者无个人防护用品进入塔内作业及救人。

提示：人孔作业应按密闭空间作业进行防护，无防护时，不要盲目救援。

7.7 某石化工程公司发生氮气窒息

企业：石化工程公司
时间：2001 年 11 月 2 日
地点：中压加氢装置施工工地
岗位或操作：更换人孔垫片
毒物名称：氮气
中毒病名：急性氮气窒息
中毒原因：密闭空间作业无防护，救援不当

经过：事故当日 13 时，某工程公司检修大队工人甲等 3 人接到 D-108 罐

人孔气密试验漏气的维修任务,来到距离地面 8 米高的人孔平台处作业,先打开人孔盖板,更换垫片,甲拿着旧垫片去加氢车间更换新垫片,乙(男,48 岁)和丙(男,52 岁)2 人在平台上等候。期间乙进入罐中昏倒,丙发现后立即下罐救人,试图将乙救出,但几秒钟后丙也倒下。另一送砂纸上来的工人见状急忙喊人,罐下地面工作的人听到喊声,纷纷赶来救助,并让丁到加氢车间取空气呼吸器。2 分钟~3 分钟后,营救人员戴上呼吸防护器,下罐救人未果,返回再用绳子和安全带将罐内 2 人救出,并立即做人工呼吸,直到本厂医院救护车到来,14 时 30 分许 2 人被送到某医院,乙经抢救无效死亡。

调查发现,施工人员明知罐内已经通入氮气进行加压气密试验,违反安全操作规程入罐,而丙在无任何防护措施的情况下,擅自入罐救人,造成窒息死亡事故;用人单位虽然在作业前两次召开班前会强调罐内已通入氮气,做保运检修,并挂出警示牌,指示罐内已通入氮气,明确只能在罐外作业,但是并没有做好意外的应急准备,现场未配备个人呼吸防护用品和急救设备,而且乙和丙为临时工,签订了安全协议,受过安全教育,却擅自进入密闭空间,表明安全培训不充分。事故后 2 小时距人孔 50 厘米罐内处,氧气含量仍只有 18%(人孔盖一直打开),表明没有进行充气置换。此前 8 月 18 日公司曾经发生过一起类似事故,未及时总结教训。

提示:入罐作业应按密闭空间作业防护,无防护时不要盲目救援。

相关链接

理化性质:氮在常温、常压下为无色无臭无味气体,加压后可呈液态。

工业上作为惰性气体用于反应塔(釜)、贮罐、钢瓶等容器和管道的气相冲洗,化工生产上用作制造硝酸、氰化物、炸药和合成氨等的原料,用氮气和氧气、氦气的混合气用于深海潜水作业,此外,液氮还作为深度冷冻剂,广泛应用于科学研究。

接触途径:主要经过呼吸道进入人体。

职业中毒特点:氮约占空气的五分之四,当空气中氮含量增高时(>84%)可排除空气中氧,引起吸入气中氧分压过低 [<0.16 个绝对大气压(ATA)],人感觉呼吸不畅,窒息感,而高浓度氮(>90%)可引起单纯性窒息,表现为头痛、恶心、呕吐、胸部紧束感、胸痛、四肢麻木、肌张力增高、阵发性痉挛、紫绀、瞳孔缩小,对光反应减弱等,严重者迅速昏迷,甚至死亡。高气压下氮气可致减压病,当吸入气中氮分压超过 3.2 ATA 时可产生氮麻醉，主要影响神经系统，产生精神活动障碍和神经肌肉协调障碍，这种状态通常是可逆的。此外，液氮具有深度低温作用，皮肤接触即使很少量也能引起严重冻伤。

预防措施：凡密闭容器和管道内用氮气冲洗后，在进入之前应先充分通风换气，必要时进入前进行空气中氧含量测定。对于必须进入高浓度氮（＞90％）的环境进行抢险操作的，应戴好供氧式呼吸器。对于接触液态氮的操作应注意皮肤防护。

应急处理：尽快脱离中毒现场，立即吸入新鲜空气。采用各种措施给予较高浓度（40％～60％）的氧。一旦发生中枢性呼吸循环衰竭，立即进行心肺复苏。

8　氮氧化物

　　阅读提示：共收录 1984 年至 2002 年 5 起氮氧化物中毒事故案例，分别发生在氧化铁颜料厂、冶炼厂、铜棒厂、钼矿等，主要发生在试验、操作、清理、修理等作业中，主要原因是毒物泄漏、违规作业、密闭空间作业无防护等。这些氮氧化物中毒事故的特点是急性、突发以及个人防护、现场报警装置和应急救援设施薄弱。提示应加强氮氧化物呼吸防护，当发生氮氧化物急性中毒事故时，应及时抢救，注意预防迟发性肺水肿。

中毒案例

8.1　某氧化铁颜料厂试生产发生二氧化氮中毒

　　企业：氧化铁颜料厂
　　时间：1984 年 9 月 15 日
　　地点：车间反应锅旁
　　岗位或操作：试验
　　毒物名称：二氧化氮
　　中毒病名：急性氮氧化物中毒
　　中毒原因：作业场所二氧化氮浓度超标
　　经过：事故当日，某氧化铁颜料厂对开发的新产品（磁性材料）做扩大试验，该产品用硝酸和铁皮做原料，副产品是二氧化氮。当天助理工程师在反应锅旁观察了一天，次日，感到呼吸困难，咳粉红色泡沫状痰，医院诊断为二氧化氮中毒。

　　提示：此事故发生的主要原因是工人没有基本的防护知识和安全意识，反应锅旁作业应注意防护有毒物质泄漏造成的损害。

8.2　某冶炼厂发生氮氧化物中毒

　　企业：冶炼厂

时间：1985 年 10 月 4 日

地点：钴粉工段

岗位或操作：操作工

毒物名称：氮氧化物

中毒病名：急性氮氧化物中毒

中毒原因：违规作业接触有毒气体

经过：10 月 4 日，某冶炼厂钴粉工段 B 班甲等 4 人上中班，按岗位分工，2 人做化工工作，2 人做还原工作，班长甲负责化工工作。上班后，4 人一起做钴粉的出炉、筛粉、成品包装等还原岗位的工作，化工岗位本班的任务只需加温加水继续溶解、调整 pH 值。甲为了增加本班产量，未按工艺技术操作规程进行操作，于 20 时～21 时在溶液中加了上清液（含有硝酸、草酸、钴等），在温度较高的情况下，产生剧烈反应，于 21 时 10 分～25 分大量冒槽，甲在关闭蒸气和上清液阀门时，双腿被溶液烫伤（二度伤，面积 14%），同时吸入大量氮氧化物气体和酸雾，呼吸衰竭，中毒死亡。

调查发现，车间在承包生产指标时没有安全指标，工艺技术操作规程和安全操作规程不完善，缺乏安全生产意识，设备安全设施有缺陷，专用个人防护用品针对性不强。

提示：作业时要严格执行操作规程。

8.3　某铜棒厂清理废矿渣发生急性氮氧化物中毒

企业：铜棒厂

时间：1995 年 1 月 19 日

地点：酸洗车间

岗位或操作：清理酸洗槽内散落的废矿渣

毒物名称：氮氧化物

中毒病名：急性氮氧化物中毒

中毒原因：密闭空间作业无防护

经过：某铜棒厂酸洗车间共有 9 个酸洗槽，每个酸洗槽容积约 3.5 立方米。事故当日 9 时，酸洗车间清洗酸洗槽，在将东侧第一个酸洗槽内的 5 个盛放硫酸铜、硝酸铜废渣的塑料桶吊上来时，有 2 只桶的把手损坏，致使桶内物散落在槽内，操作工见状，便另带 2 只桶进入槽内，用铁锹将散落的含有氮氧化物气体的废渣装入桶内，共入槽 4 次，每次约 30 秒，间隔约 15 分钟，并在离槽约 1.5 米处吸烟，在下槽时只戴普通纱布口罩。10 时自感胸闷停止工作，17时胸闷加剧，出现呼吸困难，送市职业病防治所，诊断为急性轻度氮氧化物中毒。

提示：一般纱布口罩无效，应使用压力需气式呼吸器或正压携气式呼吸器。

8.4 某公司硝酸车间修理反应釜时发生工人急性氮氧化物中毒

企业：某公司

时间：1998年8月24日

地点：硝酸车间

岗位或操作：修理反应釜

毒物名称：氮氧化物

中毒病名：急性氮氧化物中毒

中毒原因：高压釜加氧阀泄漏氮氧化物

工艺流程：液态四氧化二氮在高压釜内与氧气反应，生成硝酸，放出热量。

经过：事故当日凌晨1点30分，在处理高压釜加氧阀伸长杆与室外阀门连接处脱离时，当班班长用手动扳手将加氧阀门关闭，并将伸长杆连接好，不慎吸入泄漏的氮氧化物，自觉咳嗽，8点左右入院抢救，21点46分死亡。调查发现，车间排毒通风设备效果不好，且在工作场所有明显危险时未戴个人防护用品，导致急性氮氧化物中毒死亡。

提示：开关阀门时应加强个人防护。

8.5 某钼矿工人发生急性混合气体中毒

企业：某钼矿

时间：2002年11月8日

地点：井下

岗位或操作：出渣

毒物名称：氮氧化物和一氧化碳

中毒病名：急性混合气体中毒

中毒原因：钼矿爆破作业产生大量有毒气体

经过：11月7日9时许，钼矿爆破作业，由于停电未进行机械通风，第二天 6 时，甲、乙 2 名出渣工兼风机工进洞通风出渣，甲在准备通风机时，发现乙昏倒在离斜井底部 5 米左右的巷洞里，甲去拖乙时也感觉头昏，便逃到洞外求救。乙经抢救无效死亡，甲经积极治疗次日痊愈出院。事故当日 19 时许，该矿洞长的父亲认为洞内死人不吉利，遂请了 4 名道士进洞搞迷信活动，结果 4 人也中毒，幸经救治痊愈。调查发现，爆破后洞内产生大量氮氧化物和一氧化碳等有毒气体。

提示：爆破后一定要进行通风排毒。

相关链接

理化性质：氮氧化物包括多种含氮的氧化物，如氧化亚氮（N_2O）、一氧化氮（NO）、二氧化氮（NO_2）、三氧化二氮（N_2O_3）、四氧化二氮（N_2O_4）和五氧化二氮（N_2O_5）等。除二氧化氮以外，其他氮氧化物均极不稳定，遇光、湿或热变成二氧化氮及一氧化氮，一氧化氮又变为二氧化氮。因此，职业环境中接触的是几种气体的混合物通常称为硝烟（气），主要为一氧化氮和二氧化氮，并以二氧化氮为主。

一氧化氮（NO）为无色气体，分子量为 30.01，熔点为 $-163.6℃$，沸点为 $-151.5℃$，蒸气压为 101.31kPa（$-151.7℃$）。溶于乙醇、二硫化碳，微溶于水和硫酸，水中溶解度 4.7%（20℃）。性质不稳定，在空气中易氧化成二氧化氮（$2NO+O_2 \rightarrow 2NO_2$）。

二氧化氮（NO_2）在 21.1℃ 及以上时为红棕色刺鼻气体；在 21.1℃ 以下时呈暗褐色液体。在 $-11℃$ 以下温度时为无色固体。加压液体为四氧化二氮。分子量为 46.01，熔点为 $-11.2℃$，沸点为 21.2℃，蒸气压为 101.31kPa（21℃），溶于碱、二硫化碳和氯仿，微溶于水。性质较稳定。

接触途径：经呼吸道、消化道、皮肤进入人体。

职业中毒特点：多种职业活动中都可接触到氮氧化物，如制造硝酸或使用硝酸浸洗金属；制造硝基炸药、硝化纤维、苦味酸等硝基化合物、苯胺染料的重氮化过程以及有机物（如木屑、纸屑）接触浓硝酸时；硝基炸药的爆炸、含氮物质和硝酸燃烧；卫星发射、火箭推进所产生的气体也含有大量的氮氧化物气体。电焊、亚弧焊、气割及电弧发光时，产生的高温能使空气中氧和氮结合成氮氧化物；汽车内燃机排出的废气中也含有氮氧化物。另外，某些青饲料和谷物中含有硝酸钾，在通风不良、缺氧条件下发酵，可生成亚硝酸钾和氧，亚硝酸钾进一步变为亚硝酸，当仓内发酵温度增高时，亚硝酸分解成氮氧化物和水，造成"谷仓气体中毒"。各种不同生产过程所形成的硝烟，其组成不同。

急性氮氧化物轻度中毒后出现胸闷、咳嗽、咳痰等，伴有轻度头痛、头晕、无力、心悸、恶心、发热等症状；眼结膜及鼻咽部轻度充血及肺部有散在的干啰音。

急性氮氧化物中度中毒后有呼吸困难，胸部紧迫感，咳嗽加剧，咳痰或咳血丝痰，常伴有头晕、头痛、无力、心悸、恶心等症状，并有轻度紫绀。

急性氮氧化物重度中毒表现为肺水肿、昏迷或窒息、急性呼吸窘迫综合征，迟发性阻塞性毛细支气管炎。

长期接触低浓度氮氧化物，可引起支气管炎和肺气肿。

健康损害的靶器官：呼吸系统。

应急处理：患者应迅速脱离中毒现场，保温、静卧休息。有呼吸困难者吸氧并给予必要的紧急处理。

9 稻螟净（混配有机磷农药）

阅读提示：罐装机部位应加强防护。

中毒案例

某化工总厂农药厂急性稻螟净中毒

企业： 农药厂

时间： 2000 年 6 月 1 日

地点： 分装车间

岗位或操作： 包装

毒物名称： 稻螟净

中毒病名： 急性有机磷中毒

中毒原因： 作业现场防护不足

工艺流程： 原料加入甲醇和甲苯等溶剂反应 12 小时→泵入成品罐→罐装机罐装→入瓶→加盖、封口、贴标签→包装→出厂

经过： 5 月份该厂分装车间曾先后有 8 名～9 名职工出现不同程度的头痛、头晕、乏力、恶心、呕吐和腹痛等症状，但未引起领导重视，认为是感冒，继续从事生产。6 月 1 日 10 时许，分装车间甲（男，22 岁）、乙（女，27 岁）和丙（女，38 岁）3 名职工上述症状逐渐加重，无法坚持上班，送医院治疗，实验室检查全血胆碱酯酶活性在 40%～50%之间，脱离岗位接触 10 余天后症状消失。

调查发现，用人单位虽然在罐装机部位安装了局部通风排气罩，但罩口远高于毒物释放部位，1999 年抽风机被盗，没有重新安装，因天气热，安装了一台矿用局部通风扇进行通风降温（车间需要防爆），生产工人部分佩戴防毒口罩，部分佩戴防尘口罩，没有专用防毒工作服，缺乏职业卫生防护和职业病预防知识。

相关链接

稻螟净为混配农药，成分为 10％甲胺磷（有机磷类农药）与 30％异丙威（氨基甲酸酯类农药）及 60％助剂，理化性质可同时参考有机磷类农药和氨基甲酸酯类农药，接触途径、职业中毒特点、健康损害的靶器官、应急处理等内容参考有机磷类农药。

10 对氯苯胺

阅读提示：共收录 2 起对氯苯胺中毒案例，分别于 1986 年至 1992 年发生在染料化工厂和乡办化工厂，发生在检修、清理作业，主要原因是管道喷出和作业过程中释放毒物。

中毒案例

10.1 某染料化工厂急性对氯苯胺轻度中毒

企业： 染料化工厂

时间： 1986 年 3 月 24 日

地点： 蒸馏釜缩合工段

岗位或操作： 检修

毒物名称： 对氯苯胺

中毒病名： 急性对氯苯胺中毒

中毒原因： 拆除阀门毒物喷出

经过： 该缩合工段轮流生产色酚（AS-E）、永固红 F4R（耐晒红 F4R、永固红 3005、AS-B）两种染料。事故当日 8 时左右，在由 AS-E 转产 AS-B 时，发现蒸馏釜原料管道堵塞，该工段技术员甲为排除故障拆开阀门准备检修。由于管道内仍有一定的压力，随着阀门的拆除，管道内留存的对氯苯胺加速喷出，部分原料直接溅落在甲的面部，他只简单地用水冲洗了一下，继续作业，这时工段长乙和操作工丙见状，即帮助甲将剩余的 3 吨对氯苯胺加热到 110℃，放掉后继续进行转产准备，乙、丙在作业过程中，双手皮肤均接触过对氯苯胺，同时也吸入了部分对氯苯胺气体。9 时许，发现甲面色发紫，本人感到胸闷、头痛，即将其送往专科医院诊治，经化验，甲血液高铁血红蛋白在 30%，诊断为急性轻度对氯苯胺中毒，收治入院。乙、丙 2 人一直工作到下班，自觉头晕、胸闷、恶心、肝区疼痛等，随即也去了专科医院求诊。检查结果，两人口唇、耳郭均有轻度紫绀，经化验血高铁血红蛋白大于 10%，诊断为急性轻度对氯苯胺中毒，收治入院。

提示：必须建立完善的设备检修操作规程，压力管道检修必须首先减压，拆除阀门时应加强防护。

10.2 某乡办化工厂分离桶铲铁泥发生急性对氯苯胺中毒

企业：乡办化工厂
时间：1992 年 11 月 30 日
地点：车间
岗位或操作：清理试生产反应后残余物
毒物名称：对氯苯胺
中毒病名：急性对氯苯胺中毒
中毒原因：大量对氯苯胺逸出无防护
工艺流程：由对硝基氯化苯加铁粉、水、盐酸后经还原反应产生对氯苯胺。反应结束后要用铁锹铲出分离桶内的铁泥。

经过：事故当日凌晨 0 时 30 分，甲（男，40 岁）、乙（男，24 岁）2 名工人开始从敞开式的分离桶内铲铁泥，由于天气冷，铁泥结块，至凌晨 3 时，工人开始向分离桶内冲水蒸气，并用手工将铁泥铲出。此时有大量对氯苯胺气体逸出，但劳动者均未佩戴个人防护用品。5 时 30 分，2 名工人自觉头痛、恶心、胸闷、口唇及手指青紫，才停止工作，到 8 时就诊，诊断为急性对氯苯胺中毒。

提示：小企业职业防护的关键是改变落后的生产工艺，清理残余物时应加强防护。

相关链接

理化性质：对氯苯胺为无色或淡黄色晶体，特殊甜气味，分子量为127.57，相对密度为 1.43，熔点为 70℃，沸点为 232℃，蒸气压（59.3℃）0.13kPa。溶解水、乙醇和乙醚。用于染料及其他中间体合成。主要用作染料中间体、药品、农业化学品。

遇明火、高热或与氧化剂接触，有引起燃烧的危险。受高热分解，产生有毒的氮氧化物和氯化物气体。

燃烧分解产生一氧化碳、二氧化碳、氧化氮、氯化氢。

接触途径：经呼吸道、消化道、完整皮肤吸收。

职业中毒特点：早期有以缺氧、全血皮肤黏膜紫绀为主的典型临床表现，并可检出大量变性珠蛋白小体；是高铁血红蛋白形成剂，故伴有高铁血红蛋白血症，溶血性贫血。对眼有刺激作用。

健康损害的靶器官：血液系统。

应急处理：隔离泄漏污染区，周围设警示标志，建议应急处理人员戴好防毒面具，穿化学防护服。不要直接接触泄漏物，用洁净的铲子收集于干燥洁净有盖的容器中，运至废物处理场所。如大量泄漏，收集回收或无害处理后废弃。

灭火方法：雾状水，二氧化碳，沙土，干粉，泡沫。

急救措施：皮肤接触对氯苯胺应立即脱去污染的衣服，用肥皂水及清水彻底冲洗。注意手、足和指甲等部位。眼睛接触立即提起眼睑，用大量清洁流水或生理盐水冲洗。吸入后，迅速脱离现场至空气新鲜处。呼吸困难时给氧。呼吸停止时，立即进行人工呼吸，并立即就医。误服者给漱口，饮水，洗胃后口服活性炭，再给以导泻，并立即就医。

11　对硝基甲苯

阅读提示：收录 1 例对硝基甲苯中毒案例，发生在某化学有限公司生产车间，主要原因是管道破裂泄漏。

中毒案例

某化学有限公司清扫污染的地面时发生急性对硝基甲苯中毒

企业：化学有限公司

时间：2000 年 7 月 3 日

地点：生产车间

岗位或操作：原料工

毒物名称：对硝基甲苯

中毒病名：急性对硝基甲苯中毒

中毒原因：计量管焊接处破裂

工艺流程：对硝基甲苯加铁粉，生产聚对苯二甲酸乙二醇酯（PAT）染料。

经过：事故当日 12 时，8 名工人在车间作业时，计量管焊接处突然破裂，PAT 洒落在车间地面上，6 名当班工人进行清扫，4 小时后均出现头痛、胸闷、指甲和口唇发绀等症状，送市人民医院就诊，被诊断为急性对硝基苯中毒。调查发现，在处理毒物泄漏时，没有任何个人防护。

提示：生产事故处置不当，没有事故预案，随意处理是造成中毒事故的常见原因之一。

相关链接

理化性质：对硝基甲苯为晶体，具有微弱的芳香气味，分子量为 137.1，相对密度为 1.12，熔点为 52.22℃，沸点为 237.78℃，蒸气压为（53.7℃）

0.13kPa，闪点为 106.11℃。主要用于染料合成。

对硝基甲苯为可燃固体，易燃，遇明火、高热或与氧化剂接触，有引起燃烧爆炸的危险，受高热分解释放出有毒的气体。燃烧分解产生一氧化碳、二氧化碳、氧化氮。

接触途径：经呼吸道、胃肠道、皮肤和（或）眼睛直接接触进入人体。

职业中毒特点：对硝基甲苯对眼睛、呼吸道和皮肤有刺激作用，可引起高铁血红蛋白血症。经吸入、摄入及皮肤吸收进入人体，主要损害血液、皮肤、消化系统、心血管系统和中枢神经系统。中毒的典型表现为头痛、气短、腹痛、恶心、眩晕、呼吸困难、发绀等，大量进入人体可严重损害肝脏并引起溶血，甚至死亡。

健康损害的靶器官：血液，中枢神经系统，心血管系统，皮肤，消化系统。

应急处理：泄漏时，隔离泄漏污染区，限制出入。切断火源。当有对硝基甲苯泄漏时，应佩戴面具、手套，仔细收集清扫干净漏物，并盛放在适当的容器内，放置在远离可燃性、还原性物质和硫酸的地方。当水体有对硝基甲苯泄入时，应立即将被污染水体隔断，以避免污染扩散。当对硝基甲苯倾倒在土壤中时，应将被污染土壤收集起来，转移到安全地带。

废弃物处置方法：建议用控制焚烧法处置。要保证完全燃烧。焚烧大量物料时，焚烧炉排出的氮氧化物通过洗涤器除去。

灭火方法：消防人员须佩戴防毒面具、穿全身消防服。灭火剂专用泡沫、干粉、二氧化碳。

急救措施：如果眼睛直接接触对硝基甲苯，应立即用大量水冲洗（灌洗）眼睛，冲洗时不时翻开上下眼睑，并立即就医。

如果皮肤直接接触对硝基甲苯，应立即用肥皂和水冲洗污染皮肤。若该化学物质渗透进衣服，要立即将衣服脱掉，用肥皂和水清洗皮肤，并迅速就医。

如果接触者吸入大量对硝基甲苯，应立即将接触者移至空气新鲜处。如果呼吸停止，要进行人工呼吸，注意保暖和休息。尽快就医。

如果吞入对硝基甲苯，应漱口，大量饮水，催吐，并送往医院救治。

12 对硝基氯化苯

阅读提示：共收录 2 起对硝基氯化苯中毒案例，都发生在乡办化工厂，一起是由于进入反应锅作业没有建立密闭空间作业防护制度，另一起是包装铁桶破损导致对硝基氯化苯泄漏。

中毒案例

12.1 某乡办化工厂急性对硝基氯化苯中毒

企业：乡办化工厂

时间：1985 年 5 月 18 日

地点：甲醚车间

岗位或操作：抢修

毒物名称：对硝基氯化苯

中毒病名：急性对硝基氯化苯中毒

中毒原因：无防护清理反应锅

工艺流程：对硝基氯化苯、氢氧化钠、甲醇在 70℃～90℃ 条件下反应生成对硝基苯甲醚，后者再与硫化钠、水在 107℃～130℃ 条件下反应生成对氨基苯甲醚。

经过：5 月 18 日，甲醚车间 2 号反应锅发生故障，清洗工用水和蒸气溶解锅内残留物质，但对夹套内并未清除干净，厂方忽略了受热后会产生对硝基氯化苯蒸气，又在工人毫无防护的状况下组织抢修。20 日 10 时，由车间主任带领 2 名工人，进入深 3 米、直径 1.8 米、进口孔径 0.4 米的 2 号反应锅的锅底检查，随即轮流对锅底更换的 0.8 立方米钢板进行氧气切割。除午餐半小时外，持续到 18 时，3 人均感到轻微头痛，咽喉部不适。21 日 10 时再由副厂长带领上述 3 人分两班轮流进锅底拼焊，15 时，4 人均感头痛加剧，全身困乏、面色发黑、口唇青紫，并感腹胀，继而恶心、呕吐。于 20 时即送医院诊治，诊断为急性对硝基氯化苯中毒。调查发现，厂方把化工生产的反应锅当做一般设备安排检修，事先未对锅内残液（气）作必要的安全性检测。

提示：进入反应锅内作业应按密闭作业管理。

12.2 某乡办化工厂发生急性对硝基氯化苯中毒

企业：乡办化工厂

时间：1989 年 11 月 23 日

地点：对氯基苯甲醚车间

岗位或操作：备料

毒物名称：对硝基氯化苯

中毒病名：急性对硝基氯化苯中毒

中毒原因：包装铁桶破损导致对硝基氯化苯泄漏

经过：11 月 20 日，对氯基苯甲醚车间从市区运来几十吨对硝基氯化苯原料（固体桶装，每桶 250 千克），23 日开始将其中 15 桶对硝基氯化苯放入溶解池进行蒸气加热（70℃～80℃）溶解，使之由固体转为液体，再用真空泵将液体抽入反应锅内。该车间的 4 名司料工在进行上述操作时，发现溶解池中出现白色泡沫状液体，并具有一定的特殊气味，认为可能铁桶有损坏，即用电动葫芦将 15 桶物料从池中逐桶吊起进行查看。25 日 4 名职工继续对铁桶进行查看时，2 名职工先后出现头晕、腹部不适、胸闷、恶心、呕吐，继而出现全身青紫、呼吸困难、意识模糊、牙关紧闭等，急送医院救治，诊断为急性对硝基氯化苯中毒。

提示：检查包装桶泄漏有毒物质时应加强防护。

相关链接

理化性质：对硝基氯化苯是浅黄色单斜菱形结晶。不溶于水，溶于热乙醇、乙醚、丙酮和苯等有机溶剂。有苦杏仁气味。分子量为 157.56，相对密度为 1.2979，熔点为 83.5℃，沸点为 242℃，蒸气压为 0.03kPa（38℃），纯品闪点为 127℃，分解温度为 300℃，易燃。主要用作染料中间体及制药。

遇明火、高热可燃。与强氧化剂可发生反应。受高热分解，产生有毒的氮氧化物和氯化物气体。有腐蚀性。

燃烧分解产生一氧化碳、二氧化碳、氧化氮、氯化氢。

接触途径：经皮肤、呼吸道、消化道吸收进入人体。

职业中毒特点：对皮肤黏膜有刺激作用，引起高铁血红蛋白血症。

急性中毒病人可有头痛、头昏、乏力、皮肤黏膜有紫绀、手指麻木等症状。重者可出现胸闷、呼吸困难、心悸，甚至发生心律紊乱、昏迷、抽搐、呼吸麻痹。有时可引起溶血性贫血，肝损害。

健康损害的靶器官：血液系统，肝，肾。

应急处理：发生泄漏时，应隔离泄漏污染区，周围设警告标志，建议应急处理人员戴自给式呼吸器，穿化学防护服。合理通风，不要直接接触泄漏物，用清洁的铲子将泄漏物收集于干燥洁净有盖的容器中，运至废物处理场所。如大量泄漏，收集回收或无害处理后废弃。

废弃物处置方法：用焚烧法。燃烧过程中要喷入蒸气或甲烷，以免生成氯气，焚烧炉排出的氮氧化物通过催化氧化装置或高温装置除去。

灭火方法：雾状水、泡沫、二氧化碳、干粉、沙土。

急救措施：如果皮肤接触应脱去污染的衣服，用肥皂水及清水彻底冲洗。如果眼睛接触应立即提起眼睑，用大量流动清水或生理盐水冲洗。吸入后迅速脱离现场至空气新鲜处。呼吸困难时输氧。呼吸停止时，立即进行人工呼吸。误服者给漱口，饮水，洗胃后口服活性炭，再给以导泻。尽快就医。

13　二甲基甲酰胺

阅读提示：共收录二甲基甲酰胺中毒 3 起案例，分别发生在织造公司、制衣公司和家具公司，主要发生在染色、车工、油漆等作业。

中毒案例

13.1　某织造公司急性二甲基甲酰胺中毒

企业：织造公司

时间：2000 年 7 月 28 日

地点：车间

操作或岗位：染色

毒物名称：二甲基甲酰胺

中毒病名：急性二甲基甲酰胺中毒

中毒原因：厂房建筑不符合卫生标准，无防护设施

工艺过程：维尼龙长丝→织带→染色（染浆配料：二甲基甲酰胺、聚氨酯浆料和染料）→成品出厂。

经过：事故发生前，4 名民工（男，18 岁～33 岁）已经连续在高温下进行染色工作 4 天，工作结束后的第二天，4 名民工陆续出现头晕、腹痛、恶心和呕吐等症状，血清中谷丙转氨酶升高，1 名出现黄疸，在当地保健站治疗未见好转后，先后转诊 2 家省市医院。诊断为急性二甲基甲酰胺中毒。

调查发现，该厂为个体小厂，整个工艺的织带、拌和染浆及染色工种同在约 600 平方米车间内，自然通风不良，没有机械通风。靠近染色工种的西边山墙无通风门窗。事故发生前三天，民工染色时戴呼吸防护用品和橡皮手套；由于正值高温季节，车间很热，气味很大，到第四天，全部不戴呼吸防护用品，其中一个未穿上衣，这些民工还在车间内喝水、抽烟。

提示：在没有其他防护措施时，个人防护用品十分重要，在车间内应禁止喝水、抽烟，避免毒物吞入、吸入。

13.2　某制衣有限公司急性二甲基甲酰胺中毒

企业：制衣有限公司
时间：2000 年 11 月 1 日
地点：车间
操作或岗位：缝纫工
毒物名称：二甲基甲酰胺
中毒病名：急性二甲基甲酰胺中毒
中毒原因：二甲基甲酰胺浓度超标，作业无防护
　　经过：事故发生期间，55 名缝纫工加工 PU/PVC 人造革面料的皮夹克服装 2284 件。在生产加工过程中，于 11 月 1 日晚，陆续有 35 名车工出现症状，口腔苦麻、口与咽喉干燥、头晕、头胀、恶心、呕吐、上腹胀及压痛、全身乏力等，有的还主诉鼻刺激性痒、头痛、腹泻、暴露部位皮肤瘙痒，严重者因剧烈刺痒，皮肤成片红肿。3 名重症病人中的 1 名转入市医院救治。11 月 6 日 17 时许，某市卫生防疫站对仓库（因车间已清理）采样分析，空气中二甲基甲酰胺浓度严重超标，结合病人临床资料，确诊为急性二甲基甲酰胺中毒。
　　调查发现，工厂所使用的人造革面料中含有高浓度二甲基甲酰胺，工人缺乏个人防护措施，加工生产的第二天就已出现中毒病人，却未引起厂方和职工的重视，继续工作了 6 天。
　　提示：人造革面料等布料中有毒物质应当标注，采取综合措施，使其符合国家标准。

13.3　某家具有限公司急性二甲基甲酰胺中毒

企业：家具有限公司
时间：2001 年 4 月 6 日
地点：油漆车间
操作或岗位：油漆打磨
毒物名称：二甲基甲酰胺
中毒病名：急性二甲基甲酰胺中毒
中毒原因：涂刷脱漆剂作业时无作业防护
　　经过：事故当日 14 时 30 分，8 名油漆打磨工在公司油漆车间给家具涂刷脱漆剂时，3 名工人发生二甲基甲酰胺中毒。调查发现，工人使用的脱漆剂中

含二甲基甲酰胺。

提示：脱漆剂中有毒物质应当标注，采取综合措施，使其浓度符合国家标准。

相关链接

理化性质：二甲基甲酰胺亦称 N，N-二甲基甲酰胺，DMF。无色至淡黄色液体，具有淡淡的胺味。分子量为 73.1，相对密度为 0.95，沸点为 153℃，爆炸极限为 2.2%～15.2%，与水互溶。Ⅱ类可燃液体，与强氧化剂、烷基铝、无机硝酸盐不相容，当接触铁时可与四氯化碳和其他卤化物发生反应。IDLH 为1520毫克/立方米。

二甲基甲酰胺工业用途较广，是制造聚氯乙烯、聚丙烯腈等合成纤维的优质溶剂，也用于染料、制药、石油提炼、树脂及皮革生产。

接触途径：经呼吸道吸入、胃肠道吸收、皮肤和（或）眼睛直接接触二甲基甲酰胺均可引起中毒。

职业中毒特点：吸入高浓度二甲基甲酰胺后可出现眼睛、皮肤、呼吸系统刺激症状、头痛、头昏、恶心、呕吐、急腹痛；重症病人可有肝、肾损害，查体可见肝脏肿大、肾区叩痛。长期接触低浓度二甲基甲酰胺蒸气可出现慢性皮炎、类神经症。部分患者可见肝肿大或肝、肾功能异常。

健康损害的靶器官：眼睛，皮肤，呼吸系统，肝，肾。

应急处理：急性中毒者应及时脱离现场，用大量清水彻底冲洗被污染的眼睛和皮肤，冲洗眼睛时应不时翻开上下眼睑进行冲洗。禁用碱性溶液清洗皮肤和眼睛，以免产生毒性更大的二甲胺。如果接触者吸入大量该化学物质，立即将接触者移至空气新鲜处，注意保暖和休息。如果呼吸停止，要进行人工呼吸，并尽快就医。

14 二硫化碳

阅读提示：共收录 2 起二硫化碳中毒案例，分别发生在化学纤维厂和化工厂。

中毒案例

14.1 某化学纤维厂排污口发生急性二硫化碳中毒

企业：化学纤维厂

时间：1987 年 5 月 13 日

地点：玻璃纸车间排污口

岗位或操作：排污口检查作业

毒物名称：二硫化碳

中毒病名：急性二硫化碳中毒

中毒原因：再生池橡皮塞被撞掉，再生池内稀硫酸、二硫化碳等溢出

经过：事故当日 13 时 30 分左右，挡车工在交接班时发现有漏酸现象，即与技术员和工段长进行检查，当检查到再生池处的排污口时，挡车工搬开排污口铁盖（重约 2.5 千克）时，不慎撞掉再生池排出口的橡皮塞，再生池内的稀硫酸、二硫化碳及其他气体大量溢出，致其当场昏迷，失去知觉。当时在场的另外二人及时将其送医务室进行清洁处理后转送市职业病医院，诊断为急性二硫化碳中度中毒。事后现场采样分析，空气中二硫化碳浓度超标。

调查发现，再生池出水口设计不合理，现场作业时无个人防护用品，有关职工违反安全操作规程，擅自用橡皮塞更换出水口的螺旋闷头，造成铁盖子落地后橡皮塞被撞脱落，使管道内的有害气体外泄。

提示：检查漏酸时应加强个人防护。

14.2　某化工厂卸货发生急性二硫化碳中毒

企业：化工厂

时间：1989 年 10 月 20 日

地点：仓库

岗位或操作：装卸化学物品

毒物名称：二硫化碳

中毒病名：急性二硫化碳中毒

中毒原因：二硫化碳泄漏燃烧，抢险救火无防护

经过：事故当日 8 时 30 分，用卡车装运桶装二硫化碳原液，前车装 74 桶，后车装 32 桶，每桶 130 千克，运往某地某化工厂原料仓库卸货。9 时 35 分，5 名装卸工人在装卸到最后 4 桶时，突然不慎将 2 桶一起铲到地面，导致相互碰撞产生火花，其中 1 桶液体外漏，引起燃烧。厂方立即组织人员进行抢险，于 9 时 52 分灭火结束。在现场灭火过程中，二硫化碳大量外溢，抢险人员均未佩戴防毒口罩，其中有 5 人出现胸闷、头昏、恶心、乏力等症状，经医院诊治诊断为急性二硫化碳中毒。

提示：抢险救灾应注意防护。

相关链接

理化性质：工业用的二硫化碳纯品为无色或淡黄色透明液体，具有乙醚样刺激性气味，二硫化碳试剂通常有烂萝卜气味，室温下易挥发，微溶于水，溶于乙醇、乙醚、苯等多数有机溶剂。二硫化碳属易燃、易爆化学品，其蒸气能与空气形成易爆混合物。主要用于制造人造丝、杀虫剂等溶剂，同时可用于精制石蜡、石油。

接触途径：经呼吸道、胃肠道、皮肤吸收和（或）眼睛直接接触进入人体。

职业中毒特点：二硫化碳是损害神经和血管的毒物，急性中毒皆因生产条件下意外接触高浓度二硫化碳后发生，轻度中毒有头晕、头痛、眼及鼻黏膜刺激症状；中度中毒尚有酒醉表现；重度中毒可呈短时间的兴奋状态，继之出现谵妄、昏迷、意识丧失，伴有强直性及阵挛性抽搐。可因呼吸中枢麻痹而死亡。严重中毒后可遗留神经衰弱综合征，少数患者可发展为植物人状态。长期接触低浓度的二硫化碳后，会产生以中枢及周围神经系统损害为主

的临床表现，例如神经衰弱综合征、自主神经功能紊乱、多发性周围神经病、中毒性脑病。眼底检查可发现视网膜微动脉瘤，动脉硬化，视神经萎缩。

健康损害的靶器官：中枢神经系统，周围神经系统，心血管系统，眼睛，肾，肝，皮肤，生殖系统。

应急处理：发生二硫化碳吸入中毒时，应速将患者移至空气新鲜处，去除污染衣物，注意保暖、安静；皮肤污染或溅入眼内时用流动的清水冲洗。呼吸困难时给氧，如呼吸停止，应进行人工呼吸。立即就医。

15　二氯甲烷

阅读提示：进入圆铁桶作业无防护，救援不当导致中毒。

中毒案例

某机场清洗铁桶发生急性二氯甲烷等混合气体中毒事故

企业：某机场

时间：1986 年 5 月 22 日

地点：机场

岗位或操作：清洗铁桶

毒物名称：二氯甲烷等

中毒病名：急性二氯甲烷等混合气体中毒

中毒原因：进入圆铁桶作业，不执行安全操作规程，救援不当

经过：事故当日上午，某机场安排几名民工清理存放 FA 型退漆剂的圆铁桶，铁桶直径 3 米、深 4 米，仅有 1 个直径为 0.6 米左右的出入圆孔。几名民工轮换进桶清洗，每人 1 次作业时间约 15 分钟。作业时应佩戴个人呼吸防护用品，但有的民工进桶操作时并未完全按照要求进行作业，有时戴个人呼吸防护用品，有时不戴。民工甲第一次进桶作业时未戴个人呼吸防护用品，在第二次进桶作业时即昏倒在桶内。在桶外等候的乙见状忙跳入桶内想将昏倒的甲救出，一进桶内就昏倒。此后又有 3 位民工先后跳入桶内救人，也相继昏倒。事故发生后，机场方面立即组织人员进行抢救，半小时内昏迷的 5 名民工先后被救出，并送往机场医务室和有关医院进行抢救。经检查，5 名病人均有不同程度的皮肤灼伤、咽喉充血，部分病人出现双瞳对光反射减弱、膝反射亢进、双手指关节以下痛触觉消失等。FA 型退漆剂的主要成分为二氯甲烷、甲醇、苯、甲酸。专科医院医生根据临床症状和职业史，诊断为急性二氯甲烷等混合气体中毒。

提示：桶内作业应按密闭空间作业进行管理。无防护措施时不要盲目救援。

相关链接

理化性质：二氯甲烷为无色液体，具有类似氯仿的气味。40℃以上为气体。分子量为 84.9，沸点为 40℃，凝固点为 -95℃，溶解度为 2%。可燃液体。与强氧化剂、腐蚀剂、化学性质活泼的金属如铝、镁粉、钾和钠、浓硝酸具有不相容性和反应性。

接触途径：经呼吸道、皮肤吸收、胃肠道进入人体。

职业中毒特点：眼睛、皮肤刺激、头痛、头晕、乏力、恶心，倦怠，嗜睡，眩晕，重者昏迷。

健康损害的靶器官：眼睛，皮肤，心血管系统，中枢神经系统。

应急处理：眼睛直接接触二氯甲烷，应立即用大量水冲洗（灌洗）眼睛，冲洗时应不时翻开上下眼睑，并立即就医。如果皮肤直接接触二氯甲烷，迅速用肥皂和水冲洗污染皮肤。若二氯甲烷渗透进衣服，要迅速将衣服脱掉，用肥皂和水清洗皮肤，并迅速就医。如果吸入大量二氯甲烷，应立即将接触者移至空气新鲜处，注意保暖和休息。如果呼吸停止，要进行人工呼吸。尽快就医。吞入二氯甲烷时，应立即就医。

16 二氯乙烷

阅读提示：使用胶粘剂作业可能释放二氯乙烷，应加强车间通风和个人防护。

中毒案例

某乡办五金塑料厂二氯乙烷中毒

企业：乡办五金塑料厂

时间：1987 年 7 月 11 日

地点：车间

岗位或操作：黏合人造革仿羊皮

毒物名称：二氯乙烷等混合气体

中毒病名：急性混合气体中毒（以二氯乙烷为主）

中毒原因：胶粘剂作业场所通风不良，无个人防护

经过：事故当日 7 时，操作工甲开始对塑料布、无纺布涂刷胶粘剂（二氯乙烷、过氯乙烯和丙酮混合物），2 小时后感到头昏、无力、胸闷，即回家休息。11 时昏迷，当日 14 时才急送医院，抢救无效死亡。医院诊断为急性混合气体中毒（以二氯乙烷为主）。

调查发现，作业为敞开式手工作业，缺乏有效的个人防护用品，车间通风不良，违反安全操作规程以及延误抢救时间。

提示：胶粘剂作业场所应加强通风和个人防护。中毒后应及时抢救。

相关链接

理化性质：二氯乙烷为无色或浅黄色透明液体，有类似氯仿的气味。易挥发，其蒸气能与空气形成易爆混合物。微溶于水，可混溶于乙醇、乙醚等有机溶剂。早期曾用作麻醉剂，目前主要用作化学合成的原料，工业溶剂和黏合剂。

接触途径：经呼吸道、胃肠道、皮肤黏膜吸收。

职业中毒特点：吸入时可引起肺水肿；抑制中枢神经系统、刺激胃肠道。急性中毒多见于高浓度吸入或误服者。表现为头晕、头痛、烦躁不安、乏力、步态蹒跚、颜面潮红、意识模糊，尚可伴有恶心、呕吐、腹痛、腹泻等胃肠道症状，起病数天后可出现肝、肾损害。吸入中毒者还可伴有流泪、流涕、咽痛、咳嗽等眼和上呼吸道黏膜刺激症状，甚至肺水肿等。

长期慢性低浓度接触引起神经衰弱综合征和消化道症状，也可有肝、肾损害、肌肉震颤和眼球震颤，并可致皮肤脱屑或皮炎。

健康损害的靶器官：中枢神经系统，肾，肝。

应急处理：发生二氯乙烷中毒时，抢救人员须穿戴防护用具，速将患者移离现场至空气新鲜处，静卧、吸氧。皮肤污染时用肥皂或清水冲洗至少20分钟，溅入眼内时用流动清水或生理盐水充分冲洗至少20分钟；呼吸困难时给氧，必要时用合适的呼吸器进行人工呼吸；立即与医疗急救单位联系抢救。

急性中毒时，采用一般急救措施及对症治疗。以防治脑水肿为重点，注意病情反复。及早使用甘露醇、速尿及地塞米松等。出现癫痫样发作、肌阵挛，可选用丙戊酸钠及氯硝西泮等。忌用肾上腺素。

17 2,4-二硝基苯酚

阅读提示：共收录 2 起 2,4-二硝基苯酚中毒，均发生在化工厂，均由于在操作过程中产生 2,4-二硝基苯酚，无防护。

中毒案例

17.1 某化工厂急性 2,4-二硝基苯酚中毒

企业：化工厂
时间：2001 年 9 月 25 日
地点：成品车间
岗位或操作：脱水离心
毒物名称：2,4-二硝基苯酚
中毒病名：急性 2,4-二硝基苯酚中毒
中毒原因：无防护

经过：某工人于 9 月 19 日应聘到某化工厂，从 9 月 24 日起从事该厂终产品 2,4-二硝基苯酚的脱水离心作业。该厂四周无墙，四面通风，生产现场就是两台脱水机，无防护设施。事故当日工作至 16 时 30 分回家，18 时该工人满身大汗、皮肤潮红，先到附近个体诊所就诊，后转至市医院抢救，入院时意识尚清、微热、呼吸急促、血压正常，但病情迅速发展，体温高达 42℃，室颤而死。根据患者接触史、现场劳动卫生学调查、临床特点、尸体检查，诊断为急性 2,4-二硝基苯酚中毒。

提示：2,4-二硝基苯酚可经皮肤吸收，作业时应加强个人防护，避免皮肤直接接触。

17.2 某化工有限公司发生急性 2,4-二硝基苯酚中毒

企业：化工有限公司
时间：2002 年 8 月 1 日

地点：生产车间

岗位或操作：生产

毒物名称：2,4-二硝基苯酚

中毒病名：急性 2,4-二硝基苯酚中毒

中毒原因：人工操作无防护

生产工艺：硫酸、液碱、苯酚、蒽醌等在中和锅中和→压滤机过滤→拆料成品→手工装料→称重→入库堆放

经过：农民工甲（男，40 岁）于 2002 年 7 月 23 日进厂，在 2,4-二硝基苯酚车间做操作工，负责拆料、装料、称重、清洗地面和搬运入库，工作时仅穿普通棉布衣。进厂后三四天就感到疲劳、乏力、多汗。8 月 1 日 8 时上班，一直工作到 21 时，自觉乏力、恶心、气促、肢体活动障碍，但仍坚持工作，23 时洗澡时被人发现摔倒在地，意识不清，口唇轻度紫绀，半小时后送卫生院就诊未见好转，8 月 2 日凌晨 2 时病人大汗淋漓，头痛，胸闷，气促明显，四肢无力加重，体温 39℃，心率 159 次/分，心率齐，血压为 161/95 毫米汞柱，转重症监护室治疗，当日 7 时 45 分抢救无效死亡。同班组乙（男，47 岁）也自觉不适、胸闷和皮肤刺激感，另一女工丙（45 岁）双手和脚黄染。调查发现，生产 2,4-二硝基苯酚工艺中拆料、装料、称重、搬运堆放均为人工操作，而 2,4-二硝基苯酚为半湿半干产品，拆料落料时车间空气中 2,4-二硝基苯酚浓度增高，工人用铁铲将成品装入塑料编织袋内，作业时厂方未按要求提供个人防护用品。

提示：在 2,4-二硝基苯酚拆料、装料、称重、搬运、堆放过程中均应加强个人防护。

相关链接

理化性质：2,4-二硝基苯酚为淡黄色固体。分子量为 184.11，相对密度为 1.7，熔点为 112℃～114℃，升华。性质稳定。不溶于冷水、乙醇、乙醚、丙酮、苯、氯仿。属易爆物质。主要用于有机合成、染料、炸药。

遇火种、高温、摩擦、震动或接触碱性物质、氧化剂时均易引起爆炸。与重金属粉末能起化学反应生成金属盐，增加敏感度。粉尘在流动和搅拌时，会有静电积累。

燃烧分解产生一氧化碳、二氧化碳、氧化氮。

接触途径：经皮肤、呼吸道、消化道吸收。

职业中毒特点：本品直接作用于能量代谢过程，可使细胞氧化过程增强，

69

磷酰化过程抑制。

急性中毒表现为皮肤潮红、口渴、大汗、烦躁不安、全身无力、胸闷、心率和呼吸加快、体温升高（可达 40℃以上）、抽搐、肌肉强直，以致昏迷。最后可因呼吸和循环系统衰竭而死亡。成人口服致死量约 1 克。

慢性中毒有肝、肾损害，白内障。可使皮肤黄染，引起湿疹样皮炎，偶见剥脱性皮炎。

健康损害的靶器官：心，肝，肾，神经系统。

应急处理：发生大量泄漏时，隔离泄漏污染区，限制出入。切断火源。建议应急处理人员戴自给正压式呼吸器，穿消防防护服。不要直接接触泄漏物。用水润湿，然后收集回收或运至废物处理场所处置。发生小量泄漏时，避免扬尘，用洁净的铲子收集于干燥、洁净、有盖的容器中。也可以用大量水冲洗，经水稀释后放入废水系统。

灭火方法。遇大火，消防人员须在有防护掩蔽处操作。灭火剂使用雾状水、泡沫、二氧化碳。禁止用沙土压盖。

急救措施：皮肤接触时，立即脱去被污染的衣服，用大量流动清水冲洗。眼睛接触时，提起眼睑，用流动清水或生理盐水冲洗。吸入时，迅速脱离现场至空气新鲜处。保持呼吸道通畅。如呼吸困难，给输氧。如呼吸停止，立即进行人工呼吸。吞入时，饮足量温水，催吐。尽快就医。

18　二氧化硫

阅读提示：有二氧化硫重大危险源时，应当设置应急救援设施。

中毒案例

某有机化学厂槽车胶管与铁管连接处破裂导致二氧化硫泄漏中毒事故

企业：有机化学厂

时间：1991 年 8 月 10 日

地点：危险品仓库

岗位或操作：罐装二氧化硫

毒物名称：二氧化硫

中毒病名：急性二氧化硫中毒

中毒原因：二氧化硫泄漏，殃及下风向人群

生产工艺：利用二氧化硫为原料生产糖精钠

经过：事故当日 14 时～15 时 50 分，该厂将来自某锌厂的一槽车重达 40 吨的液体二氧化硫卸到本厂危险品仓库的一个储罐中。当槽车内二氧化硫即将全部卸完时，在靠近槽车一端的胶管与铁管连接处突然发生破裂（裂口为 80 毫米×15 毫米），造成槽车内及管道内二氧化硫大量泄漏。现场操作工立即打电话向厂部生产科报告。主管安全生产的副厂长闻讯后，立即带领安全科长等有关人员，携带 2 台供氧气呼吸器赶赴现场。仓库维修工人戴上供氧呼吸器后迅速切断空气压缩机电源开关，关闭槽车出料口阀门及储罐进料口阀门，控制了槽车内及压缩机混合气体的扩散。事故发生后 15 分钟处理完毕。下风侧的居民和一墙之隔的市制药三厂，有 154 名人员吸入二氧化硫而受危害，造成急性重度二氧化硫中毒 1 人，中度中毒 1 人，轻度中毒 7 人，经抢救治疗全部治愈出院。

调查发现，厂方在没有认真论证的情况下，把接卸液体二氧化硫的连接管，由铁管改为胶管，选用的胶管多次使用后磨损老化、扭曲，致使胶管与

71

槽车的铁管连接处突然破裂；事故现场没有配置氧气呼吸器，致使不能立即关闭槽车阀门及空气压缩机开关，拖延了处理时间，造成更多的二氧化硫泄漏；该厂区和危险品库区位于居民密集区，储存、运输和使用有害物质原料，在安全和环保上对居民都构成威胁。

提示：对二氧化硫危险源应当设置应急救援措施。危险品库应远离居民密集区。

相关链接

理化性质：二氧化硫为无色有强烈辛辣刺激气味的不燃性气体。分子量为 64，熔点为 −72.7℃，沸点为 −10℃，相对密度为（d-10）2.3，溶于水、甲醇、乙醇、硫酸、醋酸、氯仿和乙醚。与水生成亚硫酸。

可见于燃烧含硫燃料、熔炼硫化矿石、烧制硫黄、制造硫酸和亚硫酸、硫化橡胶、制冷、漂白、消毒、熏蒸杀虫、镁冶炼、石油精炼、某些有机合成等。它也是常见的工业废气及大气污染的成分。

接触途径：经呼吸道、皮肤和（或）眼睛直接接触进入人体。

职业中毒的特点：急性中毒时，轻者畏光、流泪、视物不清，鼻咽喉部烧灼感及疼痛，咳嗽等；可有声音嘶哑、胸闷、胸骨后疼痛、咳嗽、心悸、气短、头痛、头晕、乏力、恶心、呕吐及上腹部疼痛等；重者可发生支气管炎、肺炎、肺水肿、喉痉挛、喉水肿，甚至呼吸中枢麻痹。

慢性中毒时，嗅觉、味觉减退甚至消失。头痛、乏力，牙齿酸蚀，慢性鼻炎、咽炎，气管炎，支气管炎，肺气肿，弥漫性肺间质纤维化及免疫功能降低等。

健康损害的靶器官：眼，皮肤，呼吸系统。

应急处理：眼组织冻伤时应立即就医。眼接触后应要立即用大量清水彻底冲洗至少 15 分钟，并不时翻开上下眼睑。如果眼睛刺激、疼痛、肿胀、流泪和畏光持续存在，要尽快就医。

吸入大量该化学物时，立即将接触者移至空气新鲜处。呼吸停止时应进行人工呼吸，注意保暖和休息。尽快就医。

19　二氧化碳

阅读提示：共收录 1990 年至 2002 年 25 起二氧化碳窒息案例，分别发生在食品厂、矿井、塑料厂、酒业公司、酿造厂、建筑工地等，其中最主要发生在密闭空间作业，如调试罐、井下、反应桶、沉淀池等，主要是由于密闭空间作业无防护，救援不当，二氧化碳窒息，缺氧。提示应加强密闭空间作业制度的建立，杜绝救援不当。

> **中毒案例**

19.1　某酱油厂试生产发生二氧化碳窒息

企业：酱油厂

时间：1990 年 4 月 15 日

地点：味液沉淀调试罐

岗位或操作：沉淀调试

毒物名称：二氧化碳

中毒病名：二氧化碳窒息

中毒原因：密闭空间作业无防护，救援不当，二氧化碳窒息，缺氧

工艺流程：原料用盐酸水解→加碳酸钠中和→压滤→浓缩→加碳酸钠沉淀调试→过滤→成品：

$$Na_2CO_3 + 2HCl \xlongequal{} 2NaCl + CO_2\uparrow + H_2O$$

经过：事故当日 11 时 30 分，5 名当班工人进行沉淀调试，1 名工人擅自下罐，试图解开绕在搅拌轴上的输液管，当即昏迷而掉入味液中死亡。后续参与营救的 4 人中，2 人死亡，1 人病重住院，1 人次日康复出院。

调查发现，沉淀调试中，罐内充满二氧化碳。事后再次重复生产，加碱总量为原生产的二分之一时，采样结果，距罐口 2.5 米处二氧化碳严重超标。

提示：入罐作业应按密闭空间作业进行管理，没有防护时，不要盲目救援。工人应提高安全意识和自救能力。

19.2 某锰矿井发生二氧化碳窒息

企业：锰矿井

时间：1990 年 7 月 6 日

地点：井下坑道

岗位或操作：采矿

毒物名称：二氧化碳

中毒病名：二氧化碳窒息

中毒原因：井下作业无防护，救援不当，二氧化碳窒息，缺氧

经过：事故当日下午 12 时，三兄弟（分别为 18 岁、21 岁和 25 岁）下井采矿，另有 1 人在井口看守，1 小时后未见任何动静，看守者下井查看，发现三兄弟昏倒在井底，想先扶出 1 人，不料也昏倒。其他民工发觉后，系上保险绳下井将 4 人救出，现场给氧并进行心脏复苏术，看护者复苏，三兄弟身亡。调查发现，农民工下井采矿，未配置任何个人防护用品和有害气体报警装置。

提示：井下作业应按密闭空间作业进行管理，没有防护时，不要盲目救援。

19.3 某房地产管理局机械队清洗机井发生二氧化碳窒息

企业：房地产管理局机械队

时间：1991 年 5 月 6 日

地点：机井

岗位或操作：洗井

毒物名称：二氧化碳、氯化氢和氯气

中毒病名：二氧化碳窒息

中毒原因：用盐酸和二氧化硫洗井，毒物蓄积

工艺流程：

1. 井水加盐酸：$CaCO_3 + 2HCl \Longrightarrow CaCl_2 + CO_2 \uparrow + H_2O$

$CaMg(CO_6) + 4HCl \Longrightarrow CaCl_2 + MgCl_2 + 2CO_2 \uparrow + 2H_2O$

2. 加液态二氧化碳，吸热后气化产生压力，造成井喷，达到清洗井内污物目的。

经过：事故前一日上午，工人先向井内加盐酸 125 千克，事故当日 10 时 30 分，工人向井内加入液态二氧化碳 40 瓶（1200 千克），不到 30 分钟，下

井内取泵，5名工人相继昏倒在井口内及井周草坪。抢救人员向井内送风，于11时30分将中毒者救出，送往医院抢救，其中2名工人不幸身亡。

调查发现，本起事故为工人违章操作所致，洗井现场有大量二氧化碳等有毒气体，操作工人却未戴任何个人防护用品，也没有配备有害气体报警装置。

提示：井下作业应按密闭空间作业进行管理，没有防护时，不要盲目救援。

19.4　某塑料厂检修反应桶发生二氧化碳窒息

企业：塑料厂

时间：1994年11月23日

地点：制液车间

岗位或操作：1♯反应桶检修

毒物名称：二氧化碳

中毒病名：二氧化碳窒息

中毒原因：检修反应桶作业属于密闭空间作业，无防护，救援不当，二氧化碳窒息，缺氧

工艺流程：碳酸锰粉加粗硫酸反应，生成硫酸锰，水洗过滤，电解制锰，化学反应过程有二氧化碳生成，见反应式：

$$MnCO_3 + H_2SO_4 \Longrightarrow MnSO_4 + H_2O + CO_2 \uparrow$$

经过：事故当日14时40分，该厂电解金属锰分厂制液车间1♯反应桶搅拌轴发生故障，1名维修工下到桶底准备动手检修时突然憋气昏倒。随后，分两批下去2人和3人营救也相继昏倒在桶底。上面工人意识到有毒气，用湿衣服堵住口鼻，腰里系上绳子，下去将6人救出，急送附属医院抢救，3天后康复。

提示：检修反应桶作业应按密闭空间作业进行管理，没有防护时，不要盲目救援。

19.5　某酒业有限公司清理黄酒沉淀池发生二氧化碳窒息

企业：酒业有限公司

时间：1997年5月14日

地点：黄酒沉淀池

岗位或操作：清理

毒物名称：二氧化碳

中毒病名：二氧化碳窒息

中毒原因：密闭空间作业无防护，救援不当，二氧化碳窒息，缺氧

工艺流程：原料黄酒→沉淀→抽上清液→成品包装

经过：事故当日 15 时 30 分，操作工甲（男，21 岁）清理已经抽了上清液的黄酒沉淀池时，突然倒入池内，管理人员乙（男，23 岁）见状下池营救时也昏倒。厂部闻讯赶紧向池内送风，并用水冲洗，约在 16 时 30 分将 2 人拖出，但均已窒息身亡。

调查发现，沉淀池内沉渣已经放置 4 天，池内见大量酵母菌落，发酵产生大量二氧化碳，蓄积在池内，而工作人员进入前未通风换气，导致吸入过量二氧化碳缺氧窒息；管理人员乙未戴防毒面具，也吸入过量二氧化碳缺氧窒息。

提示：清理沉淀池作业应按密闭空间作业进行管理，没有防护时，不要盲目救援。

19.6　某邮电工程公司检修发生二氧化碳窒息

企业：邮电工程公司

时间：1997 年 5 月 16 日

地点：通信人孔井

岗位或操作：邮电线路检修

毒物名称：二氧化碳

中毒病名：二氧化碳窒息

中毒原因：密闭空间作业无防护，救援不当，二氧化碳窒息，缺氧

经过：事故当日 16 时许，线路工甲（男，22 岁）下邮电线路人孔井内（地下）检修作业昏倒，井上线路工乙（男，42 岁）发现后下井救人也昏倒。2 人被救起时已窒息死亡。现场采样分析，人孔井空气中二氧化碳浓度严重超标，甲和乙未佩戴任何呼吸防护用品进入人孔井，吸入过量高浓度二氧化碳而窒息死亡。

提示：井下作业应按密闭空间作业进行管理，没有防护时，不要盲目救援。

19.7 某酿造厂发生二氧化碳窒息

企业：酿造厂

时间：1997 年 6 月 25 日

地点：酿醋车间储存池

岗位或操作：制醋工

毒物名称：二氧化碳

中毒病名：二氧化碳窒息

中毒原因：密闭空间作业无防护，救援不当，二氧化碳窒息，缺氧

工艺流程：粮食→发酵→过滤→成品

经过：事故当日 13 时 30 分，当班车间主任甲（男，34 岁）下到散醋储存池进行清刷，当时储存池内残留 15 厘米左右高的醋，醋表面有白膜，大约 2 分钟后甲突然昏倒在池内，另一车间主任乙（男，33 岁）和操作工丙（男，39 岁）先后下池救人时昏倒。13 时 40 分，厂长丁闻讯赶来，立即组织人员向池内输入一钢瓶氧气，并入池将 3 人救出送医院抢救，其中甲和乙不幸身亡，丙住院治疗 90 天后基本康复。

调查发现，储存池容积有 2 米×2 米×2.5 米，只有 0.5 米×0.5 米人孔，工作人员进入醋池前不仅没有对储存池进行通风排毒，未检测空气中有害物质浓度，进入时也未佩戴任何个人防护用品，导致吸入高浓度二氧化碳窒息。

提示：清刷储存池作业应按密闭空间作业进行管理，没有防护时，不要盲目救援。

19.8 某建筑工地发生二氧化碳窒息死亡

企业：建筑工地

时间：1997 年 7 月 9 日

地点：建筑桩井孔

岗位或操作：检查

毒物名称：二氧化碳

中毒病名：二氧化碳窒息

中毒原因：井下作业无防护，救援不当，二氧化碳窒息，缺氧

经过：事故当日上午 8 时，民工甲等 2 人下到 15.4 米深的桩井孔内检查钢筋笼情况，约 3 分钟，地面看护工乙向孔内喊叫，未听见回声，即下井孔

查看。孔口另一民工未见看护工乙上来，也下孔，当下到孔内约中下部，顿时呼吸困难，感到情况不妙，立即往上爬出而得以逃生，另 3 人窒息死亡。事故后桩井孔空气采样测定，二氧化碳含量大于 10%。

提示：井下作业应按密闭空间作业进行管理，没有防护时，不要盲目救援。

19.9　某供电局建筑桩孔发生二氧化碳窒息

企业： 供电局建筑桩孔

时间： 1997 年 8 月 17 日

地点： 变电站

岗位或操作： 建筑桩孔井取工具

毒物名称： 二氧化碳

中毒病名： 二氧化碳窒息

中毒原因： 井下作业无防护，救援不当，二氧化碳窒息，缺氧

经过：事故当日上午 7 时 15 分，民工甲、乙兄弟（27 岁和 25 岁）当班，甲下 13♯建筑桩孔井内取工具，刚到井底即喊救命，随即昏倒井底。乙听到喊声后匆忙下井救人，刚到井底即感胸闷乏力。及时赶来的其他民工和工地负责人赶忙往井下鼓风，约 7 时 40 分相继将甲、乙兄弟救出，但甲已经死亡，乙休息后恢复。

提示：井下作业应按密闭空间作业进行管理，没有防护时，不要盲目救援。

19.10　某食品厂发生二氧化碳窒息

企业： 食品厂

时间： 1998 年 12 月 14 日

地点： 发酵池

岗位或操作： 翻料

毒物名称： 二氧化碳

中毒病名： 二氧化碳窒息

中毒原因： 密闭空间作业无防护，救援不当，二氧化碳窒息，缺氧

工艺流程：煮青稞→加酶和水搅拌→发酵 20 天→转入发酵池中，加麸皮搅拌→50℃发酵 20 天，隔日翻料→过滤→制作食醋

经过：事故当日8时40分，酿造工甲（男，42岁）进入发酵池中翻料，约2分钟后昏倒，工人乙（男，53岁）见状立即入池营救，也昏倒。其他工人见状打110报警，在警务人员的协作下，将厂长丙（男，42岁）用绳子捆住腰部吊入池中，原计划由丙将中毒工人抱住后拉出池。但丙放至池底时昏倒，池上人员立即将丙拉出，1小时后丙恢复正常，甲和乙被救出后已经死亡。经检测管检测，空气中二氧化碳浓度严重超标。

调查发现，该厂酿醋车间发酵池与正常生产工艺不同，正常发酵池长5米，宽3米，深1米，而事故发酵池是由成品储备池改装的（因资金短缺，节省煤火而代用），池长4米，宽3米，深2.8米，车间内生有一个火炉，房间门窗紧闭。发酵产生的二氧化碳聚积池底，池深不易扩散。

提示：入池作业应按密闭空间作业进行管理，没有防护时，不要盲目救援。

19.11　某桥梁建筑项目发生二氧化碳窒息

企业：桥梁建筑项目
时间：1999年5月24日
地点：桥墩地基孔井
岗位或操作：施工
毒物名称：二氧化碳
中毒病名：二氧化碳窒息
中毒原因：下井作业无防护，救援不当，二氧化碳窒息，缺氧

经过：5月22日架墩挖孔后，23日下暴雨停工1天，事故当日7时35分左右，抽完桥墩孔井内水后，1名工人下孔井准备继续施工，随即昏倒，因怀疑是触电，关掉水泵电源后2名工人相继下井营救，均昏倒在井底。9时许，井水向上漫，估计深1.4米，第4名工人腰系安全带下井救援，离井口3米处时，感觉头昏、胸闷、四肢无力，随即昏倒，被拉上来抢救后苏醒，住院一周后康复。前3名工人不幸身亡。

调查发现，事故孔井直径1.6米，深10.5米，挖孔处原为垃圾掩埋处，孔底有渗出水，将一只母鸡放置水面上0.5米处，1分钟后鸡死亡，测量孔井内空气有害物质浓度，二氧化碳含量大于10%，未检出硫化氢、磷化氢等有害气体。分析事故原因为孔井底周围垃圾中有机物发酵分解，产生大量二氧化碳，加之雨后天晴，外界环境温度高，孔井温度低，二氧化碳通过洞壁缝隙渗入，蓄积在孔井底。

提示：井下作业应按密闭空间作业进行管理，没有防护时，不要盲目救援。

19.12　某高桥基建工地桩基井发生二氧化碳窒息

企业：高桥基建工地桩基井

时间：1999 年 8 月 17 日

地点：桩基井下

岗位或操作：取水泵

毒物名称：二氧化碳

中毒病名：二氧化碳窒息

中毒原因：井下作业无防护，二氧化碳窒息，缺氧

经过：事故当日 17 时 30 分，民工甲（男，35 岁）到桩基井（深 10 米，直径 1 米，水深不到 1 米，已经挖好 15 天）下取水泵，刚下到水面即昏倒。民工乙（男，37 岁）见状慌忙下井救人，也昏倒在井内。接着，丙（男，34 岁）抓住一根绳子下到 3 米处也昏倒跌落井底。其余人员赶忙呼叫 110 和 120，随即向井下鼓风，然后 1 人用绳子系住腰部，下井将人逐个救出，大约 19 时 30 分送至医院，证实 3 人已经身亡。

调查发现事故桩基井挖出来的泥土为基建垃圾和生活垃圾，有大量腐烂的蔬菜、果皮和谷物等，腐败后产生二氧化碳、氨气、硫化氢和甲烷等有害气体，因为二氧化碳比空气重，蓄积在井底，当井底水抽干后，大量有害气体从土壤中释放出来。现场采样检测，二氧化碳含量达到 17.5%～20.5%，而氧含量只有 6.5%～8.5%。

提示：井下作业应按密闭空间作业进行管理。没有防护时，不要盲目救援。

19.13　某自来水公司施工工地发生二氧化碳窒息

企业：自来水公司施工工地

时间：2000 年 1 月 4 日

地点：闸阀井

岗位或操作：开闸送水

毒物名称：二氧化碳

中毒病名：二氧化碳窒息

中毒原因：进入闸阀井作业无防护，救援不当，二氧化碳窒息，缺氧

经过：事故当日约 14 时 40 分，甲（男，25 岁）等人在施工完后，去闸阀井开闸送水，该闸阀井被黄土覆盖一年多，于 1 月 3 日挖开荒土露出井盖。撬开井盖约 5 分钟后，甲跳入闸阀井（井深 2.4 米，直径 600 毫米，水管距离井口 1.4 米，井底积水 35 厘米），喊"人不舒服"后，即无声响倒于井底，前后不到 10 秒。站在井口的乙见状，向公路对面的丙和丁喊"出事了"，并跳入井内救人，在井内弯腰准备提起甲后即不省人事，随后丙、丁 2 人相继入井晕倒。10 多分钟后 110 巡警、自来水公司职工和 120 急救医生相继赶到，将 4 人救出，其中 3 人已死亡。乙送医院抢救治疗后好转。经现场卫生学调查，井内硫化氢未检出，二氧化碳含量 0.12%～0.22%，明显高于地面（井口地面 0.03%），结合中毒人员临床表现，可以确定本起事故为二氧化碳窒息。

提示：井下作业应按密闭空间作业进行管理，没有防护时，不要盲目救援。

19.14　某硫铁矿发生井下二氧化碳窒息

企业：硫铁矿

时间：2000 年 4 月 20 日

地点：矿井

岗位或操作：采矿

毒物名称：二氧化碳

中毒病名：二氧化碳窒息

中毒原因：井下作业无防护，二氧化碳窒息，缺氧

经过：事故当日 16 时，民工 4 人（男性，17 岁～50 岁）在井下采矿，因吸入过量二氧化碳，缺氧窒息死亡。事故发生后，距井口 175 米处测量，空气中二氧化碳含量 1%～1.2%，氧气含量 16%～19%，硫化氢未测出，水中硫化物含量 0.004 毫克/升。

提示：井下作业应按密闭空间作业进行管理，没有防护时，不要盲目救援。

19.15　某开发区柱井发生二氧化碳窒息

企业：开发区

时间：2000 年 5 月 10 日

地点：建房基地

岗位或操作：建房基柱井施工

毒物名称：二氧化碳

中毒病名：二氧化碳窒息

中毒原因：柱井作业无防护，救援不当，二氧化碳窒息，缺氧

经过：事故当日 14 时，民工甲（男，43 岁）开始进入已经挖好约 8.7 米深的柱井，准备继续施工，下到一半时，突然跌落井底，其兄（50 岁）以为甲是因为攀不牢跌下，便立即下井营救，但下到一半也同遭厄运。井面施工老板见状，用绳子系腰下井营救，下至约 3 米深时头昏、胸闷、无力而返回。并求救 110，1 名干警营救时下至 3.5 米深处即感头昏、呼吸困难、胸闷，被拉回地面时意识模糊。县政府指示县消防中队干警戴上防毒面具下井将甲、乙二兄弟拉上井面，甲、乙已经死亡。

调查发现，事故工地已经施工 1 个月，每次收工均用木板等物临时盖在井面上，事故发生前一日和当日上午还在正常施工，已经挖井深 8.7 米，直径约 1 米，井底有少量积水，揭开井盖有轻微臭味，附近有染织厂车间，废水排入车间旁水沟。柱井蜡烛试验，下到井深 2.5 米时即熄灭；采样分析二氧化碳浓度超过仪器检测上限（大于 0.5%），未检出硫化氢等有毒气体，结合死者紫绀体征，可以判断为二氧化碳所致缺氧窒息。事故前一日大雨，周围污染物产生的二氧化碳随雨水扩散到井里，事故当日天晴，气压高，柱井内二氧化碳蓄积，导致未佩戴任何个人防护用品的进入者吸入高浓度二氧化碳窒息。

提示：井下作业应按密闭空间作业进行管理，没有防护时，不要盲目救援。

19.16 某米粉厂维修抽水井发生二氧化碳窒息

企业：米粉厂

时间：2000 年 5 月 10 日

地点：抽水房水井

岗位或操作：检修

毒物名称：二氧化碳

中毒病名：二氧化碳窒息

中毒原因：下井作业无防护，救援不当，二氧化碳窒息，缺氧

经过：事故当日中午 12 时，米粉厂司机兼维修工甲（男，25 岁）因抽水机发生故障，下井检修，当下到井底时突然昏倒，厂长乙见状呼救，检修工丙（男，23 岁）、丁（男，25 岁）和戊（男，30 岁）相继下井救人，同样昏倒在井底。后来厂保安己（男，46 岁）赶来，用绳子系住腰部，下到井下 3 米左右，出现意识障碍，立即被拉上来，后经 120 急救中心做人工呼吸后送医院抢救康复。其余 4 人被救上来时已死亡。

调查发现，事故水井 1 个月前打好，位于车间旁一间 8 平方米小房内，房顶用石棉板（或瓦）铺盖，有 1.2 平方米的小窗户，井口用木板铺盖，井深 7 米，直径 1.1 米，井内水深 1.5 米，水色较黑，无特殊异味，现场没有通风措施。事故前一日大雨，气压较低，井内黑水可能含有机物，分解产生二氧化碳，二氧化碳在井内蓄积，导致进入者窒息死亡。

提示：井下作业应按密闭空间作业进行管理，没有防护时，不要盲目救援。

19.17 某高架桥建筑工地桩孔发生二氧化碳窒息

企业：高架桥建筑工地
时间：2000 年 5 月 12 日
地点：工地桩孔
岗位或操作：高架桥桩孔查看情况
毒物名称：二氧化碳
中毒病名：二氧化碳窒息
中毒原因：进入桩孔作业无防护，救援不当，二氧化碳窒息，缺氧

经过：因为连降大雨，该建筑工地桩孔停工多日。事故前一日，作业队进行桩孔浇筑前的准备，先用蜡烛和动物进行安全试验，发现点燃的蜡烛下到桩孔 1.2 米处熄灭，活鸡放下 9 分钟即死亡，决定暂停施工。事故当日项目部安排对桩孔换气，并明确待桩孔内空气经检查无毒，另行发施工任务书后，方准下井施工。16 时左右，公司甲（男，24 岁）等 5 名民工私自决定到桩孔查看情况，甲先接水泵电源抽桩孔内的积水，甲提出要下孔看看换气情况，并拒绝了同事要求系安全带和安全绳的请求。当甲顺桩孔壁的钢筋笼爬下 4 米深时，自觉情况不对，马上向上攀爬，在爬至离孔口 2 米时，感觉无力，停留几秒钟，另一民工想伸手拉他，但没有拉到，甲失去知觉跌入桩孔底。在场人员立即拉来氧气瓶向桩孔底送氧，同时佩戴氧气瓶下桩孔救援，没有成功。随后经市公安局、消防队、市劳动局、市建设局和市卫生局等单

位工作人员向基坑内大量通风抽风，于 18 时 30 分将甲打捞上来时已经死亡。当日 19 时 40 分，当地卫生检测部门对桩孔内空气采样检测，离地面 10 米处和 7 米处，二氧化碳含量分别为 2.55% 和 2.14%，因为事发后对桩孔大量鼓风，估计事故当时孔内二氧化碳浓度应远远高于检测值。

提示： 禁止向桩孔底充纯氧。

19.18　某食品有限公司清洗沉淀池发生二氧化碳窒息

企业： 食品有限公司

时间： 2000 年 5 月 15 日

地点： 陈酿淋醋车间

岗位或操作： 清洗沉淀池

毒物名称： 二氧化碳

中毒病名： 二氧化碳窒息

中毒原因： 密闭空间作业无防护，救援不当，二氧化碳窒息，缺氧

工艺流程： 小米、玉米面和青稞→煮熟→糖化（淀粉水解为葡萄糖）→酒化（葡萄糖发酵产生乙醇和二氧化碳）→醋酸发酵（乙醇氧化，在醋酸酶作用下转化为醋酸）→陈酿、淋醋→灭菌→沉淀→包装

经过： 事故当日 8 时 30 分左右，陈酿淋醋车间操作工甲（男，21 岁）和乙准备清洗 4# 沉淀池，当甲下到池底后，乙去开自来水阀，约 10 秒返回池口时，见甲俯卧于池底，乙急忙找人救援，闻讯赶来的丙（男，27 岁）手抓天车钩下到池底，准备救甲时当即昏倒。数分钟后，甲、丙 2 人被救出送至医院，抢救无效死亡。

调查发现，事故车间位于生产楼的底层，长 40 米，宽 10 米，高 4.5 米，东西向排列 4 个沉淀池，在地平面以下，4# 池长 3.7 米，宽 3.4 米，深 2.5 米，一侧顶端有 0.46 米×0.46 米的出入口，对角装有直径 0.115 米的通风管，高出地面 0.85 米，开口在室内。该工程在设计、施工和验收过程中，没有经过卫生监督部门的预防性卫生监督，作业工人缺乏职业安全知识，作业场所没有防护和急救设施。现场采集 4# 池，距底 0.2 米处空气样品二氧化碳含量 17.9%，距底 1.5 米处二氧化碳含量平均为 16.0%，淋醋车间二氧化碳含量平均为 0.24%。结合患者窒息死亡临床特点，认定为高浓度二氧化碳所致缺氧窒息而死亡。

提示： 清洗沉淀池作业应按密闭空间作业进行管理，没有防护时，不要盲目救援。

19.19　某锡矿山采矿场发生二氧化碳窒息

企业：锡矿山

时间：2000 年 8 月 30 日

地点：采矿场

岗位或操作：风钻作业

毒物名称：二氧化碳

中毒病名：二氧化碳窒息

中毒原因：采矿场所无防护，二氧化碳窒息，缺氧

经过：事故当日上午 9 时，甲（男，30 岁）、乙（男，27 岁）和丙（男，32 岁）3 人进入采矿场，进行风钻作业至 14 时左右，3 人相继出现头痛、头昏和乏力等症状，1 人昏倒。3 人从井下被救出后，立即送往职工医院救治，分别住院 4 天～7 天康复出院。

现场调查，有一废弃老窿口与该采场相通并有大量有害气体进入采场。9 月 14 日在老窿口采样分析，二氧化碳浓度超标 4 倍。井下作业虽然采取了送风措施，但到达该采场后，无抽风设备，不能形成空气对流，导致该采场有毒气体不易排出，现场采样分析二氧化碳浓度超标。

提示：井下作业应按密闭空间作业进行管理。

19.20　某机场高速公路挖桩发生二氧化碳窒息

企业：机场高速公路

时间：2000 年 10 月 8 日

地点：工地桩井

岗位或操作：挖桩

毒物名称：二氧化碳

中毒病名：二氧化碳窒息

中毒原因：下桩井作业无防护，救援不当，二氧化碳窒息，缺氧

经过：事故当日上午 7 时 30 分，某高速公路挖桩工人甲（男，23 岁）经用吊白鸽下井试验确认安全后，下桩井进行挖桩工作，工作至 9 时 50 分，井上辅助作业工人发现甲突然昏倒，以为是触电，立即切断井面电源，并通知施工管理人员，组织乙等 3 人在无任何防护情况下下井救人，结果 3 人也昏倒井下。管理人员采用鼓风机将工业氧和风送到井下，再由丙戴一般活性炭

防毒口罩下井，用吊绳陆续将以上 4 人救出，自己也感不适，由井上人员用吊绳救出。5 人分别被送往医院救治。其中甲被送到医院后证实已经死亡，其余 4 人经抢救脱离危险。

调查发现，事故桩井圆柱形，直径 1.5 米，井深 13 米，离某煤矿约 300 米，且井底挖穿一废弃煤窑，地桩施工单位在未明确地质结构情况下施工，下桩井救人未能采取有效的自身防护措施。现场检测时发现井底已有 2 米多深的积水，采样点离井口 10 米深，离水面 20 厘米，检测结果空井内空气中二氧化碳浓度严重超标，氧含量仅 13％。

提示： 井下作业应按密闭空间作业进行管理。高度缺氧，劳动者佩戴空气呼吸器方可进入。

19.21　某萤石厂井下采矿发生二氧化碳窒息

企业： 萤石厂

时间： 2000 年 11 月 7 日

地点： 井下

岗位或操作： 装矿

毒物名称： 二氧化碳

中毒病名： 二氧化碳窒息

中毒原因： 井下作业无防护，救援不当，二氧化碳窒息，缺氧

经过： 事故当日 16 时同平时一样，用甘油炸药炸开矿石，通风 50 分钟后，4 名工人下井装矿。10 多分钟后，地面工甲见井下未发出运矿石信号，觉得异常，叫电工乙下去了解情况。乙到井下见工作面无人，即回地面询问，经过证实 4 名工人确实已下井，即带领 4 名工人再次下井检查，巡查工作面无人。后发现下井作业的 4 名工人躺在距离工作面 2 米处再向下倾斜 4 米的一个废井里。甲和工人丙立即下废井救人，甲感到头昏无力，拉不动工人，立即挣扎爬出废井口，然后昏迷，被送医院抢救。丙在井底也觉头晕乏力，全身不适，爬出。随后，由赶到现场的公安人员及消防人员下去救人，由于没有供氧式防毒面具，消防人员只救出 2 人，并证实已死亡，2 名消防队员也被送医院治疗。另 2 名工人在次日 17 时被省消防总队队员救出已死亡。据乙及下井救人的其他 4 名工人反映，工作面处无特殊不适，曾到废弃井救人的甲、丙 2 人觉头晕、四肢乏力，但无流泪、咳嗽、呛咳等任何刺激症状。

调查表明，该厂为个人承包的小型矿，矿内无应急救援设施，废弃矿井也无危险警示标志。在放炮炸矿过程中，产生大量二氧化碳、二氧化硫和氮

氧化物等有害气体，并消耗大量的氧，二氧化碳和氮氧化物等分子量大的气体易下沉，蓄积在低于工作平台 3 米～4 米的废弃矿井中。现场检测，废弃井口处二氧化碳浓度严重超标，一氧化碳浓度正常。现场没有异味，也无眼和上呼吸道黏膜刺激症状，基本排除氟化氢和硫化氢中毒。根据事故现场情况、临床表现、尸体情况和现场人员反映及空气采样检测结果等综合资料分析，本次事故的 4 名工人主要死因是急性二氧化碳致缺氧窒息。

提示：矿井爆破通风后，应进行有毒物质监测，尤其应注意与本矿相通的废弃矿中，有毒有害物质的监测。没有防护时，不要盲目救援。

19.22　某建筑工程公司阀门井发生二氧化碳窒息

企业：建筑工程公司

时间：2001 年 8 月 7 日

地点：阀门井管道

岗位或操作：井下排水

毒物名称：二氧化碳

中毒病名：二氧化碳窒息

中毒原因：密闭空间作业无防护，救援不当，二氧化碳窒息，缺氧

经过：事故当日 14 时 25 分，某立交桥给水管道工程西南处的 DN800 阀门井因管道不通积水，民工将抽水用的潜水泵放入一新建的污水管道中（沉积大量雨水），抽取囤积的雨水时，水泵胶带突然脱落，为恢复抽水，4 名民工下井接泵，井深 13 米，井口宽 1 米，第一人下井接近水面时突然倒入水中，其他 3 人相继下去救人时也昏倒在井内。4 人（28 岁～36 岁）因吸入二氧化碳窒息死亡。调查发现，当班工人缺乏安全防护，未佩戴有害气体报警仪和个人防护用品，后续人员缺乏救援知识。

提示：进阀门井管道作业应按密闭空间作业进行管理，没有防护时，不要盲目救援。

19.23　某市政工程公司发生井下二氧化碳窒息

企业：市政工程公司

时间：2001 年 8 月 24 日

地点：污水井

岗位或操作：查看堵塞情况

毒物名称：二氧化碳

中毒病名：二氧化碳窒息

中毒原因：下井作业无防护，救援不当

经过：事故当日上午 8 时，工人甲（男，36 岁）下污水井查看是否堵塞，下至井底时晕倒，同班工人乙、丙、丁 3 人（男，分别为 33 岁、49 岁和 53 岁）相继下去施救时也晕倒。4 人被救出送医院抢救，其中甲不幸身亡。调查发现，当班工人缺乏安全防护，未佩戴有害气体报警仪和个人防护用品，后续人员缺乏急救知识。

提示：下井作业应按密闭空间作业进行管理，没有防护时，不要盲目救援。

19.24　某酿酒有限公司机榨车间发生二氧化碳窒息

企业：酿酒有限公司

时间：2002 年 6 月 12 日

地点：储酒池

岗位或操作：机榨

毒物名称：二氧化碳等

中毒病名：二氧化碳窒息

中毒原因：密闭空间作业无防护，救援不当，二氧化碳窒息，缺氧

经过：事故当日 12 时 05 分，黄酒生产车间工人甲和乙（均为男性）负责清洗一个地下储酒池。甲下池清洗，乙在出口处接应，约 12 分钟后，乙发现甲倒在酒池内，马上喊另外 2 人后，自己下池救人，也昏倒在池内，随即丙下池救人相继昏倒。3 人被救出后，甲、乙身亡，丙经治疗后痊愈。

调查发现，机榨车间有 3 个地下储酒池，轮流使用，其中事故池深 2.6 米，长 3.5 米，宽 3 米，出口面积为 0.297 平方米，池内积水 0.3 米，一周前装有用于清洗酒池的自来水，池口平时用木板覆盖，没有通风换气设备。该池与另一储酒池相邻，因池壁为普通瓷砖，普通水泥糊面，无防渗漏材料，池口无通风换气设备，事故池酒液排空后，毗邻酒池的酒液渗透过来，加上酒池清洗不彻底，黄酒中所含蛋白质和糖等成分发酵（事故前几日连续高温），产生大量酸和二氧化碳，因二氧化碳比空气重，蓄积于池底，工人进入酒池前未通风，也未佩戴个人呼吸防护用品，短时间吸入大量高浓度二氧化碳而窒息死亡。现场采样，池中空气二氧化碳含量达 11.9%，点明火逐渐放入池内，在距池口 0.5 米处明火熄灭。

提示：进入储酒池作业应按密闭空间作业进行管理。在出口处接应者作为监护人不能下池救援，无防护措施时不能盲目施救。

19.25　某酒业有限公司发生二氧化碳窒息

企业：酒业有限公司

时间：2002 年 6 月 12 日

地点：酒池

岗位或操作：酿酒车间清理空酒池

毒物名称：二氧化碳

中毒病名：二氧化碳窒息

中毒原因：密闭空间作业无防护，救援不当，缺氧

经过：事故当日 18 时 30 分，酿酒车间 1 名职工在清洗空酒池时，昏倒在池内，酒池外另 4 名职工相继下池救人时均昏倒在池内。后 110 和 120 赶到，用绳索等工具将 5 名职工救出后送医院抢救，其中 4 名当场死亡，1 名 1 周后身亡。

调查发现，酿酒池口小底大，深 3.5 米，容积 43.53 立方米，酒池口无通风口，底面可见约 15 厘米酒糟及积水。酿酒车间无通风排毒设施，在酿酒池内有害气体情况不明的情况下，工人未戴任何个人防护用品下池清理，导致吸入过量二氧化碳缺氧窒息。后续 4 名营救人员在没有应急救援条件的情况下，无任何防护，盲目救助，导致窒息死亡。

提示：清理空酒池应按密闭空间作业进行管理，没有防护时，不应盲目救援。

相关链接

理化性质：二氧化碳为无色、无臭的不可燃气体，高浓度时略带酸味。工业上，二氧化碳常被加压变成液态储在钢瓶中，放出时，二氧化碳可凝结成为雪状固体，通称干冰。

在长期不开放的各种矿井、油井、船舱底部及水道等，利用植物发酵制糖、酿酒、用玉米制造丙酮等生产过程，在不通风的地窖和密闭的仓库中储藏水果、谷物等可蓄积高浓度的二氧化碳，灌装及使用二氧化碳灭火器，亚弧焊作业等均经常接触二氧化碳。

接触途径：主要经呼吸道吸入。

职业中毒特点：二氧化碳中毒绝大多数为急性中毒。二氧化碳急性中毒主要表现为昏迷、反射消失、瞳孔放大或缩小、大小便失禁、呕吐等，更严重者还可出现休克及呼吸停止等。经抢救，中毒较轻的病员在几小时内逐渐苏醒，但仍可有头痛、无力、头昏等，需2～3天才能恢复；中毒较重的病员大多是没有及时离开现场获得抢救而昏迷者，可昏迷很长时间，出现高热、电解质紊乱、糖尿、肌肉痉挛强直或惊厥等，甚至即刻呼吸停止身亡。

健康损害的靶器官：呼吸系统，心血管系统。

预防措施：如需进入含有高浓度二氧化碳的场所，应该先进行通风排气，通风管应该放到底层；或者戴上能供给新鲜空气或氧气的呼吸器，才能进入。

应急处理：如果眼组织冻伤，要立即就医。如果眼组织没有冻伤，要立即用大量水彻底冲洗至少15分钟，并不时翻开上下眼睑。如果眼睛刺激、疼痛、肿胀、流泪和畏光持续存在，应尽快就医。如果发生冻伤，要立即就医，不要揉擦或用水冲洗冻伤部位；为防止组织进一步受损，不要试图将冻结的衣服从冻伤部位脱除。如未发生冻伤，立即用肥皂和水彻底清洗污染皮肤。如果接触者吸入大量该化学物质，立即将接触者移至新鲜空气处。如果呼吸停止，要进行人工呼吸，注意保暖和休息，尽快就医。

20　氟磺酸

阅读提示：拆除废弃反应罐时应加强检查和个人防护，以防残留物喷出造成伤害。

中毒案例

某化工有限公司氟磺酸灼伤伴急性中毒

企业：化工有限公司

时间：2001 年 12 月 17 日

地点：辅助车间

岗位或操作：拆卸废弃小试生产设备

毒物名称：氟磺酸

中毒病名：氟磺酸化学灼伤、急性中毒

中毒原因：切割进液管，储存罐喷出氟磺酸液体

经过：事故当日 9 时许，公司辅助车间检修班班长兼气焊工（男，24 岁）拆除一套废弃的氟磺酸小试装置设备的反应储存罐，在气焊切割最后一根管子（进液管）时，从切割口处（内径约 1 厘米）喷出氟磺酸液体至其胸部并气化形成一团浓厚的白雾而笼罩全身。在现场监护人员的协助下，跳下操作台，到 5 米外的自来水龙头处冲洗后，急送医院抢救，10 时左右到医院时已经昏迷，心跳减缓，11 时因抢救无效死亡。

调查发现，反应储存罐内在事故前几天只排出 300 千克氟磺酸，尚存 1 吨多，放液后空气进入罐内，其中的水分与氟磺酸接触后分解成氟化氢和三氧化硫气体，气焊时，温度升高，引起罐内压力增大，导致罐内液体喷出。

提示：拆除废弃罐时应加强检查和个人防护。事故发生后应立即脱去污染衣物，大量清水冲洗身体。

相关链接

理化性质：氟磺酸为无色透明的发烟液体，有强烈的刺激性气味。分子量为 100.07，沸点为 163.5℃，熔点为－87.3℃，溶于水。用于制造药品及有机合成。

接触途径：经呼吸道、胃肠道、皮肤吸收。

职业中毒特点：对眼睛、皮肤、黏膜和呼吸道有强烈的刺激作用。吸入后可能引起咽喉、支气管的痉挛、水肿、炎症，化学性肺炎，重者可因肺水肿而致死。中毒表现有烧灼感、咳嗽、喘息、喉炎、气短、头痛、恶心和呕吐。

健康损害的靶器官：皮肤，呼吸系统。

应急处理：脱去污染的衣服，立即用水冲洗至少 15 分钟。若有灼伤，就医治疗。眼接触后，应立即提起眼睑，用流动清水或生理盐水冲洗至少 15 分钟。吸入后，迅速脱离现场至空气新鲜处。保持呼吸道通畅。呼吸困难时给予输氧。给予 2%～4%碳酸氢钠溶液雾化吸入。立即送医院治疗。

21　氟氯苯胺

阅读提示：氟氯苯胺可经皮吸收，应加强个人防护。

某化工厂急性氟氯苯胺中毒

企业：化工厂

时间：1991 年 7 月 23 日

地点：产品回收车间

岗位或操作：装袋甩干

毒物名称：氟氯苯胺

中毒病名：急性氟氯苯胺中毒

中毒原因：毒物泄漏

经过：事故当日 23 时许，工人生产时发现成品氟氯苯胺结晶不完全，所以将包装袋中氟氯苯胺转到回收车间用离心机甩干，以达到结晶成品标准，2 人装袋，3 人甩干，甩干机口未密闭，部分氟氯苯胺甩出粘在工人身体皮肤上。次日凌晨 4 时许，5 人均感到头晕、恶心、周身无力、口唇和指甲发绀，且症状逐渐加重，于当日中午到职业病防治院就诊，被诊断为急性轻度氟氯苯胺中毒。

提示：接触氟氯苯胺的工作人员应加强个人防护。

相关链接

理化性质：氟氯苯胺为白色结晶粉末。分子量为 145.56。熔点为 44℃（45℃～47℃），沸点为 227℃～228℃，闪点为 149℃。是药物合成氟哌酸（诺氟沙星）的重要中间体。

接触途径：经呼吸道、皮肤及消化道进入人体。

职业中毒特点：可引起眼、皮肤的刺激症状，经消化道摄入后，可引起消化道刺激症状。在浓度足够高时可以形成高铁血红蛋白，引起紫绀（由于血液中氧含量不足导致的皮肤颜色变青）。吸入可引起呼吸道刺激症状。

应急处理：急性中毒者应及时脱离现场并转移至空气新鲜处。脱掉被污染的衣物和鞋，用大量清水彻底冲洗被污染的眼睛和皮肤至少 15 分钟；吞入时应用水漱口；如果呼吸停止则给予人工呼吸，如果呼吸困难则给氧。送医院治疗。

22　汞及其化合物

阅读提示：汞在常温下易挥发，生成汞蒸气，操作时应加强个人防护。

中毒案例

某寺庙制作镏金瓦发生急性汞中毒

企业：寺庙

时间：2001 年 9 月 4 日

地点：镏金瓦制作场所

岗位或操作：揉金、抹金和烧金作业

毒物名称：汞

中毒病名：急性汞中毒

中毒原因：揉金、抹金和烧金接触汞无防护

工艺流程：金块轧片→加汞（1∶4）→球磨机揉金形成 90％金汞齐→石
臼手工揉金形成 100％金汞齐→铜瓦腐蚀→手工涂抹金汞齐（80 克）→手工
烧金，汞蒸发→金瓦→手工抛光→金瓦成品

经过：某寺庙修缮，制作镏金瓦，31 名作业人员中 10 人出现头痛、头
晕、恶心、乏力和不同程度眼、舌、手三颤症，部分人员牙龈肿胀疼痛、流
涎，经当地专业机构诊断为急性汞中毒。

调查发现用人单位采用传统工艺，没有隔离汞污染工序，劳动者处在高
浓度汞的环境中工作，未佩戴任何呼吸防护用品。

提示：接触汞的工作者应采取个人防护措施。隔离汞污染工序。

相关链接

理化性质：汞为银白色液态金属。原子量为 200.7，熔点为 -38.9℃，沸
点为 356.6℃，相对密度为 13.59，饱和蒸气压 0.16 帕（20℃）。不溶于水，
可溶于稀硝酸。常温下，易挥发，生成汞蒸气；易与硫、卤族元素结合，能

与多种金属形成汞齐。

汞矿石开采、冶炼；处理金、银矿石；含汞化合物制造；实验、测量仪器的制造和维修；日光灯、水银温度计、放射线真空管、X射线管、开关、电池、整流器等的制造；生产氯气、强碱时和由乙炔制造乙醛和醋酸时用作催化剂；物理、化学、生物实验室研究金、银、青铜、锡的电镀；牙医配制、使用银汞齐作补牙材料；鞣皮，制作毛毡、动物标本、摄影和照相排版、水银底涂料、颜料均可接触到汞及其化合物。

接触途径：常以蒸气形式经呼吸道进入人体。

职业中毒特点：主要损害神经、呼吸、消化和泌尿系统。

急性中毒时，轻者发热、头晕、头痛、震颤，口腔－牙龈炎及胃肠炎、急性支气管炎。进而出现间质性肺炎、肾病综合征。重者出现急性肾功能衰竭、癫痫样发作、精神障碍。

慢性中毒时，轻者可有脑衰弱综合征、口腔－牙龈炎，眼睑、舌或手指震颤、尿汞增高。进而出现精神性格改变、粗大震颤、明显肾脏损害。重者小脑共济失调、严重精神障碍。

皮肤损害表现为过敏性皮炎，重者可有剥脱性皮炎。

健康损害的靶器官：中枢神经系统，呼吸系统，肾。

预防措施：严加密闭，提供局部排风和全面通风设施。焊割含汞装置时，佩戴过滤式或送氧式防毒口罩或面具。穿防毒物渗透工作服，戴橡胶手套。提供淋浴设施。IDLH浓度为10毫克/立方米，无警示性，属蒸气。

应急处理：应急救援时，佩戴空气呼吸器。抢救人员穿戴防护用具；速将患者移离现场至空气新鲜处，去除污染衣物；注意保暖、安静；呼吸困难给氧，必要时用合适的呼吸器进行人工呼吸；立即与医疗急救单位联系抢救。设备或墙壁上吸附的汞可用碘加热熏蒸，数小时后再用水冲洗。

工作场所禁止饮食、吸烟。及时换洗工作服。

23 光气

阅读提示：具有化学品重大危险源时，应当配置应急救援设施，制定应急救援预案。

中毒案例

某化工厂光气设备意外爆炸发生急性光气中毒

企业：化工厂

时间：1997 年 3 月 29 日

地点：甲苯二异氰酸酯（TDI）自控室、锅炉车间和发电车间

岗位或操作：光气设备意外爆炸

毒物名称：光气（碳酰氯）

中毒病名：急性光气中毒

中毒原因：光气泄漏

工艺流程：焦炭制水煤气→净化→一氧化碳和液氯电解产生的氯气合成光气→进入甲苯和硝酸硝化和氢化后产生的 TDA（二氨基甲苯）→光化→生产 TDI

经过：事故当日早上 5 时 30 分，光气设备发生意外爆炸事故，约 1.5 吨光气泄漏，导致附近和下风向岗位的当班工人 112 人接触，24 人被诊断为急性职业性光气中毒，其中 7 人因出现肺水肿、紫绀等重度中毒抢救无效身亡。调查发现，该厂 1994 年曾经发生过一起造成 2 人死亡的急性职业性光气中毒事故。

提示：发生大泄漏时，应尽快撤离。密闭、局部排风、呼吸防护。钢瓶泄漏时将渗漏口朝上，防止液态气体逸出。工作场所禁止饮食、吸烟。

相关链接

理化性质：光气是无色气体，具有令人窒息的霉干草气味。8.33℃以下

为发烟液体。以压缩液化气运输。分子量为 98.9，沸点为 8.33℃，微溶。属不易燃气体。

不相容性和反应性：湿气，碱，氨水，醇，铜。与水缓慢反应生成盐酸和二氧化硫。

可见于燃烧含硫燃料、熔炼硫化矿石、烧制硫黄、制造硫酸和亚硫酸、硫化橡胶、制冷、漂白、消毒、熏蒸杀虫、镁冶炼、石油精炼、某些有机合成等。另外，它是常见的工业废气及大气污染的成分。

接触途径：经呼吸道、皮肤和（或）眼睛直接接触（液体）进入人体。

职业中毒特点：眼睛刺激，表现为畏光、流泪；咽喉干灼、咽痒、呛咳；咳嗽，胸痛；恶心、呕吐；紫绀；伴有头昏、头痛等，经 1 小时～24 小时症状缓解期后可出现呼吸困难，咳白色或粉红色泡沫状痰，口唇、指端青紫。液体可导致冻伤。

健康损害的靶器官：眼，皮肤，呼吸系统。

应急处理：眼睛直接接触液体后，立即用大量水冲洗（灌洗）眼睛，冲洗时不时翻开上下眼睑，并立即就医。皮肤直接接触液体后，立即用水冲洗污染皮肤。若该化学物渗透进衣服，要迅速将衣服脱掉，用水冲洗污染皮肤，并迅速就医。吸入大量该化学物质时，应立即将接触者移至新鲜空气处。如果呼吸停止，要进行人工呼吸，注意保暖和休息。尽快就医。

24 环氧乙烷

阅读提示：进入槽内作业应当按密闭空间作业防护制度进行。

中毒案例

某纺织印染助剂厂清理储槽沉淀导致急性环氧乙烷中毒

企业：纺织印染助剂厂

时间：1997 年 7 月 27 日

地点：储存槽

岗位或操作：清理

毒物名称：环氧乙烷

中毒病名：急性环氧乙烷中毒

中毒原因：下槽作业无防护

经过：事故发生前，该厂 17 立方米环氧乙烷储槽液位计堵塞，决定清除槽内底部残渣。事故发生前一天，先将槽内环氧乙烷放空，后用氮气对槽内残余环氧乙烷进行置换，并灌水浸泡一夜。事故发生当日将槽内水放掉，12时 30 分派操作工下槽清除残渣，规定每人 5 分钟。副厂长甲先入槽，挖出三桶沉淀物后无任何不适，随后乙等 4 名操作工先后下槽清渣，其中乙在槽内时间较长，约 10 分钟，出槽后，乙即出现恶心、呕吐和脸颊发红等症状，半小时后，其他 3 人也出现症状。乙等 4 名操作工于 15 时被送往市化工职防所抢救，乙经抢救无效死亡，甲经检查无任何不适出院，其余 3 人住院治疗。

调查发现，该储槽长约 4 米，高约 2 米，槽口直径 0.5 米，为卧式圆柱状密闭空间。工人入槽未采取有效防范措施，操作工未戴个人防护用品。

提示：槽内作业应按密闭空间作业进行管理。

相关链接

理化性质：环氧乙烷又名氧化乙烯，属低分子氧化物，常温下为无色气体,4℃以下为无色液体,低浓度时有醚样气味,高浓度时有甜味感,易溶于水及乙醇、乙醚、苯、丙酮等多种有机溶剂。主要用于制造乙二醇、表面活性剂、洗涤剂、增塑剂以及树脂等。

接触途径:液体经呼吸道、胃肠道进入人体。

职业中毒特点:急性中毒时患者有搏动性头痛、头晕、恶心、呕吐、流泪、呛咳、胸闷和呼吸困难等症状;重者全身肌肉颤动、言语障碍、共济失调、出汗、意识不清,以致昏迷。还可见心肌损害和肝功能异常。少数患者抢救恢复后可有短暂精神失常,迟发性功能性失音或中枢性偏瘫。皮肤接触迅速发生红肿,数小时后起疱,反复接触可致敏。液体溅入眼内,可致角膜灼伤。长期接触,可见有神经衰弱综合征和自主神经功能紊乱等慢性影响。

健康损害的靶器官:呼吸系统,中枢神经系统。

应急处理:发生中毒事件时,抢救人员须穿戴防护用具,速将患者移离现场至空气新鲜处,静卧、保持呼吸道通畅。如呼吸困难,给予输氧。如呼吸停止,立即进行人工呼吸。呼吸心跳停止时,立即进行人工呼吸和胸外心脏按压术。眼睛污染时,立即提起眼睑,用大量流动清水或生理盐水彻底冲洗至少15分钟。皮肤污染时用肥皂或清水冲洗之后外涂地塞米松、苯海拉明或其他灼伤油,同时应使用改善脑循环、促进脑代谢的药物。应立即与医疗急救单位联系抢救。

25 混合性气体

25.1 某塑料泡沫厂爆炸发生混合气体中毒

企业：塑料泡沫厂

时间：1991 年 6 月 27 日

地点：生产车间

岗位或操作：生产

毒物名称：以氟化物、氮氧化物和氰化物为主的混合气体

中毒病名：混合气体中毒及烧伤

中毒原因：原料库发生爆炸

经过：事故当日 18 时 25 分，车间突然冒烟起火，8 吨塑料泡沫和 3 吨原材料被燃烧殆尽，约 1 小时后，原料库房发生爆炸，响声震天，巨大热浪将房屋顶墙上数十名救火人员冲击烧伤；同时，由于县中学和某兵站紧靠该车间，爆炸导致师生和解放军中毒烧伤。共造成 23 人中毒，33 人烧伤伴中毒，其中 4 人病危。

调查发现，燃烧物品为聚醚多元醇、塑料泡沫、二异氰酸酯、氟利昂、锌酸亚锡、硅油等，事故受伤病人诊断为高分子化学物质混合气体（氟化物、氮氧化物、氰化物为主）中毒及爆炸气体冲击浪烧伤。该用人单位原系一竹编厂，于 1985 年经当地县政府批准转生产泡沫塑料，但未按照国家法律法规进行"三同时"审核验收，生产布局极不合理，同时毒物车间紧邻学校和兵站人群密集区，车间没有三废处理和防护措施，管理混乱，导致爆炸中毒事故，又未能及时疏散教师、学生和军人，导致受害人群迅速扩大。

提示：原料库爆炸后应尽快疏散周围人群。

25.2 某硫铁矿发生急性二氧化硫和二氧化碳混合气体中毒

企业：硫铁矿

时间：1997 年 9 月 20 日

地点：硫铁矿井下

岗位或操作：坑道斜井抽水

毒物名称：二氧化硫和二氧化碳

中毒病名：急性二氧化硫和二氧化碳混合气体窒息中毒

中毒原因：井下作业无防护，救援不当

经过：事故当日 6 时，甲、乙 2 名工人（男，均 48 岁）在 2#坑道斜井中抽水，3 小时后，接近水面的工人甲突然昏倒，10 米外的乙闻有刺激味，感到头昏、胸闷，于是爬出井口喊救人，另 3 人下去救人时 1 人昏迷，副矿长丙（男，53 岁）和电工丁（男，33 岁）跌入淤泥水中窒息死亡。其余 3 人被救出后住院 1 天～7 天康复。

提示：井下作业应按密闭空间作业进行管理。

25.3 某芒硝矿爆破致一氧化碳为主的混合性气体中毒伴缺氧窒息

企业：芒硝矿

时间：1997 年 10 月 14 日

地点：某芒硝矿

岗位或操作：井下作业

毒物名称：一氧化碳等

中毒病名：急性一氧化碳为主的混合性气体中毒

中毒原因：矿井爆炸一氧化碳和氮氧化物严重超标

经过：事故当日矿井爆破完毕后，2 名当班工人甲和乙即沿运输大巷向里行走约 200 米时昏倒，另外 3 名工人抢救时也昏倒。经送医院救治，甲和乙不幸身亡，另 3 名中毒者康复。现场模拟测量，一氧化碳浓度和氮氧化物严重超标。

提示：矿井爆破后应进行机械通风，监测合格后方能进入。无防护措施不应盲目救援。

25.4　某养殖总场田园分场沼气窒息

企业：养殖总场田园分场

时间：1999 年 6 月 16 日

地点：沼气池

岗位或操作：开阀放水

毒物名称：沼气

中毒病名：急性沼气窒息

中毒原因：下井作业无防护，救援不当

经过：事故当日 16 时，因连日多雨，沼气站职工甲（男，58 岁）下井开阀门放水，此阀门在第三和第四沉淀池之间，自 1998 年 12 月沼气站投产以来未曾开启。甲开阀门后爬上井口后又跌入井内，附近有人发现后呼救，乙（男，29 岁）、丙（男，35 岁）和丁（男，28 岁）听见呼救，先后下井救人，其中丙爬入井内一半时感觉胸闷头昏，立即往井口爬，到井口被同伴拉上后立即昏迷，另外两个救人者落入井内。除丙送医院吸氧治疗康复，其余 3 人因严重缺氧窒息死亡。

调查发现，作业工人缺乏沼气危害防护知识和技能；沼气站无任何劳动保护防毒工具，也没有建立安全操作规章制度，没有进行过安全生产宣传和教育。

提示：下井作业应按密闭空间作业进行管理。无防护措施时不可盲目救援。

25.5　某油粕工业公司黄豆筒仓发生一氧化碳和二氧化碳混合中毒

企业：油粕工业公司

时间：1999 年 10 月 11 日

地点：黄豆筒仓

岗位或操作：粮仓检查

毒物名称：一氧化碳和二氧化碳混合气体

中毒病名：混合气体中毒

中毒原因：入黄豆筒仓作业无防护，救援不当

经过：事故当日 18 时 40 分，6 名工人在筒仓顶部作例行巡检，因怀疑黄

豆发霉，甲下到一号仓检查，在返回时昏倒，乙下去救人也昏倒。丙也下去救人，因头晕胸闷立即上来，5分钟后向保安人员报告。约19时40分，甲和乙被消防人员救出，送医院急救无效死亡。

调查发现，储存黄豆的筒仓，深40米，仅顶部有一个1.2米×1.2米的开口，极易蓄积高浓度的有毒气体，属典型需要准入的密闭空间。事故后测量筒内一氧化碳和二氧化碳浓度都严重超标。

提示：入黄豆筒仓内作业应按密闭空间作业进行管理。无防护措施时不可盲目救援。

25.6 某个体户私配化学品导致丙烯醛和甲硫醇混合气体中毒

企业：个体户

时间：2000年2月21日

地点：厂房

岗位或操作：配化学物

毒物名称：丙烯醛和甲硫醇混合性气体

中毒病名：急性混合气体中毒

中毒原因：作业场所接触毒物无防护，救援不当

经过：私营香料厂业主甲租赁3间共90平方米厂房，试生产巯基丁酮没有成功，又转产加工食品添加剂。事故当日，甲雇佣本村4名村民（3女1男）生产。其中乙在一房间往玻璃烧瓶内倒丙烯醛，再往另一烧瓶内倒甲硫醇时突然昏倒，另外3人闻讯后进入营救时也出现呼吸困难后昏倒。其中1人自己苏醒后踉跄出来喊人，村民丙路过闻讯后用水浸湿裤子围住口鼻处，先后将3人救出，4名患者均有不同程度肺水肿，送医院抢救后好转。

提示：私营业主缺乏化学品防护知识。

25.7 某塑料化工厂维修釜时发生急性光气和甲苯混合气体中毒

企业：塑料化工厂

时间：2000年4月8日

地点：车间酰化工段

岗位或操作：维修反应釜

毒物名称：光气和甲苯混合气体

中毒病名：急性光气和甲苯混合气体中毒

中毒原因：拆卸反应釜阀杆，毒物泄漏，救援不当

工艺流程：光气和甲苯在反应釜内反应，生成酰化物，冷却结晶，离心制成成品

经过：事故当日上午9时，维修工甲（男，50岁）和乙（男，48岁）未戴防毒面具，在1♯反应釜残留甲苯和光气的情况下，拆卸阀杆，导致毒物从拆开的阀杆空隙处漏出，部分溅到乙的身上，乙随即离开事故现场；甲则在佩戴防毒面具的营救人员的帮助下离开。2人出现胸闷、气急和咳嗽等症状，急送医院治疗，其中甲抢救无效死亡。

提示：拆除反应釜阀杆前确保有毒残留物排尽，维修时加强防护。

25.8 某个体非法炼油发生燃料油混合性气体中毒事故

企业：个体非法炼油

时间：2000年6月3日

地点：自制炼油罐

岗位或操作：清理

毒物名称：燃料油混合性气体

中毒病名：急性燃料油混合性气体中毒

中毒原因：入罐作业无防护，救援不当

经过：事故前日晚8时，村民甲（男，46岁）和另3人用从某炼油厂购进的废油土法炼油，第一锅油炼好，准备贩卖。事故当日6时许，乙（男，35岁）打开一个准备盛装炼制成品油的土制油罐，下罐清除罐中液体不明物，随即昏倒。丙（男，25岁）、甲和丁（男，63岁）先后下罐营救，均昏倒在罐内。4人被救出后送医院，乙、丙2人已死亡，甲、丁2人经高压氧治疗获救。当地卫生防疫站取被清除的罐中液体废物检验，含烃分析，为$C_6 \sim C_{23}$接近汽油的燃料油，又不同于汽油。被诊断为急性燃料油混合性气体中毒。

提示：入罐作业应按密闭空间作业进行防护。

25.9 某钢铁公司炼钢厂炼钢时发生急性混合性有毒气体中毒

企业：某钢铁公司炼钢厂

时间：2000年7月20日

地点：电炉

岗位或操作：炼钢炉炼钢

毒物名称：混合性有毒气体

中毒病名：急性混合性有毒气体中毒

中毒原因：排气设施故障，有毒物质污染下风向作业现场

经过：为给公司不锈钢棒线材生产提供高镍不锈钢，该厂采用外购废旧蓄电池提炼镍铁。事故当日 15 时 40 分曾在该厂 9 号电炉装入 12 吨料冶炼，虽有较大烟火，但无异常发生。17 时 40 分在 4 号电炉再次装料 18 吨，送电后，出现大量烟尘，立即启动排尘设备，但因故障排尘设备未能正常运转，当时气压较低，西南风将烟尘弥散到距 4 号炉 40 米外的 3 号电炉周围，导致多名工人发生头痛、头晕、恶心、呕吐、发烧等不适反应，较严重者出现两肺干、湿啰音。21 时 50 分断电停炉后，工人送往医院抢救，至 7 月 22 日共有 53 名工人入院，最后经职业病专家协助医院会诊，确诊 4 人为"急性混合性化学气体中毒"。

调查发现，企业没有及时检查和维修通风、排毒、除尘设施，工人未佩戴个人防护用品。

提示：通风、排毒、除尘设施要定期检修和维修。

25.10 某畜禽有限公司发生一氧化碳和二氧化碳混合中毒

企业：畜禽有限公司

时间：2001 年 1 月 31 日

地点：烧烤车间

岗位或操作：肉鸡烧烤

毒物名称：一氧化碳和二氧化碳混合

中毒病名：急性混合气体中毒

中毒原因：抽风机损坏，作业场所一氧化碳超标

经过：工人在烧烤车间将烧烤蒸煮好的鸡肉串打包，而烧烤车间 3 台抽风机损坏未及时抢修，导致烧烤车间一氧化碳和二氧化碳聚集。事故当天开班 2 小时后，操作女工甲头昏、头痛、恶心、乏力等，立即送医院急诊科抢救，随后，同班另 2 名女工也出现同样症状，送医院抢救，诊断为急性一氧化碳中毒伴窒息。

提示：抽风机损坏应及时维修。

25.11 某精细化工有限公司发生急性硝基甲烷中毒

企业：精细化工有限公司

时间：2001 年 2 月 16 日

地点：BK 生产车间结晶锅

岗位或操作：检修

毒物名称：硝基甲烷、2-溴-2-硝基-丙二醇

中毒病名：急性硝基甲烷中毒并 2-溴-2-硝基-丙二醇中毒

中毒原因：进入结晶锅作业无防护，救援不当

工艺流程：原料（甲醛＋硝基甲烷＋溴）→水溶解→活性炭脱色→过滤→结晶→脱水→烘干→包装

经过：事故当日上午 8 时，公司发现 BK 车间的终产品中含有搪瓷碎片，怀疑是结晶锅内壁的搪瓷脱落所致，即停产检查。停工约 3 小时后，12 时 30 分，工程师甲（男，36 岁）打开结晶锅人孔用真空泵抽风 15 分钟后，未戴任何防护用品进入锅内检查，3 分钟后自感头晕、乏力，因无法自己爬出，示意锅旁负责监护的乙协助，乙无力拉其出来，甲即昏倒在内。乙喊来蒸馏工丙（男，25 岁）、丁（男，26 岁）进入锅内，用橡胶皮带将甲捆住后拖出，随即丙和丁也出现头晕乏力症状，3 人被送往市化工职防院抢救。

调查发现，结晶锅呈负压状态，生产管道中气态的硝基甲烷聚集于此并沉于底部，导致进入者吸入中毒；因通风时间太短，2-溴-2-硝基-丙二醇聚集在锅内被进入者大量吸入；同时因通风不良，不排除缺氧协同作用。公司以保密为由对职工隐瞒所接触的化学品及其毒性，事故发生的工作场所也未张贴安全规程。

提示：进入结晶锅内作业应按密闭空间作业进行管理。

25.12 某修造船厂清扫船舱发生急性混合性有毒气体中毒

企业：修造船厂

时间：2001 年 3 月 17 日

地点：船舱

岗位或操作：清扫

毒物名称：以二甲苯为主的混合性有毒气体

中毒病名：急性混合性有毒气体中毒

中毒原因：船舱内清扫作业无防护

经过：事故当日9时30分，8名清洗女工在轮船机舱内清扫和擦洗油污，结束后，到水坞的坎头休息，10时40分1名女工出现头痛、呼吸困难、抽搐等，在其他女工的护送下，到县医院就诊。在救护车中，相继又有3名女工出现头痛、乏力、胸闷、呼吸困难和四肢麻木等症状。4人被诊断为急性混合性有毒气体中毒。

调查发现，该轮机舱约300立方米，钳工在船舱内维修机器用含5%二甲苯的清洗液清洗机器部件，每天用量约1升～1.2升。钳工和清洗女工每天均在同一船舱内工作。船舱内没有密闭通风排毒设备，而参与清扫的女工未佩戴任何呼吸防护用品，因为调查时该轮已经出海，无法测定当时船舱空气中有害气体的浓度。

提示：清洗船舱应按密闭空间作业进行管理。注意防护清洗剂可能释放的有毒气体。

25.13　某重晶石矿井一氧化碳和二氧化碳混合气体中毒

企业：重晶石矿井

时间：2001年8月25日

地点：矿井井下

岗位或操作：矿井抽水

毒物名称：一氧化碳和二氧化碳混合气体

中毒病名：急性混合气体中毒

中毒原因：井内作业无防护，救援不当

经过：事故当日7时，2名矿工深入一号岩洞内用发动柴油机试机抽水时，昏倒。先后6名民工未戴任何防护用品即入洞救援也相继昏倒。矿工甲阻止了前来救援的群众下洞救人并报警110。其中5名中毒工人被闻讯赶来的消防干警救出，另3名工人因洞内地形复杂、救援设施不齐备而无法及时救出，当场死亡。4名救援的消防干警也出现中毒症状。经现场抢救并送往医院治疗，5名中毒工人和4名中毒干警脱离了危险。

调查发现，柴油机在矿洞内连续工作，将空气中氧气耗尽，而洞内无任何通风排气设施，充满柴油机排出的二氧化碳废气和柴油未完全燃烧产生的一氧化碳废气。

提示：没有防护时，不要盲目救援。

25.14 某废油净化厂油罐清理发生急性混合气体中毒

企业：废油净化厂
时间：2001 年 10 月 15 日
地点：1 号油罐
岗位或操作：清理油罐
毒物名称：一氧化碳、硫化氢
中毒病名：急性混合性气体中毒
中毒原因：入罐作业无防护，救援不当

经过：10 月 15 日 7 时 30 分左右，某废油净化厂工人甲对 1 号油罐进行清理油渣，未按规定对罐内进行置换通风，未佩戴个人防护用品而进入罐内作业，半小时左右，员工乙、丙、丁发现甲昏倒在罐里，在没有采取任何防护措施的情况下，先后进入罐内救人，也相应昏倒在罐内。后由周围工人与群众发现，从罐中抢救上来，呼吸心跳均已停止，送某市人民医院抢救无效，4 人全部死亡。

调查发现，该厂为私营企业。2001 年 11 月开始投产，生产的产品是将废柴油、废机油经过过滤、蒸馏等工艺后，制成再生混合燃料油和轻油。一般废油加工好后，就要清一次油罐，每次清罐的时间为 5 分钟左右，在清罐前要打开人孔透气 12 小时左右再下罐清油渣。而事故当日 6 时发现 1 号油罐渗漏，将罐内 2 吨左右的油打入 2 号油罐，半小时后，工人即下 1 号油罐清油渣。1 号油罐和 2 号油罐均呈圆柱形，高约 3 米，直径约 2.5 米，每个油罐上方有两个孔，一个是供工人下罐清油渣的人孔，另一个是出气孔。平时人孔和出气孔均有盖，无通风措施。事故后，现场对 1 号和 2 号油罐进行测定（1 号罐在救人过程中吹入几瓶氧气，且出气孔与人孔都敞开 10 小时左右，现场已破坏）。1 号罐空气中一氧化碳浓度超标，2 号罐除二氧化碳未检出，一氧化碳、硫化氢和汽油（以正己烷计）浓度均严重超标。考虑为一氧化碳为主的混合性气体中毒死亡事故。

提示：入罐作业应按密闭空间作业进行管理，没有防护时，不要盲目救援。禁止向油罐内输送氧气。

25.15 某磷化公司发生一氧化碳、二氧化碳和氮氧化物混合气体中毒事故

企业：磷化公司

时间：2002 年 1 月 21 日

地点：反应炉车间

岗位或操作：锅炉内检修

毒物名称：一氧化碳、二氧化碳和氮氧化物混合气体

中毒病名：急性混合气体中毒

中毒原因：锅炉内电焊作业无防护，救援不当

经过：事故当日 8 时 30 分～11 时 20 分，公司电焊工甲和乙进入处于检修期的 1 号锅炉内进行电焊作业，无异常情况发生，该锅炉除炉顶工作窗和底部有两个 20 厘米×15 厘米的小窗口外，基本密闭。13 时 20 分，甲和另外 1 名工人丙进入 1 号锅炉内准备继续工作，随即昏倒。其他工人发现后急忙下炉抢救，先后下去 4 人，除 1 人因戴防毒面具无异常外，另 3 人也昏倒在炉内。炉外 1 名工人拿氧气瓶的通气管从炉底小窗口往炉内通氧气，因其面部离小窗口太近（约 8 厘米），1 分钟后也昏倒。救援职工气割炉底后，将炉内 5 人救出，当场死亡 3 人，另外 3 人住院治疗。

提示：锅炉内电焊作业应按密闭空间作业进行管理。禁止向锅炉内通氧气。

25.16 某锑矿井下爆破发生急性有毒气体中毒

企业：锑矿井

时间：2002 年 4 月 17 日

地点：锑矿井下

岗位或操作：井下采矿

毒物名称：二氧化碳和二氧化硫

中毒病名：急性职业性窒息、中毒

中毒原因：矿井爆破通风量不足，二氧化碳蓄积，救援不当

经过：事故前 1 日，锑矿爆破矿石作业后，开启压入式通风设备排风 1 小时左右，事故当日凌晨 4 时 30 分又通风 40 分钟后，4 名矿工进入矿井，行至距离洞口约 250 米处相继昏倒。第二批下井的 4 名工人发现险情，急忙返

回求救，其中 1 人在距井口约 40 米处昏倒，另 3 人跑出井外。本矿点和邻近矿点的矿工随即进入矿井救人，其间又有 20 多人相继窒息、中毒。当地消防支队在 9 时 10 分接到报案后，9 时 50 分赶到现场投入抢救，将井下 20 余人全部救出，10 名消防队员也出现不同程度窒息中毒症状。本次事故共造成 3 名矿工死亡，1 名矿工和 1 名消防队员重伤，23 名矿工和 9 名消防队员中毒。

调查表明，事故矿井为独眼矿井开采，巷道宽 1.5 米，高 1.6 米，深约 450 米，采用压入式送风，每小时送风量 90 立方米/小时，按矿井下空间 1000 立方米计算，至少需送风 10 小时才能将井内空气置换一次，所以当时采用的通风设施不能达到有效通风的效果。根据现场空气采样检测，距井口 90 米和 140 米处二氧化碳含量均大于 2.0%，而事故发生地距采样点相对落差为 −35 米，根据二氧化碳易于蓄积在低处的特性，估计事故点二氧化碳含量远远高于 2.0%。另外，入院者反映现场有异常臭味，分析该矿井为锑矿，锑矿多以硫化物的形式存在，爆破后炮烟氮氧化物在井内潮湿环境下可形成酸性介质，使三硫化锑分解，产生硫化氢气体，故不排除硫化氢联合作用。该起事故被认定为急性职业性窒息、中毒重大伤亡事故。

提示： 矿井爆破后加强机械通风，监测合格后方可进入，没有防护时，不要盲目救援。

25.17　某农药厂乐果分厂发生混合气体中毒

企业： 农药厂乐果分厂

时间： 2002 年 5 月 18 日

地点： 生产车间

岗位或操作： 生产加热工序

毒物名称： 混合性有毒有害气体

中毒病名： 急性混合性有毒有害气体中毒

中毒原因： 作业场所释放一甲胺、硫醇、乐果和硫化氢

工艺流程： 乐果乳油在合成反应罐中蒸气加热→离心甩干→原粉→烘干→产品（乐果原粉）

经过： 事故当日 14 时，回收的母液地槽内，蒸气加热不均匀，导致乐果乳液分解，释放出以一甲胺、硫醇、乐果和硫化氢为主的混合性有毒有害气体，造成当班的 7 名工人全部中毒，其中 1 人抢救无效死亡。

相关链接

混合气体的性质和对人体的危害因各组分不同而异。接触途径、职业中毒特点、健康损害的靶器官、应急处理等内容参考相关有毒物质的内容。

常见的混合气体有沼气，其主要成分是甲烷（CH_4）和二氧化碳（CO_2）。甲烷占 $60\%\sim70\%$，二氧化碳占 $30\%\sim40\%$，还有少量氢、一氧化碳、硫化氢、氧和氮等气体。由于含有可燃气体甲烷，故沼气可做燃料。沼气是细菌在厌氧条件下分解有机物的一种产物。城市有机垃圾、污水处理厂的污泥、农村的人畜粪便、作物秸秆等皆可做产生沼气的原料。细菌分解有机物的过程，大体分为两个阶段：第一阶段，将复杂的高分子有机物质转化为低分子的有机物，例如乙酸、丙酸、丁酸等；第二阶段，将第一阶段的产物转化为甲烷和二氧化碳。

26　甲拌磷

阅读提示：甲拌磷可经皮肤吸收，搬运时除呼吸防护外，应加强皮肤防护，避免皮肤直接接触。

中毒案例

某农业技术服务中心发生急性甲拌磷中毒

企业：农业技术服务中心
时间：2002 年 3 月 27 日
地点：仓库
岗位或操作：搬运农药
毒物名称：甲拌磷
中毒病名：急性甲拌磷中毒
中毒原因：搬运农药无防护

经过：事故当日，某服务中心雇佣 10 名民工搬运贮于某农业生产资料公司 3♯、4♯仓库的农药——含 3% 甲拌磷颗粒剂（地虫宁），其中 6 人装车、4 人在目的地卸车。从 10 时搬运到 17 时，实际接触甲拌磷农药时间为 6 小时～7 小时，共装卸 25 吨。搬运时天气炎热，民工汗流浃背，均赤裸上身作业，有些还裸露手脚，午餐饮酒。17 时，有 3 人开始出现头晕、呕吐和乏力等症状，18 时 20 分 3 人被服务中心送医院治疗，当班医生根据患者的接触史、临床表现和身上特殊蒜味而初步诊断为急性有机磷农药中毒。随后一个半小时内，其余 7 名民工相继出现类似症状而就诊。最后确诊 4 人重度中毒，6 人中度中毒。现场采样分析，仓库空气中甲拌磷浓度严重超标。

调查发现，用人单位缺乏职业卫生防护措施，存放农药的仓库内无通风排毒设施，导致空气中甲拌磷浓度过高；未给搬运民工提供个人防护用品，搬运时甲拌磷污染皮肤，民工缺乏安全防护知识。

提示：搬运农药应采取防护措施。

相 关 链 接

理化性质：甲拌磷亦称 3911、福瑞松、西梅脱，是硫代磷酸酯类有机磷农药的一种。属高毒类。透明液体，工业品为黄色至褐色油状液体，有强烈的臭味。分子量为 260.38，相对密度为 1.16，沸点为 114℃。难溶于水，易溶于乙醇、乙醚、丙酮等有机溶剂。遇碱分解失效。ⅢB 类可燃液体。

接触途径：可经呼吸道、胃肠道、皮肤吸收进入人体。皮肤吸收是职业性中毒的主要途径。

职业中毒特点：急性甲拌磷中毒早期可出现毒蕈碱样症状，主要表现为食欲减退、恶心、呕吐、腹痛、腹泻、多汗、流涎、视物模糊、瞳孔缩小、支气管痉挛、呼吸道分泌增多，严重时刻出现呼吸困难、肺水肿、大小便失禁等。也可出现烟碱样症状，患者血压升高和心动过速，出现全身紧束感，进而有肌肉震颤、痉挛，严重时可产生肌无力、肌肉麻痹。中枢神经系统症状早期出现头晕、头痛、倦怠、乏力等，随后可出现烦躁不安、言语不清及不同程度的意识障碍。严重者可发生脑水肿，出现癫痫样抽搐、瞳孔不等大等。甚至呼吸中枢麻痹而死亡。少数重症患者在中毒后胆碱能危象消失后，于中毒后第 2 天～7 天出现"中间肌无力综合征"，主要表现为肢体近端肌肉和屈颈肌无力，部分脑神经支配的肌肉也受累。个别患者在其急性重度中毒症状消失后 2 周～3 周，可出现感觉、运动型周围神经病。

健康损害的靶器官：神经系统。

应急处理：急性甲拌磷中毒者应及时脱离现场，用大量肥皂水彻底冲洗被污染皮肤、头发、指甲或伤口，若眼部受污染，应迅速用大量清水或 2% 碳酸氢钠溶液冲洗眼睛。如果接触者吸入大量该化学物质，应立即将接触者移至空气新鲜处，注意保暖和休息。如果呼吸停止，要进行人工呼吸，并尽快就医。迅速给予解毒药物，轻度中毒者可单独给予阿托品，中度或重度中毒者需要阿托品和胆碱酯酶复能剂（氯磷定、解磷定）两者并用。

27　甲苯二异氰酸酯

阅读提示：共收录 2 起甲苯二异氰酸酯中毒案例，分别发生在铁路装卸作业场所和某油化责任有限公司清洗旧铁桶作业，主要原因分别是二异氰酸酯原料桶泄漏释放在卸货作业场所和清洗旧铁桶时产生甲苯二异氰酸酯。

中 毒 案 例

27.1　某机械厂铁路装卸发生急性甲苯二异氰酸酯中毒

企业：某机械厂

时间：1990 年 8 月 25 日

地点：铁路站台

操作或岗位：装卸货物

毒物名称：甲苯二异氰酸酯

中毒病名：急性甲苯二异氰酸酯中毒

中毒原因：二异氰酸酯原料桶泄漏，释放在卸货作业场所，无防护

经过：8 月 25 日下午，厂部组织工作人员到厂外铁路专线装卸从某化工原料公司购置的甲苯二异氰酸酯及硅油 170 桶，共计 42 吨，当打开车门时气味很重，原料桶横七竖八倒在车厢内，其中 4 桶已泄漏完，26 桶仍在泄漏，约有 3281.25 千克甲苯二异氰酸酯泄漏在车厢内和车皮外地上。铁桶之间堆积约有 30 毫米～50 毫米厚的白色固状物，随后打开车皮另一门通风排气。于 25 日下午和 26 日分两次卸货完毕。参加卸货的 76 名工作人员中，有 41 人陆续出现眼红、流泪、咳嗽、胸闷、咽部不适、头痛、恶心、哮喘、低热、腹泻、腹部疼痛、全身乏力、咳白色泡沫等轻重不同的症状，经过抢救治疗，大部分中毒病人逐步恢复健康。

调查发现，铁路部门装车时没有做好防护和安全检查，导致泄漏事故发生；机械厂发现毒物泄漏，在无任何防护措施的情况下，仍然组织卸货。

提示：发生大泄漏首先要采取隔离措施，根据泄漏物的特点采取防护措施后方可进行处理。

27.2 某油化责任有限公司清洗旧铁桶发生急性甲苯二异氰酸酯中毒

企业：油化责任有限公司

时间：2001 年 11 月 16 日

地点：某油化责任有限公司

操作或岗位：清洗旧铁桶

毒物名称：甲苯二异氰酸酯

中毒病名：急性甲苯二异氰酸酯中毒

中毒原因：装过甲苯二异氰酸酯的旧桶加热后挥发，作业无防护

经过：事故当日 9 时，5 名工人在清洗从外单位购入的旧铁桶 300 只，清洗时往铁桶内加入热碱水，立即从桶口喷出热气，室内有异味，操作者出现咽部不适、流泪等症状，并逐渐加重。在负责人决定停止该工作时，累积操作 2 小时，共洗 40 只桶。5 人住院治疗，诊断为急性轻度甲苯二异氰酸酯中毒。

调查发现，曾装过甲苯二异氰酸酯的这批旧桶，清洗加热后残留在桶壁上的甲苯二异氰酸酯挥发，工人未佩戴任何个人防护用品。

提示：清洗废旧铁桶首先要了解既往盛装物质的特点，并根据清洗物与既往物质发生反应和可能产生的有害物质的特点采取防护措施。

相关链接

理化性质：甲苯二异氰酸酯亦称二异氰酸甲苯酯（TDI）。常温下为无色至浅黄色固体或液体，具有强烈的刺激性气味。分子量为 174.2，相对密度为 1.22。沸点为 250℃，熔点为 21.67℃，闪点为 126.67℃，爆炸极限为 0.9%～9.5%。TDI 为ⅢB 类可燃液体。不溶于水，溶于丙酮、乙醚、苯、四氯化碳和煤油等，与强氧化剂、水、酸、碱和胺以及醇不相容。

TDI 主要用于制造聚氨酯树脂及其泡沫塑料。在制造和使用 TDI 等操作时，工人吸入高浓度 TDI 蒸气或皮肤污染可引起急、慢性中毒。

接触途径：呼吸道吸入是职业中毒的主要途径，胃肠道、皮肤和（或）眼睛直接接触也可引起 TDI 中毒。

职业中毒特点：吸入高浓度 TDI 主要表现为眼睛、皮肤、鼻、咽喉刺激症状，阵发性咳嗽，胸痛、胸骨后不适或疼痛，呼吸困难，常伴有恶心、呕

吐、腹痛等胃肠症状；严重中毒者可见支气管炎、支气管痉挛、化学性肺炎和肺水肿。部分工人反复多次接触 TDI 后，再次接触时可诱发过敏性哮喘，主要表现为剧烈咳嗽，伴有胸闷、呼吸困难和喘息，不能平卧。TDI 对皮肤有原发刺激作用和致敏作用，接触者可发生荨麻疹、接触性皮炎和过敏性接触性皮炎。

健康损害的靶器官：眼睛，皮肤和呼吸系统。

应急处理：急性中毒者应及时脱离现场，用大量清水彻底冲洗被污染的眼睛和皮肤，冲洗眼睛时应不时翻开上下眼睑进行冲洗。如果接触者吸入大量该化学物质，应立即将接触者移至空气新鲜处，注意保暖和休息。如果呼吸停止，要进行人工呼吸，并尽快就医。职业性 TDI 哮喘急性发作时应尽快脱离作业现场，并给予对症治疗。

28　甲醇

阅读提示：使用化学物的替代品时，应进行全面评估。

中毒案例

某工艺品有限公司发生急性甲醇中毒死亡事件

企业：工艺品有限公司

时间：2002 年 10 月 15 日

地点：礼品车间

岗位或操作：清洗

毒物名称：甲醇

中毒病名：急性甲醇中毒

中毒原因：作业场所甲醇浓度超标

工艺流程：荧光剂溶液配制→罐装→封口→清洗→干燥→检验→成品包装

经过：2002 年 10 月 15 日，礼品车间某清洗工用工业酒精清洗塑料荧光棒中毒死亡。调查发现，清洗间设置在荧光棒生产车间内，面积约 35 平方米，通风差，每班工作长达 11 小时～12 小时，清洗液为乙醇（食用酒精），用于清洗加工后的荧光棒外面的油脂。在食用酒精清洗液供货不足的情况下，使用工业酒精。清洗工在 9 月 24 日～9 月 30 日上班期间使用的清洗液为工业酒精。10 月 1 日，因气味太重，改用食用酒精。公司自 2002 年 1 月～9 月，共购进工业酒精 7.68 吨。经对该工业酒精采样分析，甲醇含量高达 65%～69%（克/100 克）。模拟试验（清洗时间 5 分钟～12 分钟），车间空气中甲醇浓度严重超过国家卫生标准。

清洗工全身乏力 10 天，加重 3 天，恶心、呕吐 1 天，视物模糊、意识不清，于 10 月 14 日因嗜睡、意识模糊、言语含糊、视物不清伴恶心、呕吐等症状急诊，于 15 日 7 时抢救无效死亡。死者生前的血液毒物检测，甲醇含量达 0.07%（克/100 毫升）。尸检结果：①解剖见视网膜充血、剥离，心外膜淤点、淤斑，脑膜充血，脑水肿等；②毒物分析：死者的血液、心包液、胸腔液、胃内容物甲醇含量分别为 0.06%、0.052%、0.052% 和 0.066%（克/100 毫升）；③死因：甲醇中毒。死亡结论：根据现场的劳动卫生学调查，死者临床表现，体内毒物检测，尸检诊断为急性甲醇中毒死亡。

相关链接

理化性质： 甲醇为无色易燃易挥发液体，有酒精的刺激性气味，易溶于水、乙醇、乙醚等多数有机溶剂。其蒸气能与空气形成易爆混合物。主要用于制造甲醛、香精、染料、医药、火药、防冻剂等，同时也是珐琅质、颜料和油漆去除剂、去污剂和除蜡制品。

接触途径： 经呼吸道、胃肠道、皮肤和（或）眼睛直接接触进入人体。

职业中毒特点： 甲醇为神经毒物，对中枢神经系统有麻醉作用，对视神经和视网膜有特殊选择作用，同时可致代谢性酸中毒。短时大量吸入甲醇可致急性中毒。急性轻度中毒时可出现眼、上呼吸道刺激症状（口服有胃肠道刺激症状），经一段时间潜伏期后出现头痛、头晕、乏力、眩晕、酒醉感、意识蒙胧等。重度中毒时可出现谵妄甚至昏迷。视神经及视网膜病变，表现为视物模糊、视力急剧减退等，重者失明。代谢性酸中毒时出现二氧化碳结合力下降、呼吸加速等。慢性影响为神经衰弱综合征，自主神经功能失调，黏膜刺激，视力减退等。皮肤出现脱脂、皮炎等。

健康损害的靶器官： 眼睛，皮肤，呼吸系统，中枢神经系统，胃肠道。

应急处理： 抢救人员须穿戴防护用具，穿防静电工作服、佩戴全面罩防毒面具，速将患者移离现场至空气新鲜处，静卧、吸氧。皮肤污染时用肥皂或清水冲洗至少 20 分钟，溅入眼内时用流动清水或生理盐水充分冲洗至少 20 分钟；呼吸困难时给氧，必要时用合适的呼吸器进行人工呼吸；立即与医疗急救单位联系抢救。不小心食入可用清水或 1% 硫代硫酸钠溶液洗胃。

29　甲硫醇

阅读提示：检修反应釜漏气时应佩戴自给正压式呼吸器。

中毒案例

某制药有限公司甲硫醇泄漏中毒事故

企业：制药有限公司

时间：1997年1月29日

地点：肌酸车间反应釜平台

岗位或操作：检修

毒物名称：甲硫醇

中毒病名：急性甲硫醇中毒

中毒原因：反应釜甲硫醇泄漏

经过：事故当日22时，3名女工在刚刚投产不足一个月的肌酸车间投料，23时40分发觉甲硫醇气味大，反应釜漏气，甲佩戴活性炭口罩前往平台检修。3分钟后乙也佩戴活性炭口罩将车间大门敞开，后登上平台，发现甲已昏倒，欲将其背下平台时也昏倒。约20分钟后，可能由于车间大门敞开，加强了自然通风，乙醒来，喊人将甲送往医院，但抢救无效死亡，乙经住院治疗后康复。

调查发现，该厂肌酸车间厂房面积为6米×9米，高5.5米，平台距车间地面2.2米，台上设置5个反应釜，其中3台停用。台下在甩干机上方装有通风橱，上方连接直径为45厘米的通风管道，只有一个敞开的吸风口置向车间中央。反应釜排气管道未开，导致反应生成的甲硫醇无法通过管道排向氢氧化钠液池吸收，生成甲硫醇钠，加之投料口法兰加固不严，造成甲硫醇外溢；排风管道安装又不合理，天窗用塑料布封闭，致使大量甲硫醇蓄积。现场采样结果空气中甲硫醇浓度严重超过国外卫生标准。

提示：发现泄漏时，应做好个人防护和现场通风工作。

相关链接

理化性质：甲硫醇又称硫氢甲烷或硫代甲醇，无色有臭味气体，不溶于水，易溶于乙醇、乙醚等有机溶剂。作为一种易燃性物质，甲硫醇蒸气遇空气、热源、明火、氧化剂有燃烧爆炸的危险，尤其是与氧化剂接触反应猛烈，甲硫醇与水、水蒸气、酸类反应还能产生有毒易燃气体。

甲硫醇是石油和木材化工的副产品，常掺入有害气体中作为报警嗅味剂，主要用于生产喷气机燃料、添加剂、农药、香料、催化剂及有机溶剂。工作场所职业接触限值（PC-TWA）为1毫克/立方米。

接触途径：经呼吸道或皮肤接触进入人体。

职业中毒特点：甲硫醇吸入后会产生头痛、恶心及不同程度的麻醉作用。急性中毒后，轻者头痛、恶心、咳嗽、咽喉疼痛，重者呼吸急促，并出现不同程度的麻醉症状，甚至可因为呼吸肌麻痹而死亡。

健康损害的靶器官：呼吸系统，神经系统，皮肤。

应急处理：发生甲硫醇吸入中毒时，抢救人员须穿戴防护用具，速将患者移至空气新鲜处，去除污染衣物；注意保暖、安静；皮肤污染或溅入眼内时用流动的清水冲洗至少20分钟。呼吸困难时给氧，如呼吸停止，应进行人工呼吸并立即就医。

甲硫醇泄漏中毒时，尽可能先切断泄漏源，迅速撤离泄漏污染区内人员，并立即隔离150米严格限制出入。建议应急处理人员戴自给正压式呼吸器，穿防毒服。用工业覆盖层或吸附剂盖住泄漏点附近的下水道等地方，防止气体进入。合理通风，加速扩散。喷雾状水稀释、溶解。如有可能，将漏出气用排风机送至空旷地方或装设适当喷头烧掉。漏气容器要妥善处理，修复、检验后再用。

30 甲醛

阅读提示：入槽清理应按密闭空间作业制度执行。

某综合厂沉淀槽发生急性甲醛中毒

企业：综合厂

时间：1999 年 5 月 30 日

地点：沉淀槽

岗位或操作：清理

毒物名称：甲醛

中毒病名：急性甲醛中毒

中毒原因：密闭空间作业无防护

经过：事故当日 19 时，为了清理季戊四醇沉降 A 槽内未抽完的少量沉淀物质，在开启沉淀槽顶人孔盖 1 小时 40 分后，清理工甲进入槽内，因感觉不适即出槽停止作业，1 小时 25 分后，甲再次进入槽内作业时昏倒。当班工人乙下槽救甲时也昏倒在槽内，因面朝下倒卧在 10 厘米深的含甲醛和乙醛的稀浆中，窒息致死。甲住院 5 天后痊愈。

提示：槽内作业应按密闭空间作业进行管理。没有防护措施不可盲目救援。

理化性质：甲醛是几乎无色的气体。具有浓烈的令人窒息的气味。其40％的水溶液称福尔马林。分子量为 30.0，沸点为 −21.11℃，与水互溶。属易燃气体。与强氧化剂，强碱和强酸，酚，尿素不相容。

纯的甲醛易聚合。与氯化氢反应生成氯甲醚。

各种人造板材（刨花板、纤维板、胶合板等）中由于使用了黏合剂，因而可含有甲醛。新式家具的制作，墙面、地面的装饰铺设，都要使用黏合剂。凡是大量使用黏合剂的地方，总会有甲醛释放。此外，某些化纤地毯、油漆涂料也含有一定量的甲醛。甲醛还可来自化妆品、清洁剂、杀虫剂、消毒剂、防腐剂、印刷油墨、纸张、纺织纤维等多种化工轻工产品。

接触途径：经呼吸道、皮肤和（或）眼睛直接接触进入人体。

职业中毒特点：甲醛是原浆毒物，能与蛋白质结合，吸入高浓度甲醛后，会出现眼刺痛、呼吸道刺激症状、头痛，轻者表现为急性气管、支气管炎，重者可出现急性化学性肺炎、喉水肿，甚至肺水肿。个别可发生支气管哮喘。皮肤直接接触甲醛，可引起皮肤炎症、色斑、坏死。甲醛是人类致癌物。

健康损害的靶器官：眼睛，皮肤，呼吸系统。

应急处理：如眼睛直接接触了甲醛，要立即用大量清水冲洗（灌洗）眼睛，冲洗时不时翻开上下眼睑，并立即就医。

如果接触者吸入大量甲醛，立即将接触者移至空气新鲜处。如果呼吸停止，要进行人工呼吸，注意保暖和休息。尽快就医。

31 间氯苯胺

阅读提示：设备大修后，应对设备进行全面检查和必要的查漏测试。

中毒案例

某染料化工厂检修后发生急性间氯苯胺中毒

企业：染料化工厂

时间：1989 年 6 月 12 日

地点：车间

岗位或操作：生产

毒物名称：间氯苯胺

中毒病名：急性间氯苯胺中毒

中毒原因：间氯苯胺泄漏

工艺流程：间氯苯胺加盐酸与水即成盐类，后经冷却、过滤，即为橙色基 GC 染料成品。

经过：该厂某车间某工段的设备经大修后，于 1989 年 6 月 12 日开始恢复生产，12 日～13 日操作工甲工作后感不适，14 日于工作后仍觉不适、头晕、乏力、恶心等，前来接班的女工见甲口唇、指甲青紫，告知后即由厂方送市职业病专业机构急诊，诊断为急性轻度间氯苯胺中毒。调查发现，该工段设备大修后，在恢复生产前，未对设备作全面检查及必要的查漏测试，操作工不了解该生产工艺所接触的化学毒物，未佩戴个人呼吸防护用品，作业时未开排风设备，并于下风向操作。

提示：凡接触毒物的化工厂，应有齐备的安全生产规程。

相关链接

理化性质：间氯苯胺为无色至浅棕色液体，遇光或久贮时颜色变深。分子量为 162.02，相对密度为 1.216（20℃），凝固点为 －10.4℃，沸点为

228℃～231℃，蒸气压为 0.13kPa（63.5℃），闪点为 123℃。不溶于水，能溶于乙醇、乙酸和酸。

主要用作偶氮染料及颜料的中间体、药物、杀虫剂、农药等化学品。

遇明火、高热或与氧化剂接触，有引起燃烧爆炸的危险。受高热分解，产生有毒的氮氧化物和氯化物气体。

燃烧分解产生一氧化碳、二氧化碳、氧化氮、氯化氢。

接触途径：经呼吸道、皮肤吸收。

职业中毒特点：其危害表现为高铁血红蛋白症，对眼部有刺激作用，并可对肝脏和肾脏造成损害。

健康损害的靶器官：血液系统，肝，肾。

应急处理：发生泄漏时，隔离泄漏污染区，周围设警告标志，建议应急处理人员戴好防毒面具，穿化学防护服。不要直接接触泄漏物，用洁净的铲子收集于干燥洁净有盖的容器中，运至废物处理场所。也可以用大量水冲洗，经稀释的洗水放入废水系统。如大量泄漏，收集回收或无害处理后废弃。

灭火方法：雾状水、二氧化碳、砂土、干粉、泡沫。

急救措施：皮肤接触间氯苯胺立即脱去污染的衣服，用肥皂水及清水彻底冲洗。注意手、足和指甲等部位。眼睛接触立即提起眼睑，用大量流动清水或生理盐水冲洗。吸入时迅速脱离现场至空气新鲜处。呼吸困难时给输氧。呼吸停止时，立即进行人工呼吸。误服者给漱口，饮水，洗胃后口服活性炭，再给以导泻。立即就医。

32　间硝基苯胺

阅读提示：搬运间硝基苯胺要加强呼吸防护和皮肤防护。

中毒案例

某汽车运输公司发生急性间硝基苯胺中毒

企业：汽车运输公司

时间：1982 年 5 月 21 日

地点：运输场

岗位或操作：装卸货物

毒物名称：间硝基苯胺

中毒病名：急性间硝基苯胺中毒

中毒原因：容器桶破损，间硝基苯胺泄漏

经过：事故当日上午，某汽车运输公司为某染化厂运货，装卸工人（男，22 岁）随车将间硝基苯胺运至某染化厂仓库后卸下，再将该仓库内的对二氯苯装上车运走，该两种化工原料都为粉状，装卸时容器桶都有破损情况，由于毒物经皮肤接触和呼吸道吸入，于 10 时 20 分（约上班后 2 小时）开始自感口干、头昏，继而口唇、手指出现明显青紫、皮肤灰白，送市职业病专业机构救治，测得血液高铁血红蛋白含量为 3.87%，诊断为急性间硝基苯胺中毒。

调查发现，该运输场虽属经核准的危险化工品专业运输单位，但在运输过程中，装卸工未配备个人防护用品；包装和容器破损不作任何处置而继续装卸、运输；职工不按操作规程作业。

提示：运送有毒物品应严格按照安全操作规程作业。

相关链接

理化性质：间硝基苯胺为黄色针状结晶或粉末。密度为 1.1747 克/立方

厘米（160℃）。熔点为 114℃，沸点为 305.7℃。蒸气压为 0.13kPa（119.3℃）。微溶于水，溶于乙醇、乙醚、甲醇，与无机酸生成水溶性盐，易溶于酒精及醚类等溶剂。遇明火、高热可燃，与强氧化剂发生反应，受高热分解，产生有毒的氧化氮烟气。主要用作染料中间体及用于有机合成，也用于松木颜色的检验。

燃烧分解产生一氧化碳、二氧化碳、氧化氮。

接触途径： 易经皮肤吸收，粉尘和蒸气经呼吸道吸入。

职业中毒特点： 是强烈的高铁血红蛋白形成剂，有溶血作用，长期或大量接触可致肝损害。

健康损害的靶器官： 血液系统，肝。

应急处理： 发生间硝基苯胺泄漏时，立即隔离泄漏污染区，周围设警告标志，建议应急处理人员戴好防毒面具，穿化学防护服。不要直接接触泄漏物，用洁清的铲子收集于干燥洁净有盖的容器中，运至废物处理场所或用沙土混合，逐渐倒入稀盐酸中（1 体积浓盐酸加 2 体积水稀释），放置 24 小时，然后废弃。如大量泄漏，收集回收或无害处理后废弃。

灭火方法： 雾状水、二氧化碳、沙土、干粉、泡沫。

急救措施： 皮肤接触立即脱去污染的衣服，用肥皂水及流动清水彻底冲洗污染的皮肤、头发、指甲等。眼睛接触提起眼睑，用流动清水或生理盐水冲洗。吸入时迅速脱离现场至空气新鲜处。保持呼吸道通畅。如呼吸困难，给输氧。如呼吸停止，立即进行人工呼吸。吞入时饮足量温水，催吐。立即就医。

33 对硝基苯胺

阅读提示：收录对硝基苯胺中毒案例 2 个，都发生在集装箱装卸作业，主要原因是包装物泄漏，在搬运过程中没有任何呼吸和皮肤防护措施。

中毒案例

33.1 某集装箱储运公司装箱时发生急性对硝基苯胺中毒

企业：集装箱储运公司

时间：1997 年 6 月 25 日

地点：集装箱装卸地

岗位或操作：装卸货物

毒物名称：对硝基苯胺

中毒病名：急性对硝基苯胺中毒

中毒原因：包装物泄漏

经过：事故当日 9 时～11 时，某经营化工品储运业务的集装箱储运公司，5 名装卸工将 720 包（18 吨）对硝基苯胺装入集装箱内，至 12 时 5 名装卸工均发生头晕、手痒等症状，12 时 30 分送至医院诊治，4 人被诊断为急性轻度对硝基苯胺中毒。

提示：搬运对硝基苯胺要加强呼吸和皮肤的防护。

33.2 某集装箱储运公司卸货时发生急性对硝基苯胺中毒

企业：集装箱储运公司

时间：1997 年 6 月 25 日

地点：集装箱卸货处

岗位或操作：卸货

毒物名称：对硝基苯胺

中毒病名：急性对硝基苯胺中毒

中毒原因：包装物淋湿泄漏

经过：5 名搬运工从集装箱中搬运对硝基苯胺时未戴橡胶手套和防毒口罩，天又下雨，淋湿货物"蛇皮袋"，导致搬运工人手和臂污染，而发生急性轻度对硝基苯胺中毒，住院治疗 5 天后康复。

提示：搬运对硝基苯胺要加强呼吸和皮肤的防护。

相关链接

理化性质：对硝基苯胺为黄色针状结晶体，易燃。分子量为 138.13，相对密度为 1.437（14/4℃），熔点为 148 ℃，沸点为 331.7℃，闪点为 165℃。性质稳定，不溶于水，微溶于苯，溶于乙醇、乙醚、丙酮，易溶于醇。

接触途径：经呼吸道、消化道、皮肤吸收。

职业中毒特点：毒性比苯胺大。可通过皮肤和呼吸道吸收，是一种强烈的高铁血红蛋白形成剂，形成的高铁血红蛋白造成组织缺氧，出现紫绀，引起中枢神经系统、心血管系统及其他脏器的损害。并有溶血作用，可发生溶血性贫血。长期大量接触可引起肝损害。

健康损害的靶器官：神经系统，血液系统，肝。

灭火方法：使用雾状水、二氧化碳、沙土、干粉、泡沫等方法灭火。

急救措施：皮肤接触立即脱去污染的衣服，用肥皂水及清水彻底冲洗。注意手、足和指甲等部位。眼睛接触立即提起眼睑，用大量流动清水或生理盐水冲洗。吸入后迅速脱离现场至空气新鲜处。呼吸困难时给输氧。呼吸停止时，立即进行人工呼吸。误服者给漱口，饮水，洗胃后口服活性炭，再给以导泻。立即就医。

34 金属烟热

阅读提示：共收录金属烟热案例 3 起，分别发生在金属焊接、切割、打磨作业环节，在作业过程中没有采取局部通风和个人防护措施。

中毒案例

34.1 某机电公司电焊锌大管发生金属烟热

企业：机电公司

时间：1994 年 4 月 21 日

地点：综合维修车间

岗位或操作：电焊锌大管

毒物名称：锌锰烟尘

职业病名：金属烟热

中毒原因：焊接作业无防护

经过：事故当日上午，6 名电焊工人在通风效果不良的综合维修车间内，未佩戴个人防护用品的情况下，连续电焊作业 4 小时，14 时继续电焊锌大管，约 10 分钟后，出现咽痛、头晕症状，部分人当晚发烧，6 人均到医院就诊后被诊断为金属烟热，其中 4 人住院，14 天左右康复。

提示：金属焊接过程中应做好局部通风和个人防护措施。

34.2 某火电工程公司打磨发生金属烟热

企业：火电工程公司

时间：1995 年 5 月～6 月

地点：修理间和帐篷内

岗位或操作：露天气割、帐篷里打磨

毒物名称：铬、铅、锰等金属烟尘

中毒病名：金属烟热

中毒原因：作业场所焊接产生金属烟尘

经过：工程处机修班 14 名工人于 4 月 20 日开始，对日本产塔吊进行抢修，主要工作为切割、打磨、少量电焊，工作现场为 70 亩露天场地、30 平方米修理间和 9 平方米帐篷。在露天切割吊杆，在修理间打磨，再到帐篷内进行精细打磨和焊接。每天工作 8 小时，工作至 5 月中旬，工人出现不同程度乏力、腰痛、食欲减退、发热、头痛、头晕和咳嗽等上呼吸道刺激症状。至 6 月 3 日工人的上述症状不断加重，其中病情较重的 4 人先后入住当地医院治疗，另有 5 名工人门诊检查治疗，其余 5 人症状较轻未就医。经省劳动卫生职业病防治研究所模拟现场烟尘采样分析，会同医院诊断为以铬、铅、锰为主的金属烟热。

提示：进行金属切割、打磨、电焊工作时，应保持良好通风，做好个人防护。

34.3 摄制现场制造风沙效果发生金属烟热

企业：拍摄剧组

时间：1997 年 6 月 2 日

地点：某摄制现场

岗位或操作：摄影棚拍摄

毒物名称：铜粉

职业病名：金属烟热

中毒原因：河沙和含铜"金粉"鼓风产生金属烟雾

经过：事故当日 17 时～21 时，某制作中心剧组人员共 35 人对风沙效果进行拍摄制作，用河沙和含铜的"金粉"鼓风共反复拍摄 13 次，当时有人咳嗽，感到嗓子发甜。当日 24 时许，部分人员开始发烧，体温 38.3℃～38.7℃，寒战、头晕、无力。次日凌晨 1 时左右，患者陆续到医院就诊治疗，症状重者 9 人，轻者 12 人。

提示：应该使用其他无害物质替代金属制作烟雾效果。

相关链接

理化性质：刺激性金属烟雾或烟尘；铍、镉、碳基镍、五氧化二钒等，理化性质参见同类金属。

职业接触：金属加热、焊接和其他五金工作业

131

接触途径：经呼吸道吸收进入人体。

职业中毒特点：金属烟热是一种急性职业病，往往在工作结束后 1 小时～3 小时发病。开始时感觉口中有金属味或甜味、头晕、乏力、食欲不振、咽干，有时干咳、胸闷、气短、呼吸困难、头痛，有时恶心、呕吐、腹痛、肌肉痛、关节痛、口渴、气短，之后发冷、寒战。在吸入金属烟后 10 小时～12 小时，体温升至 38℃～39℃ 或更高。一般发热持续约 4 小时～8 小时，出汗，退热。次晨症状几乎完全消失并能上班，但再次接触金属烟雾又可复发，故又命名"星期一热"。

健康损害的靶器官：神经系统，呼吸系统。

预防措施：提高焊接技术，实现机械化、自动化，人与焊接环境相隔离；改进焊接工艺，加强通风，实现就地净化烟尘；加强个人防护，佩戴防护眼镜、面罩、口罩等，若在通风差的封闭容器内工作，要佩戴使用有送风性能的防护头盔，并缩短工作时间。

35 克百威

阅读提示：搬运农药要加强呼吸防护和皮肤防护。

中毒案例

35.1 某海外集装箱货运有限公司发生急性克百威中毒

企业：集装箱货运公司

时间：1998 年 4 月 20 日

地点：仓库

岗位或操作：搬运

毒物名称：克百威

中毒病名：急性克百威中毒

中毒原因：包装桶松紧扣脱落，克百威泄漏，无防护

经过：事故当日 13 时 30 分，公司 7 名装卸工在轻质钢结构仓库外 12 号转运台，将装有克百威的铁桶从卡车上通过铲车装入集装箱中，每桶 70 千克，共 116 桶，桶表面无危险品标志。装卸中，有 3 桶松紧扣脱落导致桶内少量白色粉末散落。15 时 30 分，在集装箱内操作堆放的 4 名装卸工（男，23 岁～29 岁）开始出现头晕、呕吐等症状，16 时 20 分送市医院就诊，被诊断为急性克百威中毒。

调查发现，用人单位未给操作人员提供个人防护用品，农药外包装桶上没有按规定张贴危险物品警示标志。

提示：有毒物质要在包装上张贴危险物品标志。

35.2 某外贸中转公司仓库搬运发生急性克百威中毒

企业：外贸中转公司

时间：1998 年 11 月 23 日

地点：仓库

岗位或操作：搬运农药

毒物名称：克百威

中毒病名：急性克百威中毒

中毒原因：包装桶桶盖脱落，克百威泄漏，无防护

经过：事故当日 14 时，甲等 5 名民工（男，28～35 岁）将仓库内 174 桶桶装克百威（75％母粉）搬运至集装箱内。搬运时有 80 桶桶盖松动，其中 6 桶桶盖落下，2 桶翻倒散落，搬运人员未作处理，在重新盖紧桶盖时 5 名搬运人员手部不同程度沾染农药。1 人戴纱布口罩，其余 4 人戴 3 号防毒口罩；2 人戴橡皮手套，3 人戴帆布和纱布手套。1 小时后其中 3 人出现头晕、恶心和呕吐等症状，另 2 人仅头晕，送医院治疗，被诊断为急性克百威中毒。

提示：搬运时及时清理泄漏物，做好个人防护。

相关链接

理化性质：克百威亦称呋喃丹、卡巴呋喃，是氨基甲酸酯类农药的一种。白色或浅灰色无气味晶体，不可燃。分子量为 221.3，相对密度为 1.18，熔点为 150℃～152℃，蒸气压低。水中溶解度 700 毫克/升（25℃），溶于苯、丙酮、乙醇等有机溶剂。与碱性物质、酸、强氧化剂（如高氯酸盐、过氧化物、氯酸盐、硝酸盐、高锰酸盐）不相容。

接触途径：经呼吸道、胃肠道、皮肤吸收均可引起克百威中毒。

职业中毒特点：急性克百威中毒的临床表现与有机磷农药中毒相似，一般在接触后 2 小时～4 小时发病，口服中毒更快。一般病情较轻，以毒蕈碱样为主，如瞳孔缩小、视力模糊、出汗、流涎、腹绞痛、腹泻、头痛、恶心、呕吐、倦怠，有的出现肌束震颤等烟碱样症状。血液胆碱酯酶活性下降。重者可出现肺水肿、脑水肿、昏迷及呼吸抑制等，危及生命。

健康损害的靶器官：神经系统。

应急处理：急性克百威中毒者应及时脱离现场，用大量肥皂水彻底冲洗被污染的皮肤、头发、指甲或伤口，若眼部受污染，应迅速用大量清水、生理盐水冲洗眼睛。如果接触者吸入大量该化学物质，立即将接触者移至空气新鲜处，注意保暖和休息。如果呼吸停止，要进行人工呼吸。尽快就医。

36 克瘟散和杀虫双

阅读提示：喷洒农药须加强呼吸防护和皮肤防护。

中毒案例

某农场发生急性混配农药"克瘟散杀虫双"中毒

企业：农场

时间：1999 年 9 月 2 日

地点：某农场 24 连

岗位或操作：稻田喷洒农药

毒物名称："克瘟散杀虫双"

中毒病名：急性混配农药中毒

中毒原因：喷洒接触农药

经过：事故当日，农场 3 名民工甲（男，37 岁）、乙（女，53 岁）和丙（男，50 岁）在稻田用工农-36 型喷雾器喷洒"克瘟散杀虫双"和病虫净，半天到 1 天内相继出现头痛、头晕、恶心、呕吐、胸闷、全身乏力和腹部疼痛等症状，就医诊断为急性混配农药中毒，给予阿托品、解磷定及补液等对症治疗后，上述症状逐渐好转。

提示：喷洒农药须加强个人防护。

相关链接

1. 克瘟散

理化性质：克瘟散亦称敌瘟磷，黄褐色液体。沸点为 154℃（1.33Pa），闪点为 34℃，相对密度约为 1.23，70℃～100℃蒸气压为 9.99 毫帕～0.99帕，难溶于水，溶于甲醇、乙醚、氯仿、丙酮、二甲苯。由苯用氯磺酸进行氯磺化，生成苯磺酰氯，还原成苯硫酚，再变成苯硫酚钠，然后与二氯磷酸乙酯反应，即制得本品。用于防治水稻纹枯病、稻瘟病，麦类赤霉病等。制剂有 30%、40%、50%乳油，1.5%、2.0%、2.5%粉剂。

接触途径：经呼吸道、皮肤、胃肠道吸收均可引起克瘟散中毒。

职业中毒特点：克瘟散属硫代磷酸酯类有机磷类杀菌剂。急性中毒早期可出现毒蕈碱样症状，主要表现为食欲减退、恶心、呕吐、腹痛、腹泻、多汗、流涎、视物模糊、瞳孔缩小、支气管痉挛、呼吸道分泌增多，严重时出现呼吸困难、肺水肿、大小便失禁等。也可出现烟碱样症状，血压升高和心动过速，出现全身紧束感，进而有肌束震颤、痉挛，严重时可产生肌无力、肌肉麻痹。中枢神经系统早期出现头晕、头痛、倦怠、乏力等，随后可出现烦躁不安、言语不清及不同程度的意识障碍。严重者可发生脑水肿，出现癫痫样抽搐、瞳孔不等大等体征，甚至呼吸中枢麻痹而死亡。少数重症患者在胆碱能危象症状消失后，于中毒后第 2 天～7 天出现"中间肌无力综合征"，表现为肢体近端肌肉和屈颈肌无力，部分脑神经支配的肌肉也受累。个别患者在其急性重度中毒症状消失后 2 周～3 周，可出现感觉、运动型周围神经病。

健康损害的靶器官：神经系统。

应急处理：急性中毒者应及时脱离现场，用大量肥皂水彻底冲洗被污染的皮肤、头发、指甲或伤口，若眼部受污染，应迅速用大量清水或生理盐水冲洗眼睛，并不时翻开上下眼睑进行冲洗。如果接触者吸入大量该化学物质，应立即将接触者移至空气新鲜处。如果呼吸停止，要进行人工呼吸，注意保暖和休息，并尽快就医。迅速给予解毒药物，轻度中毒者可单独给予阿托品，中度或重度中毒者，可并用阿托品和胆碱酯酶复能剂（氯磷定、解磷定）。

2. 杀虫双

理化性质：学名 2-二甲胺基-1,3-双硫代硫酸钠基丙烷，用于防治水稻螟虫和其他作物的害虫，属沙蚕毒素类杀虫剂。纯品为白色结晶，工业品为茶褐色或棕红色单水溶液，有特殊臭味，易吸潮。分子量为 355.4，相对密度为 1.30～1.35。易溶于水，可溶于 95% 热乙醇和无水乙醇，以及甲醇、二甲基甲酰胺、二甲基亚砜等有机溶剂，微溶于丙酮，不溶于乙醇乙酯及乙醚。

接触途径：经呼吸道、胃肠道和皮肤吸收。

职业中毒特点：临床表现为头痛、头晕、乏力、恶心、呕吐、腹痛、流涎、多汗，严重者昏迷、面色苍白、口唇青紫、瞳孔缩小，也可出现肺水肿。血液胆碱酯酶活性正常，可与有机磷农药中毒相鉴别。

应急处理：急性中毒者应及时脱离现场，用大量肥皂水彻底冲洗被污染的皮肤、头发、指甲或伤口，若眼部受污染，应迅速用大量清水冲洗眼睛。如不慎吞入引起中毒，立即引吐，并用 1%～2% 苏打水洗胃。如果接触者吸入大量杀虫双，立即将其移至空气新鲜处，注意保暖和休息。尽快就医。

37　邻甲苯胺

阅读提示：共收集邻甲苯胺中毒案例 2 个，分别发生在检修还原炉和无防护清理邻甲苯胺时。

37.1　某染料化工厂发生急性邻甲苯胺中毒

企业：染料化工厂

时间：1983 年 5 月 2 日

地点：生产车间

岗位或操作：清理邻甲苯胺

毒物名称：邻甲苯胺

中毒病名：急性邻甲苯胺中毒

中毒原因：清理泄漏物时防护不当

工艺流程：投料（邻甲苯胺等）、烘干、磨粉、成品包装

经过：事故当日，枣红 GBC 染料生产车间某操作工（男，33 岁），在清理掀翻并大量散落在地面的邻甲苯胺时未采取有效的个人防护，仅戴一般的纱布口罩而致中毒。表现为紫绀、肉眼血尿等，急诊入院救治，住院 1 个月逐渐痊愈。

提示：清理泄漏物要采取防护措施。

37.2　某县乡办合成染料厂发生急性邻甲苯胺中毒

企业：合成染料厂

时间：1989 年 4 月 5 日

地点：邻甲苯胺车间

岗位或操作：检修还原炉

毒物名称：邻甲苯胺

中毒病名：急性邻甲苯胺中毒

中毒原因：进入还原炉（密闭空间）作业防护不当

经过：某合成染料厂邻甲苯胺车间还原炉因操作工违章操作，致生产线上一台搅拌机无法正常升降，造成还原炉炉底铁粉结块，影响了产品质量，不能正常生产，厂方决定停炉清洗、检修和开凿。检修前还原炉在冷却22小时后，用清水冲洗，然后再用水浸泡，经反复多次并待还原炉冷却后准备进行开凿。事故当日9时，当班工甲、乙、丙3人佩戴活性炭口罩，轮流下炉凿铁粉块，每次下炉操作时间约20分钟。工作至11时结束时，3人自觉恶心、头痛和热感。中午车间主任发现3人脸面、口唇和手指均有青紫现象，到医院被诊断为急性轻度邻甲苯胺中毒。经现场测试，当日17时空气中的邻甲苯胺浓度超标。

提示：进入密闭空间作业，活性炭口罩无效，应使用压力需气式或正压携气式呼吸器。

相关链接

理化性质：邻甲苯胺无色至浅黄色液体，具有芳香的苯胺样气味。分子量为107.2，相对密度为1.01，熔点为 $-24.4℃$，沸点为200℃，蒸气压为0.13kPa（44℃），闪点为85℃。属可燃液体。主要用作染料中间体、有机合成及合成糖精等。遇明火、高热或与氧化剂接触，有引起燃烧爆炸的危险。受高热分解放出有毒气体。燃烧分解产生一氧化碳、二氧化碳、氧化氮。

接触途径：经呼吸道、皮肤、胃肠道进入人体。

职业中毒特点：眼睛刺激；缺氧，头痛，紫绀；乏力，头晕，嗜睡；轻微血尿；眼睛灼伤；皮炎。

健康损害的靶器官：眼睛，皮肤，血液，肾，肝，心血管系统。

应急处理：发生邻甲苯胺泄漏时，应立即疏散泄漏污染区人员至安全区，禁止无关人员进入污染区，建议应急处理人员戴好防毒面具，穿化学防护服。合理通风，不要直接接触泄漏物，在确保安全情况下堵漏。喷雾状水，减少蒸发。用沙土或其他不燃性吸附剂混合吸收，然后收集运至废物处理场所处置。也可以用大量水冲洗，经稀释的洗水放入废水系统。如大量泄漏，利用围堤收容，然后收集、转移、回收或无害处理后废弃。建议用控制焚烧法处置废弃物。焚烧炉排出的氮氧化物通过洗涤器或高温装置除去。

灭火方法：使用雾状水、泡沫、二氧化碳、干粉、沙土灭火。

急救措施：如眼睛直接接触了邻甲苯胺，立即用大量水冲洗（灌洗）眼睛，冲洗时不时翻开上下眼睑。如皮肤直接接触了邻甲苯胺，立即用肥皂水和清水冲洗被污染的皮肤。若邻甲苯胺渗透进衣服，要立即将衣服脱掉，用肥皂水和清水清洗皮肤。如果接触者吸入大量邻甲苯胺，立即将接触者移至空气新鲜处，注意保暖和休息。如果呼吸停止，要进行人工呼吸。尽快就医。

38　磷化铝

阅读提示：磷化铝由赤磷和铝粉烧制而成，吸收空气中的潮气，自行水解，放出磷化氢气体，导致中毒。

中毒案例

某粮管所发生急性磷化铝中毒

企业：粮管所

时间：1996 年 10 月 19 日

地点：粮食仓库

岗位或操作：值班

毒物名称：磷化铝

中毒病名：急性磷化铝中毒

中毒原因：农药污染下风向的值班室

经过：10 月 16 日 16 时，粮站组织职工对露天存放的 6 个粮垛和 2 间 104 立方米的成品库设定投药灭虫，投药总量分别为 12.6 千克和 0.4 千克，投药过程中人员戴防毒面具，按投药程序和操作规程进行，没有发生违章和中毒迹象。投药结束后，职工甲（男，25 岁）、民工乙（男，19 岁）2 人值班。值班室位于粮垛北面下风向 8 米处，门口与粮垛相对，又与成品库东西两侧相接。自投药当晚起，乙连续 3 晚值班，甲连续 2 晚值班。19 日凌晨 3 时乙出现头痛头晕、恶心、呕吐，疑似感冒，20 日 9 时送城镇卫生院治疗，疑农药中毒，未作处理，同一天甲也出现上述症状，一并去地区医院就诊，都被确诊为磷化铝中毒。乙经抢救无效于 21 日 21 时死亡，甲转诊省人民医院治疗，脱离危险。

调查发现，磷化铝由赤磷和铝粉烧制而成，吸收空气中的潮气，自行水解，放出磷化氢气体。值班室位于投药点的下风向，来自投药点排放的磷化氢，经门窗进入室内，被室内居住者吸入，引起中毒事故。

提示：投放农药时要考虑环境安全，采取必要的防范措施。

140

相关链接

理化性质：磷化铝是一种固体杀虫剂，遇水或酸后迅速分解成剧毒气体磷化氢。在农村普遍用于粮食仓库的熏蒸杀虫，民间有时称其为灭蛾药。

接触途径：磷化铝中毒多见于非正常消化道摄入。磷化铝口服后在胃内迅速分解，经消化道吸收产生全身毒副作用。

职业中毒特点：磷化铝中毒全身各系统都可有中毒症状，口服磷化铝中毒常见的临床表现为胃肠道、心血管系统及神经系统症状。可见恶心、呕吐、上腹部隐痛、不适，危害最大的是心血管系统，尤其是顽固性低血压、心律失常、心力衰竭，可引起死亡。重度中毒患者多见并发多器官功能不全综合征。

应急处理：如果接触者吸入磷化铝释放出的磷化氢气体，立即将接触者移至空气新鲜处，注意保暖和休息，如果呼吸停止，要进行人工呼吸。尽快就医。

急救措施：磷化铝中毒无特效解毒药，强调综合救治。清除毒物相当关键，早期及时、反复、彻底洗胃，配合加速毒物排泄治疗能明显改善预后。抗休克治疗至关重要。治疗中需保护肝肾功能，注意水、电解质、酸碱平衡，预防感染，防止各种并发症。高浓度吸氧能有效改善缺氧，高压氧治疗使毛细血管内氧容易向组织内弥散，迅速增加组织供氧，组织细胞有氧代谢增强，从而降低磷化氢对组织的损害。

39　磷化氢

阅读提示：共收录 1999 年至 2001 年 3 起磷化氢中毒案例，分别发生在化工厂、黄磷厂和汽车运输黄磷途中。事故主要发生在应急救援、清理渣泥等过程中。磷遇水或被空气潮解产生磷化氢，导致磷化氢中毒，提示在可能产生大量磷化氢的生产过程中，或磷化氢急性中毒的应急救援时，应特别加强个人呼吸防护。

中毒案例

39.1　某黄磷厂清除炉内含磷渣泥导致急性磷化氢中毒

企业：黄磷厂

时间：1999 年 5 月 3 日

地点：三号冶炼炉

岗位或操作：清理渣泥

毒物名称：磷化氢

中毒病名：急性磷化氢中毒

中毒原因：清泥释放磷化氢气体

经过：某黄磷厂三号炉在 4 月 27 日检修完毕验收时发现炉底存集大量磷铁，决定全面清除废渣。5 月 3、4 日 9 时～11 时 30 分，精制班 6 人轮流下槽，工作方式采取 3 人在内清理渣泥，槽上工人用桶提出槽内清理的渣泥运走。5 日上午上班时，工人甲自诉全身不舒服，要求送其上医院治疗，经医院检查诊断为肺炎，后病情恶化，经抢救无效于 5 月 9 日 11 时死亡。其间，另外 5 名工人也相继出现中毒症状，经省职业病院全力抢救和治疗后好转和治愈。

调查表明，清理三号炉磷槽池时，虽然打开喷淋塔顶部所有喷淋孔及人孔以便通风，并在电极孔上安装 1 台鼓风机向炉内及磷槽池内送风，但是鼓风机离工人操作的磷池较远，而且所有孔道打开后分流风力，实际进入磷槽池的风量有限。清理时，为了防止残留黄磷灼伤工人和黄磷自燃，放水将池内渣泥覆盖，酸性的磷渣遇水产生磷化氢气体，聚集在容积仅 24.6 立方米的密闭空间，加上工人未戴有效的个人防护用品，导致吸入中毒。

提示：酸性磷渣清洗遇水产生磷化氢气体，并在密闭空间聚集，进入槽内作业应佩戴空气呼吸器或氧气呼吸器。

39.2　某化工厂生产粗肌醇发生急性磷化氢中毒

企业：化工厂

时间：1999 年 7 月 15 日

地点：沉淀池

岗位或操作：应急处理

毒物名称：磷化氢

中毒病名：急性磷化氢中毒

中毒原因：不良应急救援

经过：事故当日 8 点 30 分，工厂在试生产"粗品肌醇"时，1 名工人因生产工具落入池内，跳入沉淀池中打捞时发生中毒，昏迷在池内，另外 6 名工人发现后相继跳入沉淀池内抢救，当场中毒死亡 3 人，其他 4 名危重病人经过救治脱离危险。当日 24 时 30 分，现场采样检测结果表明中毒物质为磷化氢，并严重超标。

提示：进入池内作业和入池抢救应佩戴空气呼吸器或氧气呼吸器。

39.3　运输汽车翻车黄磷泼洒燃烧导致消防队员急性磷化氢中毒

企业：汽车运输

时间：2001 年 7 月 31 日

地点：翻车事故现场

岗位或操作：火灾抢险

毒物名称：磷化氢

中毒病名：急性磷化氢中毒

中毒原因：救援不当

经过：7 月 31 日 15 时，某县消防大队接消防支队（119）通知，某段公路上发生火灾，一辆满载 48 桶共 8.5 吨黄磷的加长东风车，因超载导致后轴断裂翻车，黄磷从保藏容器（内加水）泼洒出后引起燃烧。共 22 名消防队员参与抢险，主要用水灭火，也用少量泡沫，参与时间最短 2 小时，最长 9 小时。现场有强烈的大蒜臭味，带腥气和刺激性。灭火过程中有黄磷溅到皮肤和衣服上。火势得到一定控制后，队员徒手装运黄磷入桶。只有 4 副空气呼吸器供消防队员使用。8 月 1 日 20 时起，未佩戴空气呼吸器的 19 名的消防队员陆续出现发冷、乏力、食欲不振、胸闷、鼻咽部干燥、头昏、头痛、恶心、呕吐、腹痛、腹泻等症状；另 1 名中毒者未到抢险现场，但清洗过沾染黄磷的消防车和水袋 2 小时。20 人被诊断为急性轻度磷化氢中毒。

提示：应急救援时，应佩戴空气呼吸器。

相 关 链 接

理化性质：磷化氢为无色气体，有蒜臭味。分子量为 34，熔点为 −133℃，沸点为 −87.7℃。微溶于乙醇、乙醚。相对密度为 0.75，相对蒸气密度 1.2，自燃点 100℃～150℃。易燃，与空气接触可自燃，生成有毒的磷的氧化物。遇明火或热源，有燃烧爆炸的危险。与卤素、氧化剂、氧等发生剧烈反应。

在磷化锌与磷化铝的制造、包装、运输及使用磷化铝、磷化锌熏蒸粮食、中草药、毛皮时均可接触较高浓度的磷化氢。乙炔气制造及矽铁运输时因原料中磷化钙遇水或被空气潮解也会产生磷化氢。镁粉制备、黄磷制备、黄磷遇水、含磷酸钙的水泥遇水、半导体砷化镓扩磷遇酸、饲料发酵等作业工人在一定条件下均有可能接触较高浓度的磷化氢。此外，含有磷的锌、锡、铝、镁遇弱酸或水也可产生磷化氢。

接触途径：可经呼吸道吸入人体。

职业中毒特点：主要损害神经、呼吸系统。

急性中毒：轻者可有头痛、乏力、恶心、咳嗽，轻度意识障碍，也可出现化学性支气管炎或支气管周围炎，重者上述症状加重，并出现肺水肿、昏迷、抽搐、休克，伴有心肌、肝肾损害。**慢性影响**：长期低浓度接触可有头痛、头晕、乏力、失眠、记忆力减退等类神经症表现，及嗅觉减退、鼻咽部干、咽部充血、胸闷、气短、咳嗽等。

健康损害的靶器官：呼吸系统，神经系统，肝，肾。

应急处理：禁止明火、火花、高热，使用防爆电器和照明设备。佩戴过滤式防毒口罩或面具，高浓度时必须佩戴空气呼吸器或氧气呼吸器。穿胶布防毒衣，戴橡胶手套和安全防护眼镜。提供淋浴和洗眼设施。超过 280 毫克/立方米浓度时，需专用滤毒罐，或选用供气式呼吸防护。工作场所禁止饮食、吸烟。及时换洗工作服。紧急事故抢救或撤离时，佩戴空气呼吸器。

　　抢救人员必须佩戴空气呼吸器进入现场，若无呼吸器，可用碳酸氢钠稀溶液浸湿的毛巾掩口鼻短时间进入现场。立即将中毒者移离现场至空气新鲜处，去除污染衣物。皮肤或眼污染时用流动清水冲洗各至少 20 分钟。保持呼吸道通畅，吸氧，必要时用合适的呼吸器进行人工呼吸。注意保暖、安静。立即就医。

40   磷酸三甲苯酯

阅读提示：作业场所胶粘剂受热释放磷酸三甲苯酯时，应加强防护。

中毒案例

黏制塑料花发生磷酸三甲苯酯中毒

企业：塑料花厂

时间：1997 年 6 月 30 日

地点：作业场

岗位或操作：煮胶黏合塑料花

毒物名称：磷酸三甲苯酯

中毒病名：磷酸三甲苯酯中毒

中毒原因：作业场所胶黏剂受热释放磷酸三甲苯酯

经过：6 月 24 日开始，某工场人员在制作塑料花时，通过煤油炉加热煮胶黏合，使用的胶黏剂是含有毒性大的磷酸三甲苯酯的"牛胶"。作业人员 40 人左右，每次开 10 个炉，每次用胶 3 千克～4 千克。6 月 30 日起，个别作业人员出现双下肢无力，7 月 20 日前后同样表现的人员增多，严重者出现呼吸困难、休克，共 13 人发病，2 例病人送医院抢救无效死亡。经省卫生厅组织调查，确认是磷酸三甲苯酯中毒。

提示：使用有毒胶黏剂应做好劳动防护。如出现中毒症状应尽快就医，不能贻误。

相关链接

理化性质：磷酸三甲苯酯是无色不挥发油状液体，是甲酚各异构体的混合物的磷酸酯。分子量为 368.36，相对密度为 1.162（25℃），熔点为 −33℃，沸点为 420℃，蒸气压为 1.33 千帕（265℃），闪点为 225℃，性质稳定，不溶于水，溶于醇、苯等多种有机溶剂。主要用作塑料增塑剂、喷漆增塑剂。可燃。受热分解产生剧毒的氧化磷烟气。与氧化剂能发生强烈反应。燃烧分解产生一氧化碳、二氧化碳、氧化磷、磷烷。

接触途径：经呼吸道、消化道、皮肤吸收。

职业中毒特点：本品引起中毒性神经病，对体内假性胆碱酯酶有抑制作用，但不抑制真性胆碱酯酶。

急性中毒时，大量口服先出现恶心、呕吐、腹泻，后出现肌肉疼痛，继之迅即出现肢体发麻和肌无力，可引起足、腕下垂。损害运动神经为主。重者可有咽喉肌肉、眼肌和呼吸肌麻痹，可因呼吸肌麻痹而致死。亦可经皮肤、呼吸道吸收。慢性中毒表现为长期小量接触邻位磷酸三甲苯酯，出现与急性中毒相同的神经系统损害。

健康损害的靶器官：中枢神经系统，周围神经系统，呼吸系统。

应急处理：发生泄漏时，应迅速撤离泄漏污染区人员至安全区，并进行隔离，严格限制出入。切断火源。建议应急处理人员戴自给正压式呼吸器，穿防毒服。不要直接接触泄漏物。尽可能切断泄漏源。防止进入下水道、排洪沟等密闭空间。小量泄漏时，用沙土、干燥石灰或苏打水混合处理。大量泄漏时，构筑围堤或挖坑收容，用泡沫覆盖，降低蒸气灾害。用泵转移至槽车或专用收集器中，回收或运至废物处理场所处置。

灭火方法：消防人员须佩戴防毒面具、穿全身消防服。灭火剂使用干粉、二氧化碳、沙土。

急救措施：皮肤接触磷酸三甲苯酯时，应脱去污染的衣服；眼睛接触磷酸三甲苯酯时，应提起眼睑，用流动清水或生理盐水冲洗。尽快就医。误服后，饮足量温水，催吐。洗胃，导泄。应立即就医。吸入时迅速脱离现场至空气新鲜处。保持呼吸道通畅。如呼吸困难，给输氧。如呼吸停止，立即进行人工呼吸。尽快就医。

41　硫化氢

阅读提示：共收录1982年至2001年20起硫化氢中毒案例，分别发生在水产加工厂、造纸厂、渔船、污水处理厂、地下仓库、腌菜厂、化工厂等，主要发生在清理、清洗、维修、搬运、疏通等作业环节，主要原因是密闭空间作业无防护、污水喷出、救援不当等。这些硫化氢中毒案例呈现的特点是高浓度吸入造成猝死，病死率高，中毒涉及的职业种类多，单起事故涉及人数多，个人防护用品、现场报警装置和应急救援薄弱。

提示：应建立密闭空间作业管理制度，杜绝不当救援，硫化氢作业现场设置应急救援预案并配备报警装置和应急救援设施。

中毒案例

41.1　某水产加工厂清理腌鱼池发生急性硫化氢中毒

企业：水产加工厂

时间：1982年7月20日

地点：腌鱼池

岗位或操作：清理

毒物名称：硫化氢

中毒病名：急性硫化氢中毒

中毒原因：密闭空间作业无防护，救援不当

经过：事故当日中午1时左右，某水产加工厂，对编号为29号、31号、33号、35号的四个深2米的腌鱼池进行卤水和污水清除作业。甲清除31号池，下池作业数分钟后自觉强烈刺眼，便上池休息，此时旁人已发现甲眼结膜充血，却未引起重视，甲再度下池作业即昏倒池中。池上的人误以为甲是体弱昏倒，有3人接替甲继续作业，下池后也很快昏倒池中。又有4人先后下池救人也昏倒池中。此时，池上人员才觉情况严重，立即用鼓风机对腌鱼池强制送风，将池内8位中毒者背上池来，在此过程中又有6人中毒。14名中毒者立即被送往医院抢救，包括副厂长在内共4人抢救无效死亡，其余10

人经抢救脱险，诊断为急性硫化氢中毒。事发当日，在鼓风机对腌鱼池强制通风的条件下，取 31 号池内空气样品，测得硫化氢浓度严重超标。

调查发现，31 号腌鱼水池已有 5 年未启用。由于在其他腌鱼池操作过程中常有臭鱼等杂物散入该池，另有冲洗场地的水和雨水常将鱼体及腐败物冲入池里，鱼体腐败，蛋白质分解产生大量硫化氢沉积在池底。

提示：清理腌鱼池时应佩戴空气呼吸器。

41.2　某电化厂停电导致急性硫化氢中毒

企业：电化厂
时间：1984 年 8 月 11 日
地点：生产车间
岗位或操作：酸剂油化作业
毒物名称：硫化氢
中毒病名：急性硫化氢中毒
中毒原因：鼓风机停转，硫化氢倒灌至作业场所

经过：事故当日上午 11 时左右，某电化厂三车间二硫化碳工段，甲等 6 名农民工在鼓风机房内从事酸剂油化作业时停电，用于排除硫化氢废气的鼓风机突然停止运转，致使大量硫化氢气体从风机口倒灌至酸剂油化作业场所，在场的 6 名农民工均因吸入高浓度硫化氢而引起急性硫化氢中毒，其中甲等 4 人当即昏迷、呼吸停止、瞳孔散大。经现场及时救援，将病人迅速送入医院抢救脱险。

提示：注意鼓风机停转引起的硫化氢倒灌至作业场所造成的危害。

41.3　某渔船检查淡水舱渗漏发生急性硫化氢中毒

企业：渔船
时间：1986 年 2 月 10 日
地点：淡水舱
岗位或操作：检查
毒物名称：硫化氢
中毒病名：急性硫化氢中毒
中毒原因：密闭空间无防护，救援不当

经过：事故当日中午 12 时左右，船长和大副通过人孔进入已经抽干水的

149

淡水舱检查，发现舱顶有一处在渗漏污水，船长用螺丝刀刮了一通后，发现一个小孔，当时感到舱中鱼腥味越来越浓重，渗漏水也在逐渐增多，船长和大副随即退出淡水舱。13 时半左右，公司修理船到达，准备对渔轮进行检修。修理工甲在渔轮长乙的陪同下，带了手电筒和行灯进入食用淡水舱查看检修点。20 分钟后，等在舱外的另一修理工丙见 2 人进舱后还未出来，呼叫不应，便和电焊工丁进舱查看，发现乙躺倒在第二格舱，正要去拉乙也昏倒在第一格舱和第二格舱间。跟在后面的丁忙马上退出舱外呼救。在场人员立即报警。丁戴上过滤口罩再次进舱将丙拖到舱口，其他人员将丙急送医院抢救。由于现场环境狭窄，食用淡水舱人孔口仅为半米见方，直到 16 时左右，在消防队员的帮助下才将乙和甲救出，但 2 人经抢救无效死亡。丙送入医院时意识不清，口唇紫绀，四肢肌肉抽搐，心率加快，一周后并发急性心包炎伴心肌损伤，采取综合治疗措施后痊愈。

事故调查发现，食用淡水舱空间狭小，空气污浊，流通不畅，虽经多次强制性通风送气，空气中仍可检出硫化氢气体，积水中硫化氢含量仍非常高。

鱼舱水渗漏到鱼舱和食用淡水舱之间的隔层中，长期积聚引起腐败，产生了硫化氢气体，硫化氢气体又通过腐蚀的舱顶小孔渗入食用淡水舱，无法逸散，造成舱内硫化氢气体积聚。该渔轮在设计时，食用淡水舱有多个人孔，但在建造中被覆盖了，造成食用淡水舱通风不良，硫化氢气体积聚，同时也给事故发生后的抢救工作带来了极大的困难，延误了抢救时间。

提示：进入淡水舱应佩戴空气呼吸器，没有防护时，不应盲目救援。

41.4　某污水处理厂污水池排水测量时发生急性硫化氢中毒

企业：污水处理厂

时间：1986 年 4 月 7 日

地点：污水池

岗位或操作：测量排水参数

毒物名称：硫化氢

中毒病名：急性硫化氢中毒

中毒原因：密闭空间作业无防护，救援不当

经过：事故当日上午 9 时左右，某污水处理厂厂长带领几名技术人员到下属某污水泵站测量泵站机械设备的技术参数，并了解设备运转情况。在关闭水泵后进入室内污水池，进行室内污水池排水二阀的测量时，由于进水阀门未关紧，突然大量硫化氢气体伴随污水涌入室内污水池中，似闪电一击，

众人悉数倒下，泵站其他人员见状，急忙呼救。邻近一工程队闻声赶来，立即组织十多人的抢救队和泵站的同志一起投入抢救，从室内污水池救出 4 人，其中 3 人送医院途中死亡，另 2 人在现场死亡。同时，在抢救过程中，又有 4 人先后中毒。在整个事件中，有 10 人中毒，其中 5 人死亡。

事故调查发现，该泵站排水阀门已关闭数周，室外污水池内积聚的污水达 5 米～6 米深，污水腐败产生大量的硫化氢。在事故发生 3.5 小时后，现场检测显示空气中硫化氢浓度仍严重超标。

提示：进入室内污水池应佩戴空气呼吸器，在没有防护条件下，不要盲目救援。

41.5　某污水处理厂窨井疏通作业发生急性硫化氢中毒

企业：污水处理厂

时间：1996 年 5 月 16 日

地点：窨井污水管道

岗位或操作：疏通

毒物名称：硫化氢

中毒病名：急性硫化氢中毒

中毒原因：管道污水喷出，救援不当

经过：事故当日中午 12 时左右，某污水处理厂为疏通污水管道，打开了 6 只窨井盖抽取污水，14 时左右，井内污水抽至露管口，民工甲自己用绳子绑住腰部，未佩戴防毒面具下井作业，下井后用榔头、凿子等敲凿管道内的石块，敲落一块砖块时，管道内的污水冲了出来，甲即昏迷。在井口上守望的民工乙发现有异常，想拉甲出井，因绳子松开无法拉出，乙下井救人，也即刻昏倒在井内。井上丙等另 2 名民工立即用绳子系住自己的腰部下井救人，将乙救出再次下井时也昏倒在井内。污水处理厂职工丁系绳下井，先后将丙和甲救出井外后昏倒在路边。在场的其他职工将 4 人急送医院抢救，第一个下井作业的民工甲经抢救无效死亡，另 3 名工人出现脑水肿等，经医院抢救脱险，诊断为急性重度硫化氢中毒。

提示：下井作业应佩戴空气呼吸器，没有防护不要盲目救援。

41.6　某化工研究所搬运化工原料发生急性硫化氢中毒

企业：化工研究所

时间：1996 年 8 月 19 日

地点：仓库

岗位或操作：搬运

毒物名称：硫化氢

中毒病名：急性硫化氢中毒

中毒原因：作业场所空气中硫化氢浓度严重超标，缺氧

经过：事故当日下午，2 名民工到研究所一个废弃多年未用的仓库内搬运若干年前存放的五硫化二磷，当 2 人各运出一箩筐后，约 10 分钟即倒地死亡。经当地劳动卫生职业病防治所现场室内空气采样测定，硫化氢浓度严重超标。

提示：进入存放毒物的作业场所须加强个人防护。

41.7 某军用地下仓库存放红枣霉变发生急性硫化氢中毒事故

企业：地下仓库

时间：1996 年 10 月 15 日

地点：某军用地下仓库

岗位或操作：取货

毒物名称：硫化氢

中毒病名：急性硫化氢中毒

中毒原因：密闭空间硫化氢浓度增高，缺氧

经过：某军用地下仓库为全地下式仓库，地面上仅有一扇四周附橡皮封条的进出门和通风口，门和通风口平时均密闭不开，密闭性能极好，仓库容积为 734 立方米。该仓库于 1996 年 6 月存入红枣 3 吨～5 吨及部分棒棒糖，至事故发生前该仓库无人开启取物。同年 10 月 15 日 12 时半左右，甲等 3 人进入仓库准备取物，当走到地下仓库入口拐弯处，甲感觉气味异常便立即转身往回走，其余 2 人则已来不及逃离昏倒在地，仓库另 2 名职工见状后又立即进仓去搜寻和抢救，结果 4 人全部中毒死亡。

现场调查发现，库内的气温在 30℃左右，仓库内有一股刺鼻霉变的腐烂气味，存放的红枣已有不同程度腐烂变质。在该仓库门及通风口已全部打开，充分通风的情况下，现场空气测定显示仍有硫化氢气体存在。同时因为仓库长期密闭不用，通风极差，硫化氢等气体日积月累，浓度逐步增高，氧气含量逐步减少。

提示：进入长期密闭不用的仓库时，须加强个人防护。

41.8　某渔轮渔民急性硫化氢中毒

企业：渔轮

时间：2001 年 5 月 13 日

地点：渔舱

岗位或操作：清理

毒物名称：硫化氢

中毒病名：急性硫化氢中毒

中毒原因：清理渔舱属于密闭空间作业，无防护

经过：事故当日上午 10 时，某渔轮渔民售完鱼货后，4 名渔民在未采取任何防护措施情况下，进入该渔轮头舱清洗打扫。1 小时后，甲掀起渔舱底板冒出大量气体，突然昏倒舱内，正在舱内的乙、丙发现后立即救助，刚拉了两下，2 人也先后昏倒，另 1 名工人丁因及时转移到渔舱水舱内而幸免于难，当时即被在渔轮甲板上的其他渔民发现，经过 8 分钟～10 分钟紧急抢救，先后将昏倒在舱内的甲、乙、丙 3 人救出，经抢救，甲死亡，乙和丙得救。经诊断，3 人均为急性重度硫化氢中毒。

调查发现，由于该渔轮捕捞的鱼虾之类，均是富含蛋白质的有机物，该类物质在腐败变质后产生大量的硫化氢气体，而该鱼舱一般情况下长期处于密闭或半密闭状态，且鱼舱底污水舱内污水含有大量有机物，污水不易排出，在时间过长、通风不良和气温升高等因素影响下，导致污水舱内的有机物及沉积在污水舱内的其他小鱼等发生腐败而产生大量硫化氢气体，沉积在污水舱内，当渔民掀起舱底板并搅动或清扫时，大量硫化氢气体逸出。

提示：清理鱼舱时应加强个人防护，佩戴空气呼吸器。

41.9　某市政工程有限公司急性硫化氢中毒

企业：市政工程有限公司

时间：2001 年 5 月 22 日

地点：工地污水提升井

岗位或操作：井内施工

毒物名称：硫化氢

中毒病名：急性硫化氢中毒

中毒原因：误将井底旧水泥管道当做水泥块凿开，旧管道的污水和臭气

喷出。

经过：5月22日24时，某市政工程公司6名工人在某工地污水提升井施工时，其中2名工人在6米深（直径1.75米）的井底挖土，误将井底旧水泥管道当做水泥块凿开，旧管道的污水和臭气喷出，2名工人当场晕倒，井上4名工人见状，立即拨打110、119、120请求援助。次日凌晨1时分别将2名中毒者送往医院，其中1名经抢救无效死亡。

提示：井上工人立即拨110、119、120请求援助，方法正确，避免了救援不当造成的伤害。

41.10　某酱园厂急性硫化氢中毒

企业：酱园厂
时间：2001年6月7日
地点：腌制车间腌制池
岗位或操作：清洗
毒物名称：硫化氢
中毒病名：急性硫化氢中毒
中毒原因：腌制池作业无防护，救援不当

经过：该乡镇个体酱菜加工厂有5个深入地下的水泥腌制池（长5米，宽3米，深4.5米），某腌制池漏水需整修。事故当日清晨6时，厂部安排6人，分两班轮换作业，把已腌制2年的芥菜清理出池。上午6时30分到中午12时，清理过程中作业人员感到所散发气体刺激性较大，有流泪、流涕症状，但未引起警觉。14时继续作业，清理积水中的芥菜，约半小时后，其中1人甲昏倒池中，池上工人发现后立刻下池救人，但未下到池底即感到头昏、眼黑而未能将昏倒者救起，即向厂里报告。厂长等6人闻讯后，在无任何防护措施情况下，先后下池救人，也均相继昏倒池中。此时，他人才拨打110和120求助，在110帮助下将昏倒者救出。本次事故共发生7人硫化氢中毒，其中2人死亡。

提示：清理酱菜、腌菜池应佩戴空气呼吸器。

41.11　某火炬化工厂急性硫化氢中毒

企业：火炬化工厂
时间：2001年7月9日

地点：水汽分厂

岗位或操作：管道注入硫化氢测试

毒物名称：硫化氢

中毒病名：急性硫化氢中毒

中毒原因：管道泄漏硫化氢气体

经过：7月3日，该厂"201"管道系统在停产近一年后准备恢复生产试车，需用大量硫化氢气体。7月9日，试车车间"201"管道系统注入压力约2千克的硫化氢进行测试，7月9日晚42岗的值班工人甲自觉有硫化氢刺激味，坚持写完岗位记录后，离开值班室到室外透气，出值班室时佩戴过滤式防毒面具，刚出值班室门外约6米左右即中毒倒地。另一值班职工乙发现后立即报告厂部进行抢救，乙轻度中毒经救治脱离危险，甲抢救无效死亡。调查发现，由于该系统已经停产一年，管道锈蚀严重，致使离42岗20米～50米的管道泄漏，硫化氢气体外泄。当时风向正吹向42岗位，致使工人发生急性硫化氢中毒。

提示：发现有毒气体泄漏，应立即撤离。

41.12　某化工厂急性硫化氢中毒

企业：化工厂

时间：2001年7月10日

地点：溶解釜

岗位或操作：检修

毒物名称：硫化氢

中毒病名：急性硫化氢中毒

中毒原因：密闭空间作业无防护，救援不当

生产工艺：

1. 磺化（硫酸汞，烟酸，蒽醌）水解→压滤→除汞釜→压滤→盐析釜→成品滤剂

2. 1-磺酸盐→溶解釜→氯化釜→成品滤剂

经过：由于溶解釜的吸收装置和除汞釜的吸收装置有阀门相连，操作工人忘了关阀门，导致除汞釜吸收器中的硫化氢倒流入溶解釜。次日早晨，工人检修进入溶解釜时无密闭空间防护措施，立刻昏倒，另一工人下去救助，也昏倒，2人均当场死亡。

提示：进入溶解釜应按密闭空间作业管理，劳动者应佩戴空气呼吸器。

41. 13　某电气工程公司电力隧道井下作业发生急性硫化氢中毒

企业：电气工程公司

时间：2001 年 7 月 16 日

地点：电力隧道井下

岗位或操作：井下作业

毒物名称：硫化氢

中毒病名：急性硫化氢中毒

中毒原因：电力隧道井下作业属密闭空间作业，无防护，救援不当

经过：7 月 16 日 9 时 30 分左右，某电气工程公司职工到电力隧道进行电缆接头作业，7 名工人在打开井盖后未进行通风、未佩戴个人防护用品的情况下，即下到井下三层（主隧道）作业。中午 12 时 30 分左右，工人甲想上地面，但爬到第二层时感到头晕、乏力，随即掉到隧道底部失去知觉。井中其他人发现后，立即进行抢救，并呼井上人员救援。在抢救甲时，其他 6 人相继出现症状。井上人员发现后呼救 110、120，经及时抢救，没有人员死亡。经诊断，7 名作业工人均为急性硫化氢中毒。

　　提示：井下作业按密闭空间作业管理，劳动者应佩戴空气呼吸器，没有防护时，不应盲目救援。

41. 14　某造纸厂发生急性硫化氢中毒

企业：造纸厂

时间：2001 年 7 月 22 日

地点：纸浆池

岗位或操作：清洗

毒物名称：硫化氢

中毒病名：急性硫化氢中毒

中毒原因：密闭空间作业无防护，救援不当

经过：事故当日上午 9 时 30 分，因生产新产品该造纸厂职工甲进入 3 米深的纸浆池内进行清洗，进池约 2 分钟后即昏倒于池内。另 2 名职工，未采取任何防护措施下池救人，到池底时感到胸闷、腿软，慌忙爬出池口。两位副厂长也未采取任何防护措施下池救人并先后昏倒。此时，电焊工取来工业用氧气，分别在纸浆池入口和出口用皮管向池内送入氧气，随后再派人下池

用绳子将 3 名中毒者救出现场。本次事故共有 7 名急性硫化氢中毒患者，其中 6 名重度中毒，1 名轻度中毒。

提示：进入纸浆池作业按密闭空间作业管理，劳动者应佩戴空气呼吸器，没有防护时，不要盲目救援。将氧气送入纸浆池非常危险，应禁用。

41.15　某造纸厂急性硫化氢中毒事故

企业：造纸厂

时间：2001 年 8 月 2 日

地点：纸浆池

岗位或操作：清理

毒物名称：硫化氢

中毒病名：急性硫化氢中毒

中毒原因：密闭空间作业无防护，救援不当

经过：事故当日上午北 6 号池的纸浆翻入北 5 号池和南 5 号池后，先用水冲，至 9 时 30 分甲拿手电筒沿梯下至池底。约 1 分钟后，地面监护人发现电筒光熄灭，就大声呼救，乙下至池底救甲，约 1 分钟也没有声音。地面监护人呼其他人抢救，丙刚下竹梯 3 级，感到刺眼、胸闷，有一股难闻的味道，就急忙退出，厂长闻讯立即搬来排风扇向池内吹了 10 分钟左右，后将丁系住绳子后吊到池下，将二人拉上来。发现二人鼻腔内有纸浆、嘴唇发白、昏迷，当即就地做人工呼吸，并拨打 110，将 2 人送至医院，因抢救无效死亡。

提示：清理纸浆池作业按密闭空间作业管理。做人工呼吸时不要做口对口人工呼吸。

41.16　某化工公司清理碱溶罐发生急性硫化氢中毒

企业：化工公司

时间：2001 年 8 月 3 日

地点：碱溶罐

岗位或操作：清洗

毒物名称：硫化氢

中毒病名：急性硫化氢中毒

中毒原因：入罐作业属密闭空间作业，无防护，救援不当

生产工艺：苯胺＋CS₂＋S $\xrightarrow{\text{加温}}$ 合成→碱溶→加硫酸中和→加水水洗→成品

经过：事故当日 16 时 30 分左右，该厂工人准备清洗 3 米高的碱溶罐，当第一位工人从顶部一直径约 45 厘米的圆孔下去时，当即死亡。第二人急忙下去救援也立即死亡。第 3 人去救，也立即死亡。此后，工人感到事态严重，立即报告，后进行有效营救，又发生 2 人中毒。此事故共发生 5 人中毒，其中 3 人死亡。调查发现，工人进入碱溶罐前未进行通风；未佩戴个人呼吸防护用品；救护人员未采取任何防护措施。

提示：入罐作业按密闭空间作业管理，没有防护时，不要盲目救援。

41.17　某广场污水井急性硫化氢中毒

企业：广场污水井

时间：2001 年 8 月 16 日

地点：污水井

岗位或操作：维修

毒物名称：硫化氢

中毒病名：急性硫化氢中毒

中毒原因：维修污水井水泵，毒物释放，救援不当

经过：8 月 16 日，某广场地下室 181 号污水井因水泵发生故障进行维修。上午 9 时 30 分，维修开始，13 时 15 分左右，甲在污水井边用竹竿将污水搅动几下，即刻坠入井中，现场乙和丙见状相继上前救助，随即也前后坠入井中。当时在场的丁和戊 2 人用对讲机向地面报急，并先后向 120 和 119 求助。某广场物业管理公司多名管理人员赶到现场，随后救护和消防人员赶到，消防人员在佩戴氧气面罩的保护下将 3 名坠井人员打捞上来，在送到医院时已死亡，现场的 16 名物业救护人员也出现了头晕、胸闷、恶心和呕吐等症状，随即送医院进行高压氧等治疗后痊愈。

调查发现，181 号污水井口位于地下一层的一间小房间内，房间外有一条长十多米的过道通向上底层的楼梯，井口长方形（2.5 米×2 米），井深 4.8 米，污水水深 3 米。当地卫生监督所在 16 时 10 分测出井口至井下空气中硫化氢浓度严重超标，未检测出一氧化碳。

提示：采取向 120、119 求助的正确救援方法，避免了更大伤害。

41.18　某油脂加工厂清洗油渣池急性硫化氢中毒

企业：油脂加工厂

时间：2001 年 9 月 29 日

地点：油渣池

岗位或操作：清洗

毒物名称：硫化氢

中毒病名：急性硫化氢中毒

中毒原因：下池疏通抽水泵属密闭空间作业，无防护，救援不当

经过：9 月 29 日上午 9 时，该厂甲、乙 2 人对本厂油料残渣腐化 1 号池进行抽水清洗，10 时 20 分因抽水泵发生堵塞，甲下池疏通，约 2 分钟后昏倒井下，乙见状大呼救人，即下池救人后也倒下，随后又有 3 人陆续下井救人，分别昏倒在池下。本次事故共发生急性硫化氢中毒 5 人，其中 1 人死亡。

调查发现，池内空气中硫化氢浓度严重超标；现场未配置硫化氢报警装置；操作人员和救护人员无个人防护用品。

提示：下池疏通抽水泵作业应按密闭空间作业进行管理。没有防护的情况下不要盲目救援。

41.19　某织染公司染织布料发生急性硫化氢中毒

企业：织染公司

时间：2001 年 10 月 25 日

地点：染织车间

岗位或操作：加料

毒物名称：硫化氢

中毒病名：急性硫化氢中毒

中毒原因：误将过双氧水（过氧化氢）当做冰醋酸加入保险粉，产生硫化氢气体

经过：事故当日上午 10 时左右，车间操作工加酸中和时，误将双氧水当做冰醋酸加入保险粉（连二亚硫酸钠）中，而产生硫化氢气体，致使 5 人中毒，其中 4 人因救护而中毒。现场调查发现，部分原料无任何标识，操作工根据嗅觉投料，生产现场通风较差。

提示：化学品应当有标签，注明成分、含量、使用方法、危害及应急救

援等。

41.20　某纸业有限公司发生急性硫化氢中毒事故

企业：纸业有限公司

时间：2001 年 10 月 26 日

地点：纸浆池

岗位或操作：拆卸制浆泵

毒物名称：硫化氢

中毒病名：急性硫化氢中毒

中毒原因：拆卸制浆泵，高压有毒气体喷射，救援不当

经过：事故当日上午 8 时左右，该厂制浆一车间因一只制浆泵损坏，更换另一只近半年未使用的衬浆池纸浆泵，3 名职工在拆卸纸浆泵的过程中，因泵体连接衬浆池管中的浆液喷出，其中包裹有高压有毒气体，导致在场 3 名职工窒息倒地，当即被正在二楼纸浆池边工作的 1 名女工发现，迅即呼救。随之有 12 名救护人员因缺乏急救防护用品也相继倒在附近现场。本次事故共发生急性硫化氢中毒 15 人，其中诊断重度中毒 6 人（死亡 2 人），中度中毒 4 人，轻度中毒 5 人。

调查发现，制浆车间衬浆池停用近半年，池中的泥浆发酵而产生的大量有毒有害气体（硫化氢）积留在池和连接泵体管道中，因拆泵而使池、管中大量的浆液和硫化氢在单位时间内高压喷出，造成 3 名职工急性窒息伴吸入中毒；后参与救护人员因未采取必要的防护措施进行救护也出现轻重不同的硫化氢中毒。

提示：拆卸制浆泵时应加强个人防护，没有防护时，不要盲目救援。

相关链接

理化性质：硫化氢是无色带臭鸡蛋气味的气体。熔点为 $-85℃$，沸点为 $-60℃$。溶于水生成氢硫酸，可溶于乙醇，相对密度为 1.5（$0℃$），相对蒸气密度 1.2，易燃，自燃点 $260℃$。与空气混合，遇明火、高热可发生爆炸。

硫化氢一般为工业生产过程中产生的废气，很少直接应用。在制造硫化染料、硫酸、二氧化硫时；在皮革、人造丝、橡胶、农药、鞣革、制毡、造纸、煤的低温焦化、含硫石油的开采、提炼和加工以及从含硫矿石中提炼铜、镍、钴等作业，均可有硫化氢产生。有机物腐败时也能产生硫化氢，如在疏

通阴沟、下水道、沟渠，开挖和整治沼泽地以及清除垃圾、污物、粪便等作业均可接触硫化氢。

接触途径：主要经呼吸道吸入人体。

职业中毒特点：

急性中毒时出现眼刺痛、羞明、流泪、结膜充血、咽部灼热感、咳嗽等，继之出现明显的头痛、头晕、乏力等症状并有轻度至中度意识障碍或有急性气管－支气管炎、支气管周围炎。重者出现急性支气管肺炎，肺水肿，甚至昏迷、多脏器衰竭。高浓度可引起"电击样"死亡。

慢性影响为长期低浓度接触可有头痛、头晕、乏力、失眠、记忆力减退等类神经症表现，及多汗、手掌潮湿、皮肤划痕征阳性等自主神经功能紊乱。

健康损害的靶器官：眼睛，呼吸系统，中枢神经系统。

预防措施：严加密闭，提供局部排风和全面通风设施。禁止明火、火花、高热，使用防爆电器和照明设备。穿防静电工作服，戴防护手套和防护眼镜。提供淋浴和洗眼设施。IDLH浓度为142毫克/立方米，属酸性气体，由于能引起嗅觉疲劳，警示性低。工作场所禁止饮食、吸烟。及时换洗工作服。进入密闭空间或其他高浓度作业区，要有专人监护，严格遵守安全操作规程。浓度超标时，佩戴过滤式防毒口罩或面具；紧急事态抢救或撤离时，佩戴空气或氧气呼吸器。

应急处理：抢救人员必须佩戴空气呼吸器进入现场，若无呼吸器，可用小苏打（碳酸氢钠）稀溶液浸湿的毛巾掩口鼻短时间进入现场。立即将中毒者移离现场至空气新鲜处，去除污染衣物；皮肤或眼污染用流动清水冲洗各20分钟以上；保持呼吸道通畅，吸氧，必要时用合适的呼吸器进行人工呼吸；注意保暖、安静；立即与医疗急救单位联系抢救。

42 硫酸

阅读提示： 硫酸易挥发，经呼吸道吸入，对人产生刺激作用。硫酸也对皮肤黏膜具有强烈的腐蚀性，因此，接触硫酸的作业应穿戴防酸工作服、手套和鞋，不能赤膊工作。

中毒案例

某厂胶粘车间硫酸滴漏导致灼伤伴急性吸入中毒

企业： 某厂

时间： 1997 年 10 月 6 日

地点： 胶粘车间

岗位或操作： 查看泄漏硫酸

毒物名称： 硫酸

中毒病名： 硫酸灼伤伴急性中毒

中毒原因： 管道损坏，浓硫酸泄漏

经过： 事故当日 8 时 30 分，某粘胶保全工例行巡检时，有人向其反映旋流器的浓硫酸管道损坏，有硫酸溅在酸槽和墙壁夹道内，加之原有积水约有 4 厘米深。该工人和组内同志商议后独自去夹道内查看，9 时左右组内同志发现该工人光着上身，摇摇晃晃走过来。等保健医生赶到，见该工人仰面躺在一个碱性污水沟内。将该工人拉出后，用清水冲洗后立即送医院，9 时 30 分抢救无效死亡。检查发现，全身酸灼伤 100％。诊断为硫酸灼伤伴急性中毒。

提示： 接触硫酸的作业要严格采取个人防护措施。

相关链接

理化性质： 硫酸是无色透明油状液体，具强酸性和吸湿性。纯化合物在 10.56℃ 以下为固体，常用水溶液。分子量为 98.1，沸点为 290℃，凝固点为 10.56℃，与水互溶。属不可燃液体，但能点燃粉状可燃物。与有机物，氯酸

盐，碳化物，雷汞，水，金属粉不相容。与水剧烈反应放热。对金属具有腐蚀性。

本品的生产，使用本品制造化肥、硫酸盐、合成药物、染料、洗涤剂，金属酸洗，石油制品精炼，蓄电池制造及修理，纺织、制革和运输等作业过程中可能接触本品。

接触途径：经呼吸道、皮肤和（或）眼睛直接接触进入人体。

职业中毒特点：主要损害呼吸系统，对皮肤、黏膜有刺激腐蚀作用。

急性中毒：流泪、结膜充血、水肿，咳嗽、胸闷、气急等刺激症状。重者支气管痉挛、支气管炎、肺炎、肺水肿，甚至喉痉挛、喉水肿、窒息死亡。皮肤损害可见轻者红斑、疼痛，重者腐蚀、灼伤、坏死和溃疡。溅入眼内时引起角膜混浊、穿孔，甚至全眼炎、失明。慢性影响可见鼻黏膜萎缩、嗅觉减退、消失，牙酸蚀病，上呼吸道及支气管黏膜萎缩，慢性支气管炎等。

健康损害的靶器官：眼睛，皮肤，呼吸系统。

应急处理：眼直接接触硫酸后，立即用大量水冲洗（灌洗）眼睛，冲洗时不时翻开上下眼睑，并立即就医。皮肤直接接触硫酸后，要迅速将污染衣服脱除，立即用水冲洗污染皮肤，并迅速就医。如果吸入大量硫酸，立即将接触者移至空气新鲜处，注意保暖和休息。如果呼吸停止，要进行人工呼吸。尽快就医。如果吞入该化学物质，应立即就医。

43 硫酸二甲酯

阅读提示：共收录 1990 年～2003 年 4 起硫酸二甲酯案例，分别发生在制药厂、喷胶棉厂、染化厂和化工公司，主要发生在维修泵、拆卸旧装置、冲洗和搬运等作业环节，主要原因是包装桶盖撞碎、泵泄漏、连接管道漏泄、废物处理不规范等。提示应注意这些危险环节。

中毒案例

43.1 某制药厂维修泵时发生急性硫酸二甲酯中毒

企业：制药厂
时间：1990 年 11 月 5 日
地点：安乃近车间
岗位或操作：维修泵
毒物名称：硫酸二甲酯
中毒病名：急性硫酸二甲酯中毒
中毒原因：维修泵时接触硫酸二甲酯

经过：事故当日 21 时，2 名维修工人和车间主任在安乃近车间维修泵时，接触硫酸二甲酯 3 小时，相继出现双眼痛、红肿、流泪、咽痛、咳嗽、胸闷等症状而就医，被诊断为急性硫酸二甲酯中毒。调查发现，作业工人缺乏个人防护措施和知识。

提示：维修泵时应加强个人防护。

43.2 某喷胶棉厂拆卸旧装置引发急性硫酸二甲酯中毒

企业：喷胶棉厂
时间：1997 年 2 月 25 日
地点：中间体车间
岗位或操作：拆卸计量装置

毒物名称：硫酸二甲酯

中毒病名：急性硫酸二甲酯中毒

中毒原因：拆卸计量槽与反应锅的连接管道时，硫酸二甲酯流出

经过：因生产需要购买某化工厂已停产 10 个月的反应容器及其原料计量槽一套。事故当日 8 时，19 名工人开始拆卸，至 9 时拆卸计量槽与反应锅的连接管道时，流出浅咖啡色液体（残存在管道内的硫酸二甲酯原料）约 50 千克，当时工人出现流泪、喷嚏和咽干症状。为了赶时间，稍作休息后，继续拆卸，直至 12 时拆卸完毕，搬上汽车运回公司。当日 13 时 30 分～15 时 30 分，19 名当班工人陆续前往医院，住院 4 天～12 天后康复。

调查发现，该厂在拆卸旧生产装置前未制订安全操作规程，作业工人缺乏基本常识和安全意识，发现危险物质泄漏没有引起重视和采取防护措施。

提示：拆卸计量槽与反应锅的连接管道时，应加强个人防护，注意残留物。

43.3　某染化厂冲洗残存硫酸二甲酯中毒

企业：染化厂

时间：1999 年 6 月 14 日

地点：计量槽

岗位或操作：冲洗

毒物名称：硫酸二甲酯

中毒病名：急性硫酸二甲酯中毒

中毒原因：冲洗计量槽中残存的硫酸二甲酯的冲洗液，直接排放入明沟

经过：事故当日，当班工人根据操作要求对三楼前一天投过硫酸二甲酯的计量槽作常规冲洗（可能另作他用），并通过管道将冲洗后废水直接流入一楼地面的明沟，再流入污水池。当晚 20 时左右，在一楼操作的 4 名工人先后闻到刺鼻气味，发现计量槽中有残存的硫酸二甲酯，但工人继续作业。直到次日凌晨 3 时许，有 7 名工人和隔壁车间 1 名工人先后出现明显的眼部和呼吸道刺激症状，随后去当地卫生院治疗，其中 5 名症状较重者转到市级医院治疗。经诊断为硫酸二甲酯中毒。

调查发现，因工艺流程不合理，导致计量槽中残存硫酸二甲酯，工人直接将其冲洗到明沟中，闻到刺激性气味后工人未戴个人呼吸防护用品，未采取任何防护措施，继续工作。

提示：废物排放应经过无害化处理。

43.4 某化工公司搬运硫酸二甲酯时发生急性中毒

企业：化工公司

时间：2003 年 7 月 8 日

地点：仓库

岗位或操作：搬运

毒物名称：硫酸二甲酯

中毒病名：急性硫酸二甲酯中毒

中毒原因：包装桶盖撞碎，硫酸二甲酯流出

经过：该厂购进硫酸二甲酯 48 桶，每桶 270 千克。事故当日 11 时，4 名民工（男，24 岁～48 岁）开始卸货，由于操作不慎，将包装硫酸二甲酯的塑料桶盖撞碎，硫酸二甲酯流出，污染了 4 名搬运工人的衣服和皮肤，工人将桶封住后继续搬运。14 时，工人开始出现眼痛、怕光、流泪、咽干等症状，医院诊断为急性硫酸二甲酯中毒。

提示：搬运硫酸二甲酯时应加强个人防护。

相关链接

理化性质：硫酸二甲酯，无色或微黄色，略有葱头气味的油状可燃性液体。分子量为 126.14，相对密度为 1.3322（20/4℃），熔点为 −31.8℃，沸点为 188℃，闪点为 83.33℃，自燃点为 187.78℃，蒸气密度 4.35，蒸气压为 2.00 千帕（15 毫米汞柱，76℃）。溶于乙醇和乙醚，在水中溶解度 2.8 克/100 毫升。在 18℃易迅速水解成硫酸和甲醇，在冷水中分解缓慢。遇热、明火或氧化剂可燃。

硫酸二甲酯系重要的化工原料之一，在有机合成中用于代替卤代烷作为甲基化剂，在化工、医药、农药、军工、染料、香料、橡胶、皮革等工业中都有广泛的应用，例如用于制造二甲基亚砜、咖啡因、可得因、香草醛、氨基比林、甲氧苄氨嘧啶以及农药乙酰甲胺磷等。

接触途径：经呼吸道、皮肤吸收。

职业中毒特点：急性硫酸二甲酯中毒常经过 6 小时～8 小时的潜伏期后迅速发病，潜伏期越短症状越重，人接触 500 毫克/立方米浓度的硫酸二甲酯 10 分钟即致死。刺激反应表现为有一过性的眼结膜及上呼吸道刺激症状，肺部无阳性体征。

　　轻度中毒可产生明显的眼结膜及呼吸道刺激症状，如羞明、流泪、眼结膜充血水肿、咳嗽咳痰、胸闷等，两肺有散在干性啰音或少量湿性啰音，肺部 X 线符合支气管炎或支气管周围炎。

　　中度中毒症状为明显咳嗽、咳痰、气急，伴有胸闷及轻度紫绀，两肺有干性啰音或哮喘音可伴散在湿性啰音，胸部 X 线符合支气管肺炎、间质性肺炎或局限性肺泡性肺水肿。

　　重度中毒症状为咳嗽、咯大量白色或粉红色泡沫痰，明显呼吸困难、紫绀、两肺广泛湿啰音，胸部 X 线符合弥漫性肺泡性肺水肿，严重者可导致呼吸窘迫综合征，或窒息（喉头水肿、大块坏死的支气管黏膜脱落），或出现较严重的纵隔气肿、气胸、皮下气肿。

　　健康损害的靶器官：眼睛，皮肤，呼吸系统。

　　应急处理：眼直接接触硫酸二甲酯后，立即用大量水冲洗（灌洗）眼睛，冲洗时不时翻开上下眼睑，并立即就医。皮肤直接接触硫酸二甲酯后，要迅速将污染衣服脱除，立即用水冲洗污染皮肤，并迅速就医。如果吸入大量硫酸二甲酯，立即将接触者移至空气新鲜处，注意保暖和休息。如果呼吸停止，要进行人工呼吸。尽快就医。如果吞入硫酸二甲酯，应立即就医。

44　3-氯-2-甲基苯胺

阅读提示：在搬运苯的氨基硝基化合物时，应注意穿戴个人防护用品，以免泄漏时经皮肤吸收发生中毒。

中毒案例

某精细化工厂装卸废料发生急性 3-氯-2-甲基苯胺中毒

企业：精细化工厂

时间：1999 年 7 月 1 日

地点：码头

岗位或操作：货物装卸

毒物名称：3-氯-2-甲基苯胺

中毒病名：急性 3-氯-2-甲基苯胺中毒

中毒原因：接触废料毒物

经过：某精细化工厂是一村办企业，生产 3-氯-2-甲基苯胺，生产废料中含有氧化铁、水和少量 3-氯-2-甲基苯胺。该厂与某钢厂签订合同，由钢厂负责废料清运，钢厂又将此任务转包给某劳务所，劳务所又将其发包给包工头甲。事故前 1 日，包工头甲接码头装卸通知后，组织 18 名民工，4 辆卡车装货，从 9 时工作到 17 时，事故当日从 6 时装卸到 12 时，共装卸 14 小时，装卸废料 200 吨，30 多车次。此时，部分装卸工小便次数增多，到 21 时发觉小便带血，到镇卫生院就诊。次日，10 名装卸工被送市职业病防治院就诊，被诊断为急性 3-氯-2-甲基苯胺中毒。

提示：搬运废料应了解其有无毒性，做好防护工作。

相关链接

理化性质：3-氯-2-甲基苯胺，浅黄色液体，分子量为 141.5，相对密度为 1.171，熔点为 2℃～3℃，沸点为 115℃～117℃，闪点为 112.8℃。是合成染料、农药的重要原料。可合成染料 DB-50，可生产水田除草剂快杀稗等。

接触途径、职业中毒特点、健康损害的靶器官、应急处理等内容请参考苯胺。

45　氯苯

阅读提示：使用化学物的替代品时，应进行全面评估。

中毒案例

某客车厂客车外壳涂抹膏灰时发生急性氯苯中毒

企业：客车厂

时间：1987 年 9 月 13 日

地点：油漆车间

岗位或操作：涂抹膏灰

毒物名称：氯苯

中毒病名：急性氯苯中毒

中毒原因：使用氯苯作替代物

经过：事故当日，客车厂 14 名油漆工人（女 13 名，男 1 名）在给客车外壳涂抹膏灰时，感到使用的膏灰和往日不同，带有强烈的苦杏仁臭味。工作 20 分钟至 1 小时后，均出现眼刺激、鼻刺激、窒息、头昏、头痛、头胀、恶心、舌麻木和嗜睡等症状。调查发现，事故当日使用的过氯乙烯膏灰和以往不同，由于厂家生产时甲苯量不够，加入氯苯代替，车间内汽车多，无排风设备，局部氯苯浓度增高，导致吸入中毒。

提示：涂抹膏灰时，应做好个人防护工作。

相关链接

理化性质：氯苯，无色透明液体，具有强烈的苦杏仁味。分子量为 112.56，熔点为 -45.2℃，沸点为 132.2℃，相对密度为 1.10。不溶于水，溶于乙醇、乙醚、氯仿、二硫化碳、苯等多数有机溶剂。是有机合成的重要原料。

接触途径：经呼吸道、胃肠道、皮肤和（或）眼睛直接接触进入人体。

170

职业中毒特点：对中枢神经系统有抑制和麻醉作用；对皮肤和黏膜有刺激性。

急性中毒时，接触高浓度氯苯可引起麻醉症状，甚至昏迷。脱离现场，积极救治后，可较快恢复，但数日内仍有头痛、头晕、无力、食欲减退等症状。液体对皮肤有轻度刺激性，但反复接触，则起红斑或有轻度表浅性坏死。

慢性影响为常有眼痛、流泪、结膜充血；并可有头痛、失眠、记忆力减退等神经衰弱症状；可引起肝损害，个别可发生肾脏损害。

健康损害的靶器官：眼睛，皮肤，呼吸系统，中枢神经系统，肝。

应急处理：眼直接接触氯苯后，立即用大量水冲洗（灌洗）眼睛，冲洗时不时翻开上下眼睑，并立即就医。皮肤直接接触氯苯后，要迅速将污染衣服脱除，立即用肥皂水和清水冲洗污染皮肤，并迅速就医。如果吸入大量氯苯，立即将接触者移至空气新鲜处，注意保暖和休息。如果呼吸停止，要进行人工呼吸。尽快就医。如果吞入氯苯，应立即就医。

46 氯化钡

阅读提示：淬火炉旁应有防止混合盐暴溅的安全防护设施，操作时应加强个人防护。

中毒案例

某公司淬火工序发生急性氯化钡中毒

企业：某公司

时间：2002 年 10 月 28 日

地点：车间

岗位或操作：刀具淬火工序

毒物名称：氯化钡

中毒病名：急性氯化钡中毒

中毒原因：淬火炉加入混合盐，突然溅出

工艺流程：准备→淬火→回火→清洗→检验→喷砂，淬火时需要加入 20％NaCl、30％KCl 和 50％$BaCl_2$ 混合盐到淬火冷却炉。

经过：事故当日 14 时 50 分，该车间某淬火工在淬火冷却炉中加入混合盐后不久，炉中熔化混合盐突然溅出，造成脸部、背部、腰部和左脚等部位烫伤，烫伤面积 22％左右。同车间其他工人听到呼叫后立即将其搀扶到车间外，脱去烫焦的衣服，用冷水冲洗背部，随后送医院救治，15 时 23 分进急诊室，清创、补充平衡盐和吸氧，16 时 55 分收入院，补钾、注射硫代硫酸钠及对症处理无效，病人于次日凌晨 2 时 25 分死亡，诊断为急性重度氯化钡中毒。

调查发现，淬火炉旁无防止溶化混合盐暴溅的安全防护设施；事故时淬火工也未按安全操作规定穿厚帆布工作服，未戴防护眼镜和有机玻璃面具；车间无冲淋设施，污染氯化钡后没有迅速及时彻底清洗，事故发生后也没有得到迅速有效治疗。

提示：加强个人安全防护措施，突发事故后，应立即清洗接触者并迅速

就医。

相关链接

理化性质： 氯化钡，分子量为 224.28，相对密度为 3.86，熔点为 960℃。无臭，具有咸苦味，在空气中不发生变化。溶解于水，溶解度随温度上升而增加，微溶于盐酸和硝酸，不溶于醇、醚、丙酮。

用于钢材淬火、制造钡盐原料，鞣革、颜料、化学试剂、防止陶瓷制品褪色及制取金属钡，农业上用作杀虫剂、田间灭鼠剂。

接触途径： 可经胃肠、破损的皮肤和呼吸道进入人体。

职业中毒特点： 对肌肉有刺激兴奋作用，损害心、肾等脏器。

急性中毒时，轻者头晕、头痛、乏力及肢体麻木。吸入时可有咽痛、咽干、咳嗽、胸闷、气短等症状。重者可有典型的进行性肌麻痹，初为肌力减弱，站立不稳，持物困难，最后完全瘫痪，甚至因呼吸肌麻痹而死亡。尚可因低血钾致心律失常，也可致肾功能损害等。

慢性损害可有上呼吸道和眼结膜的慢性刺激症状，口腔黏膜肿胀、糜烂，鼻炎、咽炎、结膜炎。部分有高血压和心脏传导功能障碍。

健康损害的靶器官： 肌肉，心，肾。

预防措施： 工业氯化钡用塑料编织袋内衬塑料薄膜袋包装，应贮存在清洁、干燥的库房中，防止受潮和散失，不得与其他物品混存、混运。

应急处理： 处理泄漏物须穿戴防护手套、工作鞋，扫起慢慢倒至大量水中，地面用水冲洗，经稀释的污水放入废水系统。抢救人员须穿戴防护用具；速将接触者移离现场至空气新鲜处，反复漱口；去除污染衣物；注意保暖、安静；皮肤污染时用肥皂水或清水冲洗，溅入眼内时用流动清水或生理盐水充分冲洗，至少 20 分钟；呼吸困难给氧，必要时用合适的呼吸器进行人工呼吸；立即与医疗急救单位联系抢救。

47 氯化氢

阅读提示：严格遵守操作规程。

某洗涤剂厂发生急性氯化氢中毒

企业：洗涤剂厂

时间：1988 年 2 月 22 日

地点：烯氯工段

岗位或操作：加料

毒物名称：氯化氢

中毒病名：急性氯化氢中毒

中毒原因：过量三氯化磷注入油碱罐中，反应剧烈，释放大量氯化氢气体

经过：事故当日，某洗涤剂厂烯氯工段，因 1 名操作工违反操作规程，在规定时间内将过量的三氯化磷注入油碱中，引起罐内剧烈反应，大量氯化氢气体冒出，致使附近车间及浴室的 9 名工人吸入氯化氢气体，引起不同程度的氯化氢中毒。

提示：工人上岗前应严格培训，持证上岗。

相关链接

理化性质：氯化氢（水溶液为盐酸），无色至浅黄色气体，具有强烈的刺激性气味。分子量为 36.5，沸点为-85℃，凝固点为-114.44℃，溶解度 67％（30℃）。属不易燃气体。以压缩液化气运输。与氢氧化物，胺，碱，铜，黄铜，锌不相容。盐酸是大多数金属的强腐蚀剂。用于制染料、香料、药物、各种氯化物及腐蚀抑制剂。

接触途径：经呼吸道、胃肠道（液体）、皮肤和（或）眼睛直接接触进入

人体。

职业中毒特点：气体可引起鼻、咽喉刺激，咳嗽，窒息，化学性支气管炎、肺炎、肺水肿、皮炎；溶液可引起眼睛、皮肤灼伤。

健康损害的靶器官：眼睛，皮肤，呼吸系统。

应急处理：眼直接接触氯化氢后，要立即用大量水冲洗（灌洗）眼睛，冲洗时不时翻开上下眼睑，并立即就医。皮肤直接接触氯化氢后，要迅速将污染衣服脱除，立即用水冲洗污染皮肤，并迅速就医。如果吸入大量氯化氢，立即将接触者移至空气新鲜处，注意保暖和休息。如果呼吸停止，要进行人工呼吸。尽快就医。吞入盐酸，应立即就医。

48 氯甲酸三氯甲酯

阅读提示：注意氯甲酸三氯甲酯引起的迟发型肺水肿。

中毒案例

某农药厂发生急性中毒

企业：农药厂

时间：2000 年 2 月 26 日

地点：杀扑磷车间

岗位或操作：真空抽取农药

毒物名称：氯甲酸三氯甲酯

中毒病名：急性氯甲酸三氯甲酯中毒

中毒原因：皮肤意外接触氯甲酸三氯甲酯

工艺流程：腈液合成→酮液合成→原油合成→配制→成品

经过：事故当日 8 时 15 分，甲（男，28 岁）与其他当班工人在真空抽取氯甲酸三氯甲酯时，有少许原液溅到了脸上，当即用清水冲洗，无不良感觉。12 时，出现胸闷、咳嗽和气急等症状，送县人民医院救治，因急性肺水肿并急性呼吸窘迫综合征，右气胸，多脏器功能衰竭，抢救无效死亡，诊断为氯甲酸三氯甲酯中毒。

调查发现，作业人员缺乏个人防护用品，在毒物污染皮肤后没有采取正确的清理除污方法和防治方法。

提示：加强安全教育。被毒物污染后立即就医。

相关链接

理化性质：氯甲酸三氯甲酯，无色液体。遇热、遇碱或接触活性炭分解放出光气。溶于醇、乙醚等，难溶于水，但能为热水所分解。极易氧化。有窒息性。300℃时分解为 2 个分子光气。毒性较强，空气中浓度在 0.16 毫克/

176

升时，经 1 分钟～2 分钟即有致命危险。相对密度为 1.653（14℃），熔点为 −57℃，沸点为 128℃。剧毒，特别是遇热、碱类、活性炭有产生光气的危险。遇热水、水蒸气产生有毒和腐蚀性的气体。

双光气广泛用于氯甲酰化、脲化、碳酸酯化、异腈酸酯化等医药、农药、香料、染化、黏合剂等化工行业。

接触途径： 经呼吸道、胃肠道、皮肤和（或）眼睛直接接触进入人体。

职业中毒特点： 根据中毒程度，临床上可分轻度、中度、重度及闪电型四型。轻度中毒，仅表现为消化不良和支气管炎，一周内即可恢复。闪电型中毒极为少见，多发生在吸入极高浓度时，在中毒后几分钟内，可因反射性呼吸、心跳停止而死亡。中、重度中毒病情发展迅速而严重，典型的临床表现可分为四期，刺激期、潜伏期、肺水肿期和恢复期。

健康损害的靶器官： 呼吸系统。

应急处理： 在染毒区内应立即戴上防毒面具，防止继续吸入毒剂。伤员应由他人为之戴上面具。迅速离开染毒区，脱去面具或口罩和染有光气的衣物。依中毒轻重分类，中毒较重者，应优先送往治疗。有接触史但无任何症状的人员，应注意安静、保温、减少活动、严密观察 24 小时。

有条件时，应尽早开始间歇给氧，使用糖皮质激素，并用碱性合剂（4％碳酸氢钠 20 毫升、氨茶碱 0.25 克、地塞米松 5 毫克、1％普鲁卡因 2 毫升）早期雾化吸入 10 分钟～15 分钟，以减轻炎症和解除平滑肌痉挛。呼吸停止时应进行人工呼吸；心跳停止时，行心肺复苏术。

49 氯甲酸乙酯

阅读提示：玻璃阀一旦破裂，喷液正对着操作者的头面部，提示应从工艺上加以改进。

中毒案例

某化工厂氯甲酸乙酯泄漏污染中毒

企业：化工厂

时间：1994 年 4 月 18 日

地点：氯甲酸乙酯工段反应阀

岗位或操作：操作

毒物名称：氯甲酸乙酯

中毒病名：急性氯甲酸乙酯中毒

中毒原因：水洗锅炉底下玻璃截止阀断裂，大量氯甲酸乙酯喷射泄漏

经过：事故当日 8 时许，水洗组某操作工（女）上水洗岗位开启水洗锅炉底下的玻璃截止阀放酯，玻璃阀突然断裂，大量氯甲酸乙酯喷及头面部，立即用清水冲洗眼面，并去浴室洗澡，离开浴室后人感不支，被同事用自行车带至医务室救治（8 时 45 分），9 时 40 分转送某职防院，10 时 25 分抵达后立即抢救，但病情急剧恶化，至 11 时 15 分抢救无效死亡，被诊断为急性肺水肿、中毒性休克和呼吸心搏骤停猝死。

调查发现，断裂的玻璃阀位置距操作平台垂直高约 1.6 米，操作工必须向上伸手臂才能开闭阀门，开闭时如果用力方向与阀门指向不一致，或者玻璃阀的质量或安装存在问题时，一旦破裂，喷液正对着操作者的头面部，而工厂未对操作者提供任何个人防护用品，导致事故发生。

提示：改进工艺，做好个人防护。

相关链接

理化性质：氯甲酸乙酯又称氯碳酸乙酯，为易燃、有刺激性气味的有机溶剂，常温下为无色液体。不溶于水，溶于苯、氯仿、乙醚等多数有机溶剂，主要用于有机合成及用作溶剂。氯甲酸乙酯具有腐蚀性，遇明火、高热易引起燃烧，并放出有毒气体，遇水或水蒸气反应放热并产生有毒的腐蚀性气体。

接触途径：经呼吸道、皮肤和（或）眼睛直接接触进入人体。

职业中毒特点：人接触后主要中毒表现为眼及上呼吸道刺激；可使皮肤发生灼伤，高浓度时可发生肺水肿。

健康损害的靶器官：呼吸系统。

应急处理：发生氯甲酸乙酯中毒事件时，抢救人员须穿戴防护用具，速将接触者移至空气新鲜处、去除污染衣物；注意保暖、安静；皮肤污染或溅入眼内时用流动的清水冲洗至少 20 分钟。呼吸困难时给氧，如呼吸停止，应进行人工呼吸并立即就医。若不小心食入口中，要立即用水漱口，给饮牛奶或蛋清。

50 氯甲酸异丙酯

阅读提示：有毒物质在分装时，注意将放料管的残存料排放干净。

中毒案例

某农药厂氯甲酸异丙酯中毒

企业：农药厂

时间：1998 年 8 月 4 日

地点：装料车间

岗位或操作：装料

毒物名称：氯甲酸异丙酯

中毒病名：急性氯甲酸异丙酯中毒

中毒原因：抽出放料管时管内残存料溅射

工艺流程：异丙醇＋光气 $\xrightarrow[\text{反应釜}]{\text{搅拌}}$ 氯甲酸异丙酯

经过：事故当日，3 名装料工人将成品氯甲酸异丙酯装桶后，在抽出放料管时，管内残存料溅射至 3 人面部、眼和前胸，立即用自来水清洗，随后出现皮肤灼伤和呼吸道症状，送至医院抢救。其中 1 人出现严重肺水肿，18 小时后死亡。另 2 人出现面部、双眼、前胸化学灼伤，经治疗痊愈。

提示：注意操作安全，抢救措施宜迅速正确。

相关链接

理化性质：氯甲酸异丙酯是无色、易燃、具刺激性的透明液体，不溶于水，溶于乙醚。其蒸气与空气能形成爆炸性混合物。主要用于生产本品和用于制造农药等。

接触途径：经呼吸道、皮肤和胃肠道进入人体。

职业中毒特点：对眼及上呼吸道有刺激作用，轻者流泪、咽痛、咳嗽、发热、结膜炎，重者发绀，呼吸困难，浓度高时可发生肺水肿；对眼及皮肤、黏膜有刺激作用，皮肤直接接触可引起皮炎，出现瘙痒、红斑、水肿、丘疹、水疱，甚至坏死。

健康损害的靶器官：呼吸系统。

应急处理：发生氯甲酸异丙酯中毒事件时，抢救人员须穿戴个人呼吸防护用品，速将接触者移至空气新鲜处，去除污染衣物；注意保暖、安静；皮肤污染或溅入眼内时用流动的清水冲洗至少 20 分钟。呼吸困难时给氧，如呼吸停止，应进行人工呼吸并立即就医。重者吸氧、解痉、止咳、镇静。注意防止肺水肿。

51 氯气

阅读提示：共收录 1979 年至 2001 年氯气中毒案例 17 起，分别发生在电化厂、漂染厂、铸造厂、水产公司、医院、化肥厂、水厂、氯碱制造厂、废品收购站等单位，主要发生在充装液氯、混装化学品、清洗旧钢瓶、维修氯气瓶、切割氯气瓶、检查工等作业中，主要原因是爆炸、泄漏、垫圈老化等。这些氯气中毒案例呈现的特点是急性、突发，涉及人数多，个人防护、现场报警和应急救援薄弱。提示应加强氯气瓶的管理，尤其是充装、日常管理和废旧瓶的管理。

中毒案例

51.1 某电化厂充装液氯发生爆炸致多人急性氯气中毒

企业：电化厂

时间：1979 年 9 月 7 日

地点：液氯工段

岗位或操作：充装液氯

毒物名称：氯气

中毒病名：急性氯气中毒

中毒原因：向倒灌有液体石蜡的钢瓶内充装液氯，发生化学性大爆炸

经过：事故当日 13 时 55 分，某电化厂液氯工段充装液氯作业时，一只500 千克重的充满液氯的钢瓶突然发生粉碎性爆炸，大量的液氯气化，迅速形成巨大的黄绿色气柱冲天而起，形似蘑菇状，高达 40 余米，该工段 414 平方米的厂房全部倒塌，泄漏的氯气共达 10.2 吨。当时是东南风，风速 3.7 米/秒，大量的氯气迅速呈 60°扇形向西北方向扩散，中轴线距离为 4600 米，波及范围达 7.35 平方千米，共有 32 个居民区和 6 个生产队 1208 人受到不同程度的氯气危害，死亡 59 人。

经过调查和模拟试验，查清此次爆炸的原因是倒灌有 100 多千克液体石蜡的氯钢瓶没有被查出，混于其他氯钢瓶中一起充装液氯，因而发生了化学

性大爆炸。

提示：特大爆炸事故，值得认真总结。

51.2 某漂染厂混装不同化学品发生爆炸释放氯气导致中毒

企业：漂染厂

时间：1987 年 10 月 20 日

地点：自建水泥池

岗位或操作：混装化学品

毒物名称：氯气

中毒病名：一氧化二氯爆炸伤伴氯气中毒

中毒原因：不相容化学品混装发生爆炸，释放毒气，救援不当

经过：10 月 7 日某漂染厂运进 5 吨次氯酸钠，存放在新建水泥池东侧小格内，仅仅过了两天，次氯酸钠液体大部分已渗漏至西侧的大格内。10 月 20 日上午，该厂又运来 13 吨碱式氯化铝，拟放至水泥池的大格内，但发觉大池内已渗漏有次氯酸钠，即派人清除，但未清除干净。有关人员误认为两种溶液均含氯，又都是水净化剂，放在一起不会有问题。即于当天 9 时 30 分左右开始用泥浆泵将碱式氯化铝灌入池中，约 5 分钟（这时已灌入碱式氯化铝 1 吨多），管理员甲发现池内泛气泡，并有黄绿色气体逸出。厂长乙与厂三废处理人员丙得到报告后，赴现场，刚上水泥池顶盖不久，突然发生爆炸，乙及丙分别掉入池内。车间主任丁闻声赶来，欲翻墙进去抢救，但因氯气浓度高而绕道过来抢救。此时，厂长乙被救出后因急性重度肺水肿而送医院救治。丙被拉出时已口吐血性泡沫、昏迷，在被送医院途中死亡。

提示：注意不相容化学品混装发生爆炸。

51.3 某铸造厂废旧钢瓶铜阀门被拆卸导致氯气泄漏中毒

企业：铸造厂

时间：1991 年 7 月 25 日

地点：铸造厂

岗位或操作：拆卸废旧钢瓶铜阀门

毒物名称：氯气

中毒病名：急性氯气中毒

中毒原因：废旧钢瓶铜阀门被拆卸，大量氯气外逸

经过：事故当日 16 时许，两名职工盗窃公司两个收购的废旧钢瓶上的铜阀，致使瓶内氯气大量外逸，当时刮南风，氯气顺风飘向备料科和清理车间，造成两车间共 49 人急性氯气中毒。

提示：不能贸然拆卸废旧钢瓶的阀门。

51.4 某工厂废罐铜阀松动导致氯气泄漏中毒

企业：工厂

时间：1991 年 8 月 2 日

地点：工厂

岗位或操作：废旧钢瓶被盗现场处理

毒物名称：氯气

中毒病名：急性氯气中毒

中毒原因：钢瓶阀门松动，氯气泄漏

经过：1990 年 11 月，工厂收购一个废旧钢瓶，在吊装入炉时发现有刺激性气味，当即由技安科工程师指导，放入厂区外老食堂后流动人员少的沙河沟内，事后未查看处理。1991 年 7 月底，由于水位下降，钢瓶露出水面，曾被厂外人员偷至岸边，被保卫截获，当时未发现气体泄漏。8 月 2 日早 7 时，小偷在盗窃瓶上铜阀时，被保卫制止，但已造成阀门松动，氯气泄漏。在现场处理过程中，厂领导、医生、司机和消防队员等 14 人出现不同程度中毒症状而住院就医。现场检测泄漏物为氯气。

提示：不能贸然拆卸废旧钢瓶的阀门。

51.5 某水产公司清洗液氯旧钢瓶发生急性氯气中毒

企业：水产公司

时间：1994 年 10 月 21 日

地点：清洗液氯旧钢瓶作业现场

岗位或操作：清洗

毒物名称：氯气

中毒病名：急性氯气中毒

中毒原因：清洗液氯旧钢瓶，氯气泄漏

经过：事故当日，某水产公司第二分公司甲及乙清洗 2 只原用于消毒的 0.5 吨液氯旧钢瓶。他们将钢瓶倾斜放在地面，在瓶两头分别接上橡胶管，注水清洗，观察到水由黄变白，认为瓶内已无氯气，拔下进水管时，突然有氯气喷出，2 人吸入氯气。经诊断，乙为急性轻度氯气中毒，甲为氯气吸入刺激反应。

提示：清洗液氯旧钢瓶应在指定地点由专业机构进行。

51.6 某医院氯气瓶泄漏造成急性氯气中毒

企业：医院
时间：1995 年 7 月 5 日
地点：污水站
岗位或操作：检修
毒物名称：氯气
中毒病名：急性氯气中毒
中毒原因：钢瓶阀门氯气泄漏

经过：经某市环保监理所批准，对医院污水站的设备进行检修。6 月 18 日，将用了近 1 年的液氯钢瓶运至某化工厂罐装及换阀门，钢瓶刚抬上车即闻到异味，随即检查发现氯气泄漏，遂将钢瓶放入安全池中用水封并用石灰中和处理，到事故当日上午检查时仍有余氯泄漏，又放入安全池中，再次加入石灰中和。24 时许，附近居民闻到刺激味，打电话报告院领导，随即通知市消防支队、防化连和部队主管部门，并立即组织疏散住院病人和附近居民。消防支队赶到现场用水淋湿稀释并用氢氧化钠中和处理，次日凌晨 3 时泄漏得到控制。泄漏事故共造成 73 人不同程度氯气中毒，其中 1 人经抢救无效死亡。

提示：发现氯气泄漏，立即组织疏散住院病人和附近居民，是正确的措施。

51.7 某妇女儿童医院维修氯气罐发生氯气泄漏中毒事故

企业：妇女儿童医院
时间：1995 年 9 月 1 日
地点：妇女儿童医院（简称妇儿医院）
岗位或操作：维修氯气罐
毒物名称：氯气
中毒病名：急性氯气中毒

中毒原因：维修氯气罐时发生泄漏

经过：8月17日，妇儿医院从某染料厂购回2瓶氯气，准备用于本院污水处理，但一直未用。8月31日晚，职工发现其中一瓶有异味，即报告院领导。9月1日早，院管理部门请来某市轧钢厂2名维修工人维修钢瓶，10时35分，工人在处理钢瓶阀门时氯气突然大量泄漏，导致现场维修的2名工人当场急性中毒，其中1名昏迷。10时45分，市消防队赶来用高压水枪控制现场，至13时氯气基本泄漏完，但已扩散的氯气形成半径约50米的污染区，导致邻近的市职业病防治院住院部、妇儿医院机关楼、院外幼儿园和居民区不同程度污染，住院患者、陪护人员、医务人员、居民和抢险的消防人员由于吸入了一定的氯气出现呼吸系统和眼部刺激症状。本起事故共收治患者80人，其中1人被诊断为急性重度氯气中毒，1人被诊断为急性轻度氯气中毒。

提示：发现氯气泄漏，应立即疏散人群，并积极控制现场。

51.8　某化肥厂误开氯气管阀门导致氯气泄漏中毒

企业：化肥厂

时间：1995年9月28日

地点：化肥厂

岗位或操作：检查工

毒物名称：氯气

中毒病名：急性氯气中毒

中毒原因：误开氯气管阀门，回收液不足，进氯气管失去液封

经过：事故当日凌晨2时，AC发泡剂试生产，由第四班11人接班，一至三楼的操作人员对设备和生产条件进行检查。一楼回收泵氯气管的进口塑料阀门损坏，二楼回收釜内的用来吸收氯气的大部分稀碱液从该处漏出，阀门修好后没有及时关闭，也没有及时回补反应釜内的稀碱液，造成釜内的进氯气管口失去液封，同时二楼一根进回收釜的氯气管阀误开。3时20分，当操作工打开一楼氯气瓶向楼上反应釜加氯时，部分氯气从二楼未碱封阀门处泄漏，扩散到车间约10分钟。三楼操作工发现烟雾后，马上叫一楼操作工立即关闭液氯，同时楼上的操作人员在向下疏散。5名女工在三楼分析室闻讯后，开门看见烟雾又闭门而未能及时下楼，后由几名男工戴上防毒面具再度上楼分两批护送下楼，共9人（5女4男）送医院检查治疗，其中5人诊断为急性轻度氯气中毒，10月11日后康复出院。

调查发现，作业工人没有关闭二楼回收釜上送氯气阀，而氯气吸收液没

有及时回补，导致氯气泄漏而中毒；管理不善，交接班不清，不知谁开了阀门没有及时关闭，而送氯气前又未按《操作规定》检查阀门是否关闭；厂房系改造而成，三楼通风差；操作人员离岗，没有及时发现泄漏；防护器材配置不完全，防毒面具都放在一楼和二楼，三楼没有放置，而出事时三楼又集中了大部分人员；平时缺乏应急训练，慌乱中 6 套防毒面具只使用了 3 套，还有人不会正确使用，同时女工缺乏自我救护能力。

提示：建立健全安全操作规程，并严格培训。

51.9　某化工有限责任公司更换氯气罐阀发生氯气泄漏中毒

企业：化工有限责任公司

时间：1997 年 10 月 7 日

地点：化工有限责任公司

岗位或操作：更换氯气罐阀门

毒物名称：氯气

中毒病名：急性氯气中毒

中毒原因：违章更换氯气罐阀门导致氯气喷泄

经过：事故当日 20 时 40 分，技术员违章更换氯气罐（容量 10 吨）阀门时，氯气喷泄，一直到次日凌晨才停止，附近 1.5 平方公里范围内严重污染，同时造成 16 人急性氯气中毒。

提示：严禁违章操作。

51.10　某化工公司火灾引发液氯钢瓶爆炸造成急性氯气中毒

企业：化工公司

时间：2000 年 4 月 4 日

地点：对甲苯磺酰氯精制车间

岗位或操作：锅炉维修

毒物名称：氯气

中毒病名：急性氯气中毒

中毒原因：火灾引发液氯钢瓶爆炸

生产工艺：粗对甲苯磺酰氯＋120♯汽油（溶剂）搅拌，升温至 60℃，降温，甩水，烘干，精制对甲苯磺酰氯（成品）

经过：事故当日，由于锅炉马达故障，温度达不到生产需要的 60℃，当班工人喊来电工维修后离岗，锅炉修好后温度上升，造成精制车间生产线反应釜压力增高，导致汽油溶剂溢漏，车间空气汽油浓度增高起火，窜至车间前 30 米处一空房内存放的 20 世纪 80 年代因原生产线关闭而遗留的 7 只液氯钢瓶，引发其中 4 只钢瓶爆炸，氯气外溢，导致 6 名作业工人职业性急性氯气中毒，周围居民和过路人员中毒 27 人，其中重度中毒 2 人。

提示：存放液氯钢瓶处应消除火灾危险源。

51.11　某工贸有限公司切割废旧钢瓶发生急性氯气中毒

企业：工贸有限公司
时间：2000 年 6 月 18 日
地点：工贸有限公司
岗位或操作：切割废旧氯气钢瓶
毒物名称：氯气
中毒病名：急性氯气中毒
中毒原因：切割废旧钢瓶，残留物释放有毒气体
工艺流程：收集废旧钢铁→切割成碎块→冶炼→钢坯→角钢

经过：事故当日 13 时，工人开始切割三个直径 50 厘米，长 1 米的钢瓶，当切割到第三个钢瓶时，有黄色烟雾冒出，并越来越浓，该工人当即关掉切割用氧气瓶跑开，但仍出现中毒症状；距离钢瓶西侧约 50 米的 11 名冶炼工及搬运工、勤杂工，正在倒铁水，待铁水倒完后才跑离现场，造成不同程度中毒；东侧约 50 米一农户居民（女）在家午休，醒后开门，烟雾涌入而中毒。2 名消防队员佩戴空气呼吸器进入现场处理，在搬动钢瓶时也因吸入氯气中毒。现场测定钢瓶泄漏物为氯气。

提示：发现氯气泄漏应立即疏散人群至安全处。

51.12　某金属材料废旧回收公司切割氯气罐发生急性氯气中毒

企业：金属材料废旧回收公司
时间：2000 年 7 月 22 日
地点：收购站
岗位或操作：切割氯气罐

毒物名称：氯气

中毒病名：急性氯气中毒

中毒原因：切割氯气罐，氯气泄漏

经过：事故当日 9 时 30 分，该公司收购站一收购员在切割一盛装氯气罐时，引起氯气泄漏，造成 64 人急性中毒，年龄最大者 51 岁，最小者出生 18 天，包括消防队员、公安干警、人武干部、部分公司员工和家属。事故发生后通知消防支队和人武部，抢救人员佩戴防毒面具，第一次使用水泥、石灰堵漏没有成功，第二次采用木棉加棉花、水泥堵漏 1 小时成功。

提示：切割氯气瓶前应确保已排除残留物。

51.13　某公司水厂氯气罐管头管裂发生急性氯气中毒

企业：公司水厂

时间：2000 年 11 月 5 日

地点：加氯车间

岗位或操作：更换气罐

毒物名称：氯气

中毒病名：急性氯气中毒

中毒原因：氯气管管头意外管裂，大量氯气泄漏

经过：事故当日 22 时，加氯车间值班人员在更换液氯器罐时，氯气罐管头突然发生管裂，大量氯气逸出。厂长甲（男，50 岁）闻讯赶来，戴上防毒面具连续三次进入加氯车间试图关闭氯气阀未能成功，同时因氯气泄漏严重，防毒面具失效，导致甲急性氯气中毒。大量泄漏的氯气迅速弥漫到厂区内，导致在场的另外 2 名女工出现胸闷、气短等症状。直到午夜零时消防队员才将氯气阀关闭。

调查发现，氯气罐管头管裂，发生泄漏中毒。由于进入加氯车间困难，导致氯气阀关闭延迟。由于工艺流程中没有考虑安全防范问题，生产流程的设计没有充分考虑事故应急处理的方便及时性，没有定期检查有毒气体罐的阀门和管道等易于破损和泄漏处，没有及时维修更换老化和不良的设备和配件，导致氯气泄漏事故的发生。

提示：氯气管道应定期维修和更换。

51.14 某氯碱制造有限公司管道垫圈老化发生氯气泄漏中毒

企业：氯碱制造有限公司
时间：2001 年 3 月 22 日
地点：液氯罐装车间
岗位或操作：罐装
毒物名称：氯气
中毒病名：急性氯气中毒
中毒原因：管道垫圈老化密封不严，氯气泄漏

经过：事故当日上午该厂氯碱车间进行小瓶液氯罐装，12 时左右结束，氯碱车间约 200 平方米，全敞开式。当日 19 时 20 分，车间 2 名工作人员自觉咳嗽、流泪、胸闷、出汗等。厂部立即查找泄氯部位，并使用氨水喷雾，当即找到泄漏部位为一管道垫圈，因老化密封不严而逸漏。立即采取真空泵抽管道内液氯注入水池，10 分钟后修复好管道垫圈。但是在泄漏期间，有大量氯气飘进附近居民家中，导致 100 多名村民出现症状而就医治疗，而 2 名抢修人员未戴防毒面具也出现急性氯气中毒而送医院治疗。调查发现，输送液氯高压管道接口处高压石棉垫片未定期检查和更换。

提示：发现氯气泄漏，应立即疏散人群。输送液氯的高压管道应定期检查。

51.15 某型钢有限公司捡回的废罐发生急性液氯泄漏中毒

企业：型钢有限公司
时间：2001 年 6 月 30 日
地点：冶炼车间棚外露天
岗位或操作：应急处理
毒物名称：液氯
中毒病名：急性氯气中毒
中毒原因：氯气废罐用于冶炼，氯气释放

经过：事故当日 15 时许，公司从某处捡回一个高 2 米、直径约 0.8 米的圆柱形储存罐，置于冶炼车间棚外 20 米露天处，准备用于废铁回收。18 时

190

许，车间主任首先闻到一股刺激性气味从存罐处顺风飘来，即向厂长汇报，厂长赶到现场后立即接好水管用水喷洗，用风扇吹，4 名工人拿着 2 床湿棉被准备封住气罐后搬开，但在靠近 5 米时因流泪、咳嗽、呼吸困难而返回。18 时 15 分，消防队员赶到，未佩戴防护用品，靠近气罐时也中毒。整个事故导致 32 人中毒，其中重度中毒者 1 名。现场测定确定是储存罐内氯气泄漏所致。

提示：氯气废罐用于冶炼废铁回收十分危险，应先进行检查处理。

51.16　某电化厂管道腐蚀开裂发生氯气泄漏中毒事故

企业：电化厂

时间：2001 年 7 月 13 日

地点：液氯生产工段

岗位或操作：抢修

毒物名称：氯气

中毒病名：急性氯气中毒

中毒原因：液氯工段管道盲端腐蚀开裂，氯气泄漏

生产工艺：食盐电解产生氯气和氢气：

$$2NaCl+2H_2O \xrightarrow{\quad\quad} 2NaOH+Cl_2\uparrow+H_2\uparrow$$

经过：事故当日 22 时 50 分，二车间液氯工段某管道盲端由于腐蚀而开裂，造成氯气泄漏。事故后，当班操作工、调度和生产处长迅速关闭储罐进口阀门、热交换器进口阀门，约 5 分钟后，将此漏点隔绝，控制了氯气泄漏，但造成在场职工 8 人急性氯气中毒，附近村民 250 余人出现不同程度上呼吸道刺激症状。

调查发现，企业没有及时检查和维修被腐蚀的危险化学品管道；未配置毒气泄漏监测报警装置；泄漏后未及时报警疏散附近居民。

提示：氯气管道定期维修。发现氯气泄漏，应立即疏散人群。

51.17　某再生资源物资交易商场废旧氯气瓶突发氯气泄漏中毒

企业：再生资源物资交易商场

时间：2001 年 8 月 3 日

地点：废旧收购场地

岗位或操作：废旧收购

毒物名称：氯气

中毒病名：急性氯气中毒

中毒原因：氯气废旧钢瓶泄漏

经过：事故当日 18 时 20 分，该交易商场人来人往，气温 36℃，突然从堆放在废旧钢材上的一个气体钢瓶中冒出一股黄色气体，在场人员当即睁不开眼、咳嗽、呼吸困难。共造成 61 人中毒，其中 4 例肺水肿，无人死亡。调查发现，废旧物资收购时，违规收购了装过氯气的废旧钢瓶，遇高温发生泄漏，而泄漏地点又处在人群密集的交易场地。现场采样测定为氯气泄漏物。

提示：氯气废旧钢瓶应在特殊地方处理。

相关链接

理化性质：氯气，黄绿色气体，有窒息性气味。分子量为 70.91，相对密度为 1.47（0℃，369.77kPa），熔点为 -101℃，沸点为 -34.5℃，蒸气密度为 2.49，蒸气压为 506.62 千帕（5 个大气压，10.3℃）。溶于水和易溶于碱液。遇水生成次氯酸和盐酸，次氯酸再分解为盐酸新生态氯、氧和氯酸。氯与一氧化碳在高热条件下，可生成光气。本品不燃，但可助燃。在日光下与易燃气体混合时会发生燃烧爆炸。与许多物质反应引起燃烧和爆炸。

氯是广泛存在于多种工业的有害气体。用于制造农药、漂白剂、消毒剂、溶剂、塑料、合成纤维以及其他氯化物等。在氯的制造或使用过程中，若设备密闭不良，检修时开启电解槽、输送管道、液氯贮藏及阀门质量差发生爆裂。液氯钢瓶超装、错装、瓶内混有有机物，运输途中暴晒等，均可发生物理性或化学性爆炸，引发急性中毒事故。

接触途径：经呼吸道、皮肤和（或）眼睛直接接触进入人体。

职业中毒特点：轻度中毒表现为咳嗽，有痰，胸闷，两肺有散在干啰音或哮鸣音及少量湿啰音。中度中毒表现为轻度紫绀，两肺有干、湿性啰音或弥漫性哮鸣音。重度中毒表现为咳白色或粉红色泡沫痰，明显紫绀，两肺有弥漫性湿啰音，窒息昏迷。

健康损害的靶器官：眼睛，皮肤，呼吸系统。

应急处理：眼接触氯气后应立即用大量水彻底冲洗至少 15 分钟，冲洗时不时翻开上下眼睑。如果眼睛刺激、疼痛、肿胀、流泪和畏光持续存在，要尽快就医。皮肤接触氯气后，立即用肥皂和水彻底清洗污染皮肤。如果吸入大量氯气，立即将接触者移至空气新鲜处，注意保暖和休息。如果呼吸停止，要进行人工呼吸，尽快就医。

52　氯乙醇

阅读提示：不慎发生意外时，应迅速脱去被毒物污染的衣服，并用清水冲洗。

中毒案例

某化工厂急性氯乙醇中毒死亡事故

企业：化工厂

时间：1990 年 4 月 17 日

地点：反应容器

岗位或操作：加料

毒物名称：氯乙醇

中毒病名：急性氯乙醇中毒

中毒原因：手工搬运氯乙醇，意外泼洒

经过：某化工厂在生产过程中使用氯乙醇。事故当日 13 时 30 分，当班投料女工（36 岁）手提盛装氯乙醇的铁皮桶给 8 只反应玻璃瓶加料，当加完第 7 只反应瓶后，迈步跨下 50 厘米高的操作台时不慎绊倒，桶内剩余约 2 千克氯乙醇，全部泼洒在腰部以下的衣裤、鞋袜上。女投料工在车间内用流动水稍作冲洗，穿湿冷衣裤于 14 时 30 分提前下班，回家洗澡后才换洗衣服。16 时自觉头晕、恶心、呕吐，于 16 时 30 分，家人陪同就医卫生院，除上述自觉症状外，查血压 90/60 毫米汞柱，神清，伴呕吐，给予对症治疗。病情不见好转，17 时 40 分转市医院急诊，急诊室未作任何处理，后因昏迷于 20 时转内科病房，经抢救无效于 23 时 30 分死亡，诊断为氯乙醇中毒。

调查发现，该化工厂是乡镇企业，生产方式落后，设备简陋，投料时将 140 余千克的氯乙醇用铁皮桶分 16 次提上 50 厘米高的操作台，然后再倒入玻璃瓶漏斗中，全部手工操作。

提示：被毒物污染应及早处理。凡涉毒企业应做好职工安全教育。

相关链接

理化性质：氯乙醇又称亚乙基氯醇，无色透明甘油样易挥发液体，微具醚香味。溶于水、汽油、酒精和乙醚等多种有机溶剂。主要用于制造乙二醇、环氧乙烷及医药、染料、农药的合成等。在塑料、医药和食品等部门可用氧化乙烯熏蒸时产生氯乙醇蒸气。

接触途径：经呼吸道、消化道、皮肤进入人体。

职业中毒特点：高浓度蒸气对眼、上呼吸道有刺激性，中毒者出现头痛、头晕、嗜睡、恶心、呕吐，继之乏力、呼吸困难、紫绀、共济失调、抽搐、昏迷。重者发生脑水肿和肺水肿，并可出现心、肝、肾损害。常因循环和呼吸衰竭而死亡。皮肤接触，可出现皮肤红斑；可经皮肤吸收引起中毒。口服可致死。

健康损害的靶器官：呼吸系统，中枢神经系统，心血管系统，肝，肾，眼睛。

应急处理：抢救人员须穿戴防护用具，速将接触者移至空气新鲜处，去除污染衣物；注意保暖、安静；皮肤污染或溅入眼内时用流动的清水冲洗至少20分钟。呼吸困难时给氧，如呼吸停止，应进行人工呼吸并立即就医。重者吸氧、解痉、止咳、镇静。注意防止肺水肿、脑水肿和呼吸循环衰竭。

53　氯乙酸

阅读提示：两个案例都是违章操作。

中毒案例

53.1　某化工厂氯乙酸泄漏发生急性中毒

企业：化工厂

时间：1998 年 12 月 3 日

地点：甘氨酸粗品车间

岗位或操作：操作

毒物名称：氯乙酸

中毒病名：急性氯乙酸中毒

中毒原因：未停机拆开防腐阀门，氯乙酸喷出

工艺过程：氯乙酸晶体在 40℃ 下加水成溶液，与氨气在反应釜生成甘氨酸，提纯脱水成成品。

经过：事故当日，操作工在未停机的情况下，违章拆开防腐阀门盖，导致氯乙酸喷在操作工颈面及大腿内侧，经皮肤吸收急性中毒，引发中毒性心肌病，住院 8 小时后死亡。

提示：拆开防腐阀门盖应在停机、有防护的情况下进行。

53.2　某化工集团发生急性氯乙酸化学灼伤中毒

企业：化工集团

时间：2000 年 7 月 5 日

地点：氯乙酸车间

岗位或操作：更换出料管

毒物名称：氯乙酸

中毒病名：急性氯乙酸中毒、化学灼伤

中毒原因：未停机更换出料管，反应釜喷出氯乙酸

生产工艺：氯气＋冰醋酸──氯乙酸

经过：事故当日14时，氯乙酸车间操作工（男，24岁）在出料时，出料管漏气进行更换，因违章操作，不慎被反应釜喷出的氯乙酸灼伤（灼伤面积20％），立即跑到楼下，跳进冷却池中浸洗约10分钟，再到厂卫生所用5％碳酸氢钠溶液清洗，注射地塞米松10毫克，后急送某市级医院就诊，初步诊断为"前躯干、四肢、会阴部20％Ⅱ度～Ⅲ度烧伤"。次日凌晨2时病情突然恶化，抢救无效死亡。

提示：更换出料管应在停机状态、有防护的情况下进行。

相关链接

理化性质：氯乙酸，无色或白色，易潮解结晶，分子量为94，熔点为63℃，沸点为189.4℃，相对密度为1.58。易溶于水，溶于苯、乙醇、氯仿及乙醚等。遇明火、高热可燃。受高热分解产生有毒的腐蚀性烟气。

生产本品和用于制造除莠剂、药品、有机合成、烫发用液、燃料、表面活性剂等可接触本品。

接触途径：经呼吸道、胃肠道、皮肤吸收进入人体。

职业中毒特点：气体可引起鼻、咽喉刺激，流泪、咳嗽、心肌损害、肺水肿。溶液可引起眼睛、皮肤灼伤。

健康损害的靶器官：皮肤，呼吸系统，心血管系统。

应急处理：眼直接接触后，立即用大量水冲洗（灌洗）眼睛，冲洗时不时翻开上下眼睑，并立即就医。皮肤直接接触后，立即用肥皂水和清水冲洗污染的皮肤。若污染衣服，要迅速将衣服脱除，用肥皂水和清水清洗皮肤，并迅速就医。如果吸入大量氯乙胺，立即将接触者移至空气新鲜处，注意保暖和休息。如果呼吸停止，要进行人工呼吸。尽快就医。

54　氯乙酰氯

阅读提示：氯乙酰氯计量罐突然发生爆炸，导致罐中大量氯乙酰氯液体喷溅。提示现场应配置应急救援设施。

中毒案例

某农药总厂发生急性氯乙酰氯中毒

企业：农药总厂

时间：2000 年 3 月 7 日

地点：苯噻草胺车间

岗位或操作：运输

毒物名称：氯乙酰氯

中毒病名：急性氯乙酰氯中毒

中毒原因：计量罐意外爆炸，大量氯乙酰氯喷溅

生产工艺：备氯乙酰氯→投料（甲苯、N-二甲基苯胺）→合成→投料（乙酸钠、催化剂 B）→回流、除水、脱甲苯→甲基丙烯酸烯丙酯（AMA）

经过：事故当日，苯噻草胺车间重新投产，19 时左右备氯乙酰氯原料，由三楼外平台上的原料桶中通过管道将氯乙酰氯液体负压抽取到二楼一层平台的 500 升陶瓷计量罐中。19 时 15 分在抽取第二桶原料时，计量罐突然发生爆炸，导致罐中大量氯乙酰氯液体喷溅，污染了在场的 4 名职工，现场用蒸馏水冲洗，更换被污染衣物后，于 19 时 30 分送市职业病防治院。其中甲（女，42 岁）和乙（男，37 岁）2 人中毒症状严重，全身皮肤多处大面积严重灼伤，眼睑、结膜重度水肿，角膜严重混浊，呼吸困难，双肺干湿啰音，心脏损害。先后于 22 时 20 分、23 时死亡。另外 2 人继续监护治疗。爆炸时氯乙酰氯液穿过墙壁上的空洞，使隔壁岗位一名操作工也受波及，同期住院治疗。

调查发现，槽罐意外爆炸，同时用人单位缺乏应急防护措施，厂房内无机械通风设施，工人没有佩戴安全眼镜和防毒口罩。

提示：凡有接触毒物危险的企业应配置应急防护和救援设施，做好安全教育，严格按安全规程操作。

相 关 链 接

理化性质：氯乙酰氯亦称氯化氯乙酰、一氯乙酰氯，用于有机合成。无色至淡黄色液体，具有浓烈气味。分子量为 112.9，沸点为 107℃，不可燃液体。溶于丙酮，可混溶于乙醚。与水、醇、碱、金属、胺不相容。在水中可分解生成氯乙酸和氯化氢气体。具有较强的腐蚀性。

接触途径：经呼吸道、胃肠道、皮肤进入人体。

职业中毒特点：氯乙酰氯是一种有刺激性气味的无色或微黄色液体，遇醇和水发生剧烈反应，在潮湿的黏膜上分解生成新生的氯乙酸和盐酸，对皮肤造成比通常情况下等量氯乙酸和氯化氢更大的腐蚀性灼伤，有致全身中毒作用和蓄积作用。

急性氯乙酰氯中毒表现为对眼睛、皮肤、黏膜和呼吸道有强烈的刺激作用。可引起喉、支气管的痉挛、水肿、炎症，化学性肺炎或肺水肿。中毒表现有烧灼感、咳嗽、喘息、喉炎、气短、头痛、恶心和呕吐。

健康损害的靶器官：呼吸系统。

应急处理：急性中毒者应及时脱离现场，用大量清水彻底冲洗被污染的眼睛和皮肤，冲洗眼睛时应不时翻开上下眼睑进行冲洗。如果吸入大量氯乙酰氯，应立即将接触者移至空气新鲜处，注意保暖和休息。如果呼吸停止，要进行人工呼吸。尽快就医。

55　萘

　　阅读提示：除呼吸道外，萘可经皮肤吸收，在分解、包装、搬运原料时，应加强个人防护，注意减少皮肤直接接触。

中毒案例

某仓库发生民工急性萘中毒

　　企业：仓库

　　时间：2002 年 8 月至 9 月

　　地点：仓库

　　岗位或操作：搬运化学品

　　毒物名称：萘

　　中毒病名：急性萘中毒

　　中毒原因：分解，包装，搬运原料接触萘

　　经过：某存放工业原料化学品的仓库数年前存有 40 多吨化学品萘。8 月 29 日，46 名民工在该仓库内分解、包装、搬运原料时，感到气味难闻，身体不适。截至 9 月 3 日，民工陆续到医院诊治。其中 46 人出现不同程度头晕、恶心、茶色小便或接触性皮疹等。其中 4 人病情严重，有溶血和心、肝、肾损害，查血红蛋白 43 克/升～58 克/升。依据职业史、临床表现和血尿检测等综合分析，诊断其中 17 人为职业性急性萘中毒。

　　提示：接触化学有毒物质时，应做好个人防护。

相关链接

　　理化性质：萘为白色易挥发鳞片状晶体，有温和芳香气味，粗萘有煤焦油样气味，难溶于水，易溶于无水乙醇、醚、苯。粉尘与空气形成爆炸性混合物。主要用于制造染料中间体、樟脑丸、皮革、木材保护剂，以及用于毛织品、皮货和木材等的保存过程中，均可发生萘的职业接触。

接触途径：经呼吸道、皮肤、消化道或眼睛直接进入体内。

职业中毒特点：吸入高浓度萘蒸气或粉尘时可引起眼及呼吸道刺激、角膜混浊、头痛、恶心、呕吐、食欲减退、腰痛、尿频等症状，尿中出现蛋白及红、白细胞。重者可发生中毒性脑病和肝损害。口服中毒主要引起溶血和肝、肾损害，甚至发生急性肾功能衰竭和肝坏死。反复接触萘蒸气，可引起头痛、乏力、恶心、呕吐和血液系统损害，亦可引起白内障、视神经炎和视网膜病变。

健康损害的靶器官：血液系统，肾，肝，眼。

应急处理：抢救人员须穿戴防护用具速将接触者移离现场至空气新鲜处，去除污染衣物；注意保暖、安静；皮肤污染时用流动清水冲洗，溅入眼内时用流动清水或生理盐水充分冲洗，至少 20 分钟；呼吸困难时给氧，必要时用合适的呼吸器进行人工呼吸；立即与医疗急救单位联系抢救。注意对症、支持治疗。

56　汽油和柴油

56.1　汽油

　　阅读提示：收录汽油中毒案例 4 起，发生在加油站、航运公司和油库，分别是维修油罐、清洗油罐和清理船舱残油，主要原因都是在密闭空间作业防护不足和救援不当。

中毒案例

56.1.1　某加油站维修油罐发生急性汽油中毒

　　企业：加油站
　　时间：1989 年 8 月 28 日
　　地点：加油站油罐
　　岗位或操作：维修油罐
　　毒物名称：汽油
　　中毒病名：急性汽油中毒
　　中毒原因：入罐作业防护不足，救援不当

　　经过：事故当日 8 时许，维修工甲开始准备维修因渗漏而停用近 8 个月的油罐，将油罐人孔打开后，用桶将罐内水排出，并用鼓风机往油罐内送风，9 时左右下罐维修，约 10 分钟发生昏厥。同时，在人孔处的维修工乙也发生精神错乱，另外 2 名工人下去救人也发生中毒。经过抢救全部脱险。

　　调查发现，用桶排除汽油和水，不能排尽，用鼓风机送风，也不能消除积水中的汽油，油罐内蓄积了高浓度的汽油，导致进入者发生中毒和缺氧。

　　提示：入罐作业应按密闭空间作业管理。

56.1.2　某加油站清洗汽油罐发生 1 人中毒死亡

　　企业：加油站
　　时间：1997 年 7 月 14 日
　　地点：加油站油罐

岗位或操作：清洗汽油罐

毒物名称：汽油

中毒病名：急性汽油中毒并缺氧窒息

中毒原因：入罐作业无防护，救援不当

经过：事故当日，加油站拟将空柴油罐（10立方米）清洗后做汽油储罐。10时，加油工甲先下罐半小时，清除柴油150千克，然后用汽油泵导入汽油（70♯）80升搅动2分钟～3分钟，身体感到不适后出罐，由加油工乙替换甲下罐。乙下罐后搅动汽油清洗罐壁约10余分钟，突然昏倒。另3人下罐未能及时将乙救出。80分钟后乙被拖至罐外时已经死亡。

提示：入罐作业应按密闭空间作业管理。

56.1.3 某航运公司某油轮船舱发生急性汽油中毒

企业：航运公司

时间：2001年5月4日

地点：油轮船舱

岗位或操作：清理船舱残油

毒物名称：汽油

中毒病名：急性汽油中毒

中毒原因：密闭空间作业防护不足，救援不当

经过：事故当日16时30分，外来清舱员甲对油轮进行残油清舱，佩戴防毒面罩下舱作业。在清第三舱时船主乙的妻子丙发现甲行动呆滞，即叫乙察看。乙在未戴防毒面具的情况下下舱，未到舱底即感头晕心慌，随后丙也未戴防毒面具下舱，不料将乙一脚踩倒在舱底，自己也昏倒在舱底。3人后被消防人员救出送医院抢救，丙不治身亡，甲和乙经治疗后康复。

调查发现，清舱员甲虽然佩戴个人呼吸防护用品，由于船舱缺氧，加上佩戴时间较长，过滤无效，吸入汽油蒸气而中毒。

提示：进入船舱作业应按密闭空间作业进行管理。

56.1.4 某油库清洁汽油罐发生急性汽油中毒伴缺氧

企业：油库

时间：2003年1月13日

地点：油库汽油罐

岗位或操作：清洁汽油罐

毒物名称：汽油

中毒病名：急性汽油中毒伴缺氧

中毒原因：进罐清洁无防护，救援不当

经过：事故当日 16 时许，清洁公司派 3 名民工来油库清洁汽油罐，先对油罐送风约 2 小时，然后进罐清洁。19 时后 3 人先后感觉不适，全身无力，直到意识障碍。罐口其他人员发现后，因缺乏抢救手段，即呼叫 120 和 119。急救人员赶到后，6 名消防队员先后下罐救人，因只有 1 套供氧防护服，只能 1 人穿，大家轮流吸氧，结果 6 名消防队员也先后出现中毒症状，共 9 人被送往医院抢救，全部痊愈出院。

调查发现，3 名民工在清洁油罐前未检测罐内空气，未戴防毒面具，也未系上急救绳索等急救用品。

提示：入罐作业应按密闭空间作业进行管理。

相关链接

理化性质：汽油为挥发性碳氢化合物的复杂混合物，主要成分为 $C_4 \sim C_{12}$ 脂肪烃和环烷烃，外观为无色或淡黄色易挥发液体，具有特殊臭味。不溶于水，易溶于苯、二硫化碳、醇、脂肪。主要用作汽油机的燃料，用于橡胶、制鞋、印刷、制革、颜料等行业，也可用作机械零件的去污剂。根据用途的不同可以分为交通用汽油和工业用汽油。

接触途径：经呼吸道、胃肠道、皮肤或眼睛直接接触可进入人体。

职业中毒特点：发生急性中毒时，汽油对中枢神经系统有麻醉作用。轻度中毒症状有头晕、头痛、恶心、呕吐、步态不稳、共济失调。高浓度吸入出现中毒性脑病。极高浓度吸入引起意识突然丧失、反射性呼吸停止。可伴有中毒性周围神经病及化学性肺炎。部分患者出现中毒性精神病。液体吸入呼吸道可引起吸入性肺炎。溅入眼内可致角膜溃疡、穿孔，甚至失明。皮肤接触致急性接触性皮炎，甚至灼伤。吞咽引起急性胃肠炎，重者出现类似急性吸入中毒症状，并可引起肝、肾损害。慢性中毒可引起神经衰弱综合征、自主神经功能紊乱、周围神经病。严重中毒出现中毒性脑病，症状类似精神分裂症。

健康损害的靶器官：呼吸系统，中枢神经系统，眼睛、皮肤、肝、肾等。

应急处理：抢救人员须穿戴防护用具进行急救，救援者速将接触者移离现场至空气新鲜处，去除污染衣物；注意保暖、安静；皮肤污染时用流动清水冲洗，溅入眼内时用流动清水或生理盐水充分冲洗，各至少 20 分钟；呼吸困难时给氧，必要时用合适的呼吸器进行人工呼吸；立即与医疗急救单位联系抢救。

56.2　柴油

阅读提示：密闭空间作业应建立密闭空间作业管理制度，加强个人防护。

中毒案例

某氧化铁红厂清洗柴油罐中毒

企业：氧化铁红厂

时间：1998 年 6 月 18 日

地点：柴油罐

岗位或操作：清洗

毒物名称：柴油

中毒病名：急性柴油中毒

中毒原因：进罐作业无防护

经过：事故当日 16 时～18 时，4 名临时工清理直径 15 米、高 30 米的柴油罐，当用油泵抽不着剩余的油时，4 人轮流进罐用铁桶清理罐内油渣，每人每次工作 3 分钟～5 分钟。工作结束后 2 小时，3 人出现中毒症状，送医院治疗后，第三天死亡 1 人，第五天另 2 人死亡。

提示：入罐作业应按密闭空间作业进行管理。抢救要对症。

相关链接

理化性质：柴油为稍有黏性的棕色液体，不溶于水，易溶于苯、二硫化碳、醇、脂肪。主要用作柴油机的燃料。

接触途径：经呼吸道、皮肤或眼睛直接接触进入人体。

职业中毒特点：皮肤接触可为主要吸收途径，柴油进入人体后可致急性肾脏损害，并引起接触性皮炎、油性痤疮；吸入柴油雾滴或呛入柴油液体可引起吸入性肺炎。柴油废气可引起眼、鼻刺激症状，头晕及头痛。

健康损害的靶器官：眼睛，呼吸系统。

应急处理：皮肤接触立即脱去污染的衣服，用肥皂水和清水彻底冲洗皮肤。眼睛接触提起眼睑，用流动清水或生理盐水冲洗。吸入时迅速脱离现场至空气新鲜处。保持呼吸道通畅。如呼吸困难，给输氧。如呼吸停止，立即进行人工呼吸。食入时尽快彻底洗胃。以上各种情况在应急处理的同时应立即就医。

57　铅及其化合物（无机铅）

阅读提示：在密闭空间进行铅作业应建立和遵守密闭空间作业管理制度，加强个人防护。

中毒案例

某船厂发生亚急性铅中毒

企业：船厂

时间：2001 年 4 月

地点：旧船底夹层舱

岗位或操作：切割

毒物名称：铅烟、铅尘

中毒病名：亚急性铅中毒

中毒原因：密闭作业切割产生大量铅烟和铅尘

经过：旧船钢板涂有一层较厚的防锈漆，在高温氧切割时产生大量烟尘，主要为铅烟和铅尘。焊割车间于 3 月 8 日承接 800 吨旧货船夹层解体任务，共组织 10 名切割工人进行切割解体施工，为了能保持部分材料的使用价值，施工人员需下到若干个仅 80 厘米高、55 厘米宽和 300 厘米长的夹层舱进行切割作业，工人无任何防护措施。当工程进展到第 8 天时，有人开始出现胸闷、恶心、呕吐等症状，随后几天，出现上述症状的人数陆续增加，特别是腹痛难忍，到多家医院就诊，对症治疗无效，遂于 4 月 19 日至 23 日期间到职业病防治所就诊，经过询问病史、职业史、尿样检查和现场采样调查，证实为铅烟和铅尘所致的中毒事故。现场采样测量空气中铅烟、铅尘的浓度严重超标。

提示：船舱作业应按密闭空间作业进行管理。

相关链接

理化性质：铅，蓝灰色金属，有延展性。原子量 207.2，熔点为 327℃，沸点为 1740℃，相对密度为 11.3。不溶于水，溶于稀盐酸、硝酸。加热至 400℃～500℃时产生大量铅蒸气，在空气中迅速氧化成氧化亚铅，凝集成烟尘。

接触铅及其化合物的主要作业有：铅矿开采及冶炼；蓄电池生产；制造含铅耐腐蚀化工设备、管道、构件；交通运输业，火车轴承挂瓦、桥梁工程、船舶制造与拆修；放射性防护材料制造；印刷业中熔铅、铸字、浇版等工作；保险丝、电缆、含铅焊锡、电子显像管及电子陶瓷的制造；制造子弹；生产铅化合物。日常生活中使用铅器皿、滥用含铅偏方治病、误食含铅食品、环境污染也可接触。

接触途径：可经呼吸道、胃肠道进入人体。

职业中毒特点：主要损害神经、消化、造血系统。

急性职业中毒少见，多因消化道吸收引起。口内有金属味，恶心、呕吐、腹胀、阵发性腹绞痛、便秘或腹泻、头痛、血压升高、出汗多、尿少、面色苍白。重者发生中毒性脑病，出现痉挛、抽搐，甚至谵妄、高热、昏迷和循环衰竭。

慢性中毒早期症状常不明显，多表现为类神经症，可有腹部隐痛、腹胀、便秘等。病情加重时，可出现腹绞痛、贫血和轻度周围神经病。重者可有铅麻痹、中毒性脑病。

健康损害的靶器官：神经系统，消化系统，血液，肾。

预防措施：用无毒或低毒物代替铅、降低浓度、加强个人防护，并定期检查、加强设备检修等。严加密闭，提供局部排风和全面通风设施。实际作业时，应穿防毒工作服，戴防护手套。提供淋浴设施。IDLH 浓度为 100 毫克/立方米。可以铅烟或铅尘的形式存在。工作场所禁止饮食、吸烟。及时换洗工作服。浓度超标时，佩戴过滤式防尘口罩或电动送风式呼吸器。

应急处理：如果眼睛直接接触了铅烟、铅尘，要立即用大量水冲洗（灌洗）眼睛，冲洗时不时翻开上下眼睑，并立即就医。如果铅烟、铅尘直接接触皮肤，要迅速用肥皂和水冲洗污染的皮肤。如果铅烟、铅尘渗透进衣服，立即将衣服脱掉，并用水清洗皮肤。如果清洗后刺激持续存在，应就医。如果吸入大量铅烟、铅尘，立即将接触者移至空气新鲜处。如果呼吸停止，要进行人工呼吸，注意保暖和休息，尽快就医。如果吞入该化学物质，应立即就医。

58 氢氟酸

阅读提示：共收录 1999 年到 2001 年 4 起氢氟酸中毒案例，都发生在化工企业，分别发生于切割回流管、检修阀门、维修槽罐和罐装作业环节，主要原因是残酸喷出、槽罐底部破裂和罐装软管弹出。提示应加强这些危险环节的管理。

中毒案例

58.1 某化工有限公司残留的氢氟酸发生灼伤和中毒死亡事故

企业：化工有限公司

时间：1999 年 9 月 1 日

地点：切割现场

岗位或操作：切割回流管

毒物名称：氢氟酸

中毒病名：氢氟酸灼伤伴中毒

中毒原因：切割回流管下端阀栏罗栅时管内残留的氢氟酸释放

工艺过程：氟苯废酸和 98％的硫酸加热蒸馏，冷却后脱酸，经冷盐水冷却，转化为液态氟化氢，经回流管回槽。

经过：事故当日 10 时 40 分，电焊工（女）在切割回流管下端阀栏罗栅时，被管内残存的氟化氢灼伤面、颈、胸和背等部位，达 8％，约 5 分钟～10 分钟后，被送入车间附近的清水池清洗，随后送诊所抢救，以碳酸氢钠和葡萄糖酸钙中和外用，10％葡萄糖酸钙静脉滴注，病人出现抽搐，13 时左右送医院途中死亡。

提示：应确保管内残存的氢氟酸排空后再进行切割。

58.2 某化工公司拆卸阀门发生氢氟酸灼伤及中毒

企业：化工公司

时间：2000 年 8 月 4 日

地点：蒸馏车间罐装车间

岗位或操作：蒸馏车间拆卸阀门

毒物名称：氢氟酸

中毒病名：氢氟酸灼伤及中毒

中毒原因：检修阀门时氢氟酸喷出

工艺流程：(1) $CaF_2 + H_2SO_4 \Longrightarrow HF + CaSO_4$

(2) 蒸馏→计量槽→取样化验→合成槽

经过：事故当日 15 时 20 分，罐装车间罐装工甲接到通知，准备检修并更换二楼氢氟酸计量槽取样阀，操作工乙配合检修做准备工作，先关掉计量槽阀门，15 时许打开一楼成品槽入口阀门排放管排放氢氟酸，15 时 20 分，甲估计氢氟酸已经排空，穿戴好个人呼吸防护用品、橡胶手套、雨衣后开始检修，当松动阀门螺栓时，有氢氟酸气体冒出，甲没有在意（以往检修也出现过），继续拆卸阀门后，管内大量氢氟酸液体外喷（持续数分钟），当天温度高达 37℃，液体气化，现场一片雾团，甲当即撤离到一楼。气体迅速扩散到 3 米外的操作室内，2 名当班女工丙（36 岁）和丁（21 岁）急忙关门，但大量气体仍然进入，于是 2 人决定跑出，丙先跑出，在通过取样阀边的通道时，身体遭受氢氟酸灼伤，丁用干毛巾捂住口鼻逃出时，感觉有液体溅到身上，即返身绕过槽罐下楼，避免了身体灼伤。2 人跑到楼底水池冲洗后，15 时 50 分被人扶到医务室处理，后急送医院抢救，16 时 45 分丙经抢救无效死亡，丁经抢救后脱离生命危险。

调查发现，该单位组织管理混乱，缺乏安全意识，在通知安排检修工作时，未制订安全操作计划并组织实施，由非检修人员检修；检修前，作业人员未对管路内氢氟酸残留进行测试，违章拆卸阀门，事发后未采取控制措施，也未通知操作工撤离；检修时现场无人监护；操作班未认真执行交接班制度，操作工不知检修阀门；现场缺乏应急救援设施。

提示：检修前应确保氢氟酸已排尽。发现氟化氢泄漏时，应立即撤离现场所有人员。

58.3 某荧光化工有限公司氢氟酸灼伤伴急性中毒（1）

企业：荧光化工有限公司

时间：2000 年 12 月 19 日

地点：氢氟酸车间

岗位或操作：槽罐下维修

毒物名称：氢氟酸

中毒病名：氢氟酸灼伤伴急性中毒

中毒原因：储槽底部破裂氢氟酸泄漏

经过：事故当日下午，甲（男，46 岁）等 3 名维修工负责检修管道，中途其他 2 人离开，约 15 时 20 分，甲正在管道接头处安装螺帽时，位于上方 6 米高处的氢氟酸储槽底部突然破裂，甲闻声抬头看时，储槽内约 1000 千克浓度 40％氢氟酸一泻而下，淋满甲全身，甲睁不开眼，疼痛、呼吸困难，连呼"救命"而无人应答，自己摸索到 10 米外，并脱去全身衣服。15 时 35 分，车间主任赶来，迅速用自来水冲洗甲全身，先送医务室肌注地塞米松 20 毫克，后送当地医院，经抢救无效于当日 15 时 55 分死亡。

调查发现，该单位没有及时维护和更换老化的危险化学品储槽，导致储槽破裂而引发伤害事故；维修现场没有监护人员，延误了救援时机。

提示：定期维修和更换储酸槽。

58.4 某荧光化工有限公司氢氟酸灼伤伴急性中毒（2）

企业：荧光化工有限公司

时间：2001 年 10 月 16 日

地点：氟化盐车间

岗位或操作：罐装岗位

毒物名称：氢氟酸

中毒病名：氢氟酸化学灼伤伴急性中毒死亡

中毒原因：罐装软管弹出，氢氟酸泄漏

经过：事故当日 8 时许，氟化盐车间氟化盐罐装岗位某班组 6 人当班，罐装工甲（女，45 岁）拿起罐装软管准备罐装，通知组长乙打开氢氟酸出液阀门。8 时 10 分，乙打开阀门，突然在甲背后一支收集残液的硬质塑料管开口处的罐装用软管弹出，一股氢氟酸液体直溅向甲的颈部、背部和面部，并有少量被吞入，甲急忙撤离岗位，脱去身上衣物，其他工人用自来水为其冲

洗，并用碳酸氢钠粉剂敷其受伤部位。现场处理 10 分钟后甲被送到医务室静脉注射地塞米松 5 毫克、10％葡萄糖酸钙 2 克，但病情急剧恶化，经抢救无效于 8 时 45 分死亡。

调查发现，该单位罐装设备和工艺落后不安全，罐装用的是软薄的塑料管，在管内液体的压力下极易甩动而造成液体喷溅，且罐装管插入集液管中也没有任何固定设施，易脱落；各管间无明显颜色区分；由其他人在离罐装岗位 4 米以外的地点罐装人员口头通知且未经证实即开阀门放液的工艺也存在着安全隐患；工人自我防护意识薄弱，操作时没有穿戴防护工作服和口罩。

提示：罐装氢氟酸应确保软管和连接管符合相应标准。

相关链接

理化性质：氢氟酸是氟化氢气体的水溶液，为无色透明至淡黄色冒烟液体，有刺激性气味。相对密度为 1.15～1.18。沸点为 112.2℃（按重量百分比计为 38.2％）。具弱酸性，腐蚀性强，对牙、骨损害较严重。应在密闭的塑料瓶内保存。

氢氟酸用于铝和铀的提纯，蚀刻玻璃，半导体工业，炼油厂催化剂，含氟有机物的合成，氟利昂一类的制冷剂。

接触途径：可经皮肤吸收，氢氟酸酸雾经呼吸道吸入。

职业中毒特点：接触低浓度时，常经数小时始出现疼痛及皮肤灼伤。局部皮损初起呈红斑，随即转为有红晕的白色水肿，继而变为淡青灰色坏死，而后复以棕褐色或黑色厚痂，脱痂后形成溃疡。手指部位的损害常转为大疱。严重者累及局部骨骼，尤以指骨为多见。表现为指间关节狭窄，关节面粗糙，边缘不整，皮质增生，髓腔狭小，乃至骨质吸收等类似骨髓炎的征象。氢氟酸酸雾可引起皮肤瘙痒及皮炎。剂量大时亦可造成皮肤、胃肠道和呼吸道黏膜的灼伤。眼接触高浓度氢氟酸后，局部剧痛，并迅速形成白色假膜样混浊，如处理不及时可引起角膜穿孔。吸入中毒可引起化学性支气管炎、肺炎、肺水肿等。

健康损害的靶器官：眼睛，皮肤，呼吸系统。

应急处理：眼直接接触后，立即用大量水冲洗（灌洗）眼睛，冲洗时不时翻开上下眼睑，并立即就医。皮肤直接接触后，立即用肥皂水和清水冲洗污染皮肤。若污染衣服，要迅速将衣服脱除，用肥皂水和清水清洗皮肤，并迅速就医。如果吸入大量氢氟酸，立即将接触者移至空气新鲜处，注意保暖和休息。如果呼吸停止，要进行人工呼吸，尽快就医。

59　氰化氢及氰化物

59.1　氰化物

阅读提示：共收录氰化物中毒案例 5 起，分别发生在化工厂、电镀厂、溶剂厂、运输公司和黄金公司，主要发生在清洗配酸槽、沉淀回收金、清理中和池、运输泄漏和管道疏通作业环节。

中毒案例

59.1.1　某化工厂清洗配酸槽发生急性氰化物中毒死亡

企业：化工厂

时间：1991 年 1 月 24 日

地点：丙酮氰醇工段

岗位或操作：清洗配酸槽

毒物名称：氰化物

中毒病名：急性氰化物中毒

中毒原因：密闭空间作业无防护

经过：事故当日 15 时 30 分，工段长令 4 名工人注水清洗配酸槽，平时清洗操作为上口注水，底部放水，因为槽坏，底部水放不尽。操作人员入槽，用塑料桶提水清洗。辅助工甲（男，44 岁，外厂输出工，进厂 2 个月）戴送风头盔入槽，因蛇皮管未接压缩空气，操作一段时间后感到气闷出槽休息，但因塑料桶和抹布遗留在槽内，故甲未戴头盔再次入槽。入槽即电击样昏倒。在场人立即戴头盔入槽救人，上拉下拖仍拖不出来，后敲破配酸槽将人拖出。急送医院抢救无效死亡。现场抢救时，另一职工也发生中毒（经救治脱离危险），倒下时砸在当班班长身上，造成班长肋骨骨折。事故当日 21 时 30 分，该市某区卫生防疫站现场采样检测，配酸槽内空气中氰化物浓度严重超标。工人在清洗配酸槽时，未经安全员或工段长向厂部审批发证，未做好防护准备。

提示：清洗配酸槽时应按密闭空间作业进行防护。

59.1.2　某电镀厂提炼金发生急性氰化物中毒

企业： 电镀厂

时间： 1997 年 12 月 15 日

地点： 车间外

岗位或操作： 回收残次插件上的金膜

毒物名称： 氰化物

中毒病名： 急性氰化物中毒

中毒原因： 作业无防护

经过： 事故当日 8 时左右，临时工甲（男，38 岁）在车间外用氰化物溶液浸泡剥离残次插件上的金膜，再往溶液中加入盐酸和锌，通过沉淀法回收金。当日工作 2 小时后，感到不适，稍休息，13 时 30 分又开始工作，约 15 分钟后被人发觉昏倒在工作槽边，急送医院抢救，约 15 时 20 分时死亡。

调查发现，氰化物属高毒物，其溶液可以直接经皮肤吸收，加酸后放出大量氰化氢气体，可从呼吸道吸入。厂方为回收利用已镀在质次品上的金膜，通常用 15 克/升～20 克/升氰化物溶液浸泡剥离金膜，再向溶液中加入盐酸和锌，沉淀回收。由于这种金回收是技术性较强的工作，且一年只有 2 次左右，每次用 4 小时完成，所以厂里通常请人完成。甲在回收金时，未听劝阻，不在车间通风排毒装置下操作，也未戴防毒口罩和耐酸碱手套，徒手操作，而且边工作边吸烟，导致氰化物经口、呼吸道和皮肤三种途径同时进入体内。电镀厂没有安全操作规则，未能有效阻止职工违规操作。

提示： 作业场所可能产生氰化物时应加强通风排毒和个人防护。

59.1.3　某溶剂厂清理中和池发生急性乙腈中毒

企业： 溶剂厂

时间： 1998 年 10 月 20 日

地点： 中和池

岗位或操作： 清理中和池残渣

毒物名称： 乙腈

中毒病名： 急性乙腈中毒

中毒原因： 密闭空间作业无防护

工艺流程： 先用碳酸钠中和酸性乙腈，放入中和池内用无水氯化钙脱水，再放进反应锅内蒸馏成乙腈成品。中和池深 1.7 米，直径 1.5 米，埋于地下，口敞开。

经过：事故当日 13 时 30 分~14 时 30 分，操作工（男，48 岁）戴普通橡胶手套进入中和池内，用铲将乙腈与无水氯化钙混合残渣铲入桶中，再拎出地面，其间曾于 13 时 45 分出来休息 15 分钟。15 时左右出现恶心、呕吐，18 时 20 分急诊就医，未讲述职业接触情况，按一般胃肠疾病急诊处理，次日 16 时抢救无效死亡。

调查发现，中和池无通风排毒设施，也未制订安全操作规程，操作时脚穿鞋套，手戴普通橡胶手套。10 月 22 日上午某区卫生防疫站现场测试，中和池空气中乙腈浓度严重超标。

提示：清理中和池应按密闭空间作业管理。

59.1.4 某运输公司一起交通事故导致急性丙酮氰醇泄漏中毒

企业： 运输公司

时间： 2000 年 5 月 19 日

地点： 某国道（某市开发区路段）

岗位或操作： 司机堵槽罐车罐口

毒物名称： 丙酮氰醇

中毒病名： 急性丙酮氰醇中毒

中毒原因： 罐阀被撞断泄漏丙酮氰醇

经过： 事故当日 23 时，某运输公司 4 名司机驾驶盛有 50 吨丙酮氰醇的罐车，在途经某国道（某市开发区路段）时与迎面开来的大货车相撞，储有丙酮氰醇的罐阀被撞断，丙酮氰醇喷洒到地面和旁边的河沟，在堵罐口的过程中，甲和另 3 名司机的衣服、鞋和身上都被不同程度浸湿或沾染。罐口堵严后 4 人去附近旅店冲洗，其中甲冲洗不彻底，也没有及时更换衣服，于次日凌晨 3 时出现头晕、手抽搐和呕吐症状，6 时送当地某医院抢救无效死亡。其他 3 人也感头晕、手臂麻，次日 20 时送职业病防治院治疗后好转。

丙酮氰醇可经呼吸道和皮肤吸收，极易代谢为丙酮和氢氰酸。作业人员未佩戴任何防护用品，造成皮肤污染而中毒。

提示：发生溅污后，应立即更换被污染的衣物并保暖。

59.1.5 某黄金公司连续发生 3 起急性氰化物中毒

企业： 黄金公司

时间： 2001 年 1 月 26 日、2 月 20 日、2 月 28 日

地点： 氰化车间

岗位或操作： 检修氰化钠泵、疏通氰化钠管道、换氰化钠输出管道

毒物名称：氰化物

中毒病名：急性氰化物中毒

中毒原因：作业无防护

经过：2001 年 1 月 26 日 20 时，氰化车间氰化钠泵发生故障，检修工甲（男，40 岁）进入现场检修时发生中毒；同年 2 月 20 日 22 时许，氰化车间氰化钠管道堵塞，浸出工乙（男，31 岁）疏通管道时中毒；同年 2 月 28 日，氰化车间一楼，原矿泵输出管损坏，检修工丙（男，38 岁）换管时中毒。3 人中毒症状基本相同，均为头晕、恶心、呕吐、周身乏力，丙较重，出现昏迷和抽搐。3 例患者均在发现当时送医院救治。

调查发现，公司用氰化法生产黄金，生产过程中使用大量的氰化钠，产生氰化氢气体，事故现场无有效的通风排毒措施，接触氰化物作业的工人未佩戴防护用品，对新上岗工人未进行防毒知识教育。

提示：疏通管道时，应加强作业管理，做好个人防护。

相关链接

理化性质：氰化物主要有氰化钾、氰化钠、氰化钙等。多为白色结晶或粉末。溶于水、乙醇等。受高热或遇无机酸可分解产生氰化氢。大多有强腐蚀性，可腐蚀各种金属。

用作化学试剂、化学中间体、杀虫剂、金属清洁剂和从矿石中提取金银。在电镀、有机合成、冶金、照相、农药制造及这些化合物的制备过程可接触。

接触途径：可经呼吸道、皮肤和胃肠道进入人体。

职业中毒特点：氰化物的急性毒性取决于其释放氰离子的速度。急性中毒前驱期出现流泪、流涕、流涎、喉痒，口中有苦杏仁味或金属味，口唇及咽部麻木；继而恶心、呕吐、震颤、耳鸣、眩晕、乏力、胸闷、心悸、语言困难，头痛剧烈；病情加重可出现呼吸困难、意识模糊、气急、瞳孔散大、眼球突出、大汗淋漓，可有视力及听力下降；甚至意识丧失、牙关紧闭、全身阵发性强直性痉挛、大小便失禁、皮肤黏膜呈鲜红色等；严重者深度昏迷，呼吸、心跳停止，可在数分钟内死亡。

慢性影响可引起皮炎、鼻黏膜损害，也可出现缺氧、头痛、心悸、恶心、全身肌肉酸痛、活动受限和甲状腺肿大。

亚铁氰化物、铁氰化物一般不易引起中毒。但遇酸可释放氰离子引起上述中毒症状。

健康损害的靶器官：中枢神经系统，心血管系统，甲状腺，血液。

预防措施: 严加密闭,提供局部排风和全面通风设施。禁止用酸。穿胶布防毒工作服,戴橡胶手套和防护眼镜。提供淋浴和洗眼设施。工作场所禁止饮食、吸烟。及时换洗工作服。进入高浓度作业区,须有专人监护,严格遵守安全操作规程。浓度超标时,佩戴过滤式防毒口罩或面罩。

应急处理: 抢救人员必须佩戴空气呼吸器,穿防静电服或棉服进入现场,若无呼吸器,可用浸湿的毛巾掩口鼻短时间进入现场。立即将中毒者移离现场至空气新鲜处,吸氧,去除污染衣物,用流动清水冲洗污染皮肤、眼睛各至少20分钟。静卧、保暖。保持呼吸道通畅。呼吸、心跳停止者,立即进行心肺脑复苏术,尽快就医。

59.2　氰化氢

阅读提示: 共收录氰化氢中毒案例4起,分别发生在无线电元件厂、化工厂、汽车有限公司和表面处理有限公司,主要在回收废液、添料、清洗电镀槽和配料作业中。

中毒案例

59.2.1　某无线电元件厂发生急性氰化氢中毒死亡

企业: 无线电元件厂

时间: 1997年3月23日

地点: 电镀车间

岗位或操作: 回收废液银

毒物名称: 氰化氢

中毒病名: 急性氰化氢中毒

中毒原因: 作业无防护

经过: 事故当日16时许,操作工甲(男,57岁)和乙(男,54岁)在电镀车间回收电镀废液银时发生急性中毒,未被其他人发现,没有及时抢救而死亡。

调查发现,由于电镀废液中含有氰化物,与加入的浓盐酸发生反应,生成氰化氢气体。

提示: 接触有毒物质的作业应采取防护措施。

59.2.2　某化工厂氰化氢泄漏导致急性氰化氢中毒

　　企业：化工厂

　　时间：2001 年 2 月 24 日

　　地点：甲酯车间

　　岗位或操作：添料

　　毒物名称：氰化氢

　　中毒病名：急性氰化氢中毒

　　中毒原因：进料软管脱落反应釜内原料喷出

　　工艺流程：氯乙酸甲酯和氰化钠、甲醇在反应釜中反应、蒸馏，生成氰乙酸甲酯

　　经过：事故当日 20 时 30 分，厂长甲（男，53 岁）和 2 名操作工在甲酯车间反应釜添料时，进料软管与反应釜相连处脱落，反应釜内原料喷出，在场 3 人昏倒，车间外 4 人冲进车间将 3 人救出后，全部昏倒在车间外。21 时，民警和消防队员将患者送往医院，其中 2 名操作工抢救无效死亡。

　　调查发现，该企业为私营企业，工程未经过卫生部门审核验收，工作人员上岗前未经过职业卫生知识和应急救援知识技术培训，在 1998 年 1 月 24 日甲酯车间曾经发生过 2 名工人氰化氢中毒事故；操作人员加料操作不当，导致反应釜内温度和压力过高，软管脱离，氰化氢泄漏。事发 3 小时后，现场空气中氰化氢浓度严重超标。

　　提示：化工厂应建立健全安全操作规程，做好职工安全教育。

59.2.3　某汽车有限公司电镀分公司发生急性氰化氢中毒

　　企业：汽车有限公司

　　时间：2001 年 5 月 14 日

　　地点：电镀分公司电镀车间

　　岗位或操作：清洗电镀槽

　　毒物名称：氰化氢

　　中毒病名：急性氰化氢中毒

　　中毒原因：电镀槽壁和槽底的氰化物残垢加酸后释放大量氰化氢气体

　　经过：该电镀分公司将已停用 5 年的四条电镀生产线拆除，其中 1 号生产线的第 10 和第 11 槽为氰化电镀槽，系氰化镀锌槽，槽长、宽、高约为 1.2 米、0.55 米、1.0 米，需要进行前处理。5 月 11 日下午，接受任务的电镀车间调度员甲（男，47 岁）将水注入氰化电镀槽进行浸泡溶解以清洗残垢。事

故当日上午，甲带领乙（男，35 岁）、丙、丁 3 名工人进入现场工作。丙、丁清洗行车，11 时，丙、丁清洗行车完毕出去休息。甲和乙清洗电镀槽。甲、乙先将镀锌槽内已被清水溶解的液体舀出，倒入另一生产线镀锌槽内。11 时 45 分，清除未溶解的氰化物残垢，甲决定用盐酸处理，甲、乙佩戴纱布口罩，向镀锌槽内倒入两桶共 50 千克盐酸。在倒盐酸的过程中，金黄色烟雾从槽中冒出，乙自觉喉干、头昏、胸闷、乏力，倒完第二桶盐酸后，发觉槽下的甲昏倒在地，跑出车间门外休息室呼叫后昏倒。3 名赶来营救的工人和邻近车间的 7 名工人先后出现中毒症状。甲在送往医院途中死亡，其余 11 人经医院救治后痊愈。

调查发现，电镀槽壁和槽底的残垢含有氰化物，主要是氰化钠，加入盐酸后发生反应，放出氰化氢气体，人体吸入高浓度氰化氢气体即发生"电击样"死亡。

提示： 一般纱布口罩无效，应使用压力需气式或正压携气式呼吸器。

59.2.4 某表面处理有限公司发生急性氰化氢中毒事故

企业： 表面处理有限公司

时间： 2002 年 7 月 15 日

地点： 电镀车间

岗位或操作： 配料

毒物名称： 氰化氢

中毒病名： 急性氰化氢中毒

中毒原因： 下风向作业吸入毒物

经过： 事故当日 13 时 30 分，配料工甲（男，46 岁）从公司库房中领取了 25 千克酒石酸，到手工电镀车间，随即把酒石酸倒入直径 80 厘米、高 80 厘米的 PVC 桶内，该桶于 7 月 13 日曾放置过 40 千克氰化钠，尚有部分残留。酒石酸和残留的氰化钠发生化学反应，放热且产生大量氰化氢气体，甲和操作工乙（女，36 岁，处在离桶 2.5 米左右的排风扇下风位）吸入后感到呼吸困难，用清水洗脸后，仍不见好转，先后在当地卫生院和某市医院抢救，15 时 20 分乙抢救无效死亡。

提示： 装过氰化物的容器应严格管理，确认无害后方可再次投入使用。

相 关 链 接

理化性质： 氰化氢为具有苦杏仁味的气体或液体，分子量为 27，熔点为

—13℃,沸点为25.7℃,相对密度为0.69,相对蒸气密度为0.94,饱和蒸气压为81.8千帕。溶于水,呈弱酸性,易水解为甲酸或氨。氢氰酸还与醚、醇、苯、甲苯、氯仿、甘油等互溶。易燃,与空气混合有爆炸危险。

氰化钠和硫酸反应、一氧化碳和氨高温合成、甲酰胺脱水、氨加甲烷氧化等方法制备氰化氢均有职业接触;氰化钾与硫黄制备硫氰酸钾、硫酸二甲酯与氰化钠制备乙腈、二溴乙烷与氰化钾制备丁二腈等反应生成副产物氰化氢;作为原料,乙炔—氢氰酸合成法制取丙烯腈、和丙酮反应制取丙酮氰醇、氰化物和氯气制备活性染料(艳红)中间体—三聚氯氰。焦炭炼钢过程发生火灾时聚氨酯泡沫家具燃烧能产生氰化氢;用于合成纤维和塑料生产、金属磨光、电镀液、冶金、摄影过程及生产氰盐。也可用作熏蒸剂。

接触途径:可经呼吸道、皮肤和胃肠道进入人体。

职业中毒特点:氰化氢中毒主要损害神经和呼吸系统,刺激黏膜。急性中毒表现为前期出现流泪、流涕、流涎、喉痒,口中有苦杏仁味或金属味,口唇及咽部麻木,继而出现恶心、呕吐、震颤、耳鸣、眩晕、乏力、胸闷、心悸、语言困难、剧烈头痛等症状,病情加重可出现呼吸困难、神志模糊、气急、瞳孔散大、眼球突出、大汗淋漓等,可有视力和听力下降,甚至意识丧失、牙关紧闭、全身阵发性强直性痉挛、大小便失禁、皮肤黏膜呈鲜红色等。

健康损害的靶器官:中枢神经系统,心血管系统,甲状腺,血液。

预防措施:某些镀铜、镀镍工艺中可采用无氰电镀。凡发生氰化氢的工序,应严加密闭,或放在隔离室内局部排风,室内保持负压,防止有毒气体逸出。在进入用氢氰酸烟熏过的仓库时,必须事先通风,并戴隔离式防毒面具方可入内。禁止明火、火花、高热。穿胶布防毒工作服,戴橡胶手套和防护眼镜。提供淋浴和洗眼设施。工作场所禁止饮食、吸烟。及时换洗工作服。进入密闭空间或其他高浓度作业区,须有专人监护,严格遵守安全操作规程。

应急处理:抢救人员必须佩戴空气呼吸器,穿防静电服或棉服进入现场,若无呼吸器,可用碳酸氢钠稀溶液浸湿的毛巾掩口鼻短时间进入现场。立即将中毒者移离现场至空气新鲜处,吸氧,去除污染衣物,用流动清水冲洗污染皮肤、眼睛各至少20分钟。静卧、保暖。保持呼吸道通畅。呼吸、心跳停止者,立即进行心肺脑复苏术,尽快就医。

60 三氟三氯乙烷

阅读提示：清除淤泥等作业是最危险的作业之一，应按密闭空间作业进行管理。

某开发公司三废处理池清污发生急性三氟三氯乙烷中毒

企业： 开发公司
时间： 1998 年 9 月 2 日
地点： 原磺酸膜车间旁一级"三废"处理池
岗位或操作： 清理淤泥
毒物名称： 三氟三氯乙烷
中毒病名： 急性三氟三氯乙烷中毒
中毒原因： 淤泥中三氟三氯乙烷释放

经过：9 月 1 日用水冲洗处理池 1 天。事故当日上午，8 名操作工开始挖掘池中沉淀的淤泥，先用泵抽取，10 时左右，因淤泥较厚，无法再用泵抽取，8 名工人佩戴防毒面具 2 人一组分批轮流下池清淤，每次下池操作 10 分钟，相继下池清除原磺酸膜车间旁一级"三废"处理池内的淤泥。至 14 时 30 分左右，甲（男，39 岁）和乙（男，38 岁）又相继下池清污时，甲下池后即感胸闷、头昏，马上爬出池外，乙则倒在池内。在场工人将乙抢救上来后，公司医务人员对乙实施人工呼吸、给氧等措施后，送医院抢救。乙入院时已死亡。诊断为三氟三氯乙烷中毒伴缺氧。

调查发现，发生事故的原磺酸膜车间生产某军工产品时，曾大量使用三氟三氯乙烷溶剂。事故发生后约 4 小时现场检测，池口三氟三氯乙烷浓度严重超标。距事故发生时间约 8 小时后的现场检测，距池底液面上 1 米处三氟三氯乙烷浓度严重超标，严重缺氧，距池底液面上 10 厘米处三氟三氯乙烷浓度严重超标，严重缺氧。事故地点原为某公司磺酸膜车间旁一级"三废"处理池。该池池口面积 2.5 米×2.5 米，深 4 米左右，池口敞开露天，专为磺酸膜车间处理工业废水、废渣，于 1993 年停用。事故发生前，该池一直没有清理过。

提示：清理"三废"处理池应按密闭空间作业进行管理。

相关链接

理化性质：三氟三氯乙烷，氟制冷剂（CFC-113），在常温下为无色透明液体，无毒、无腐蚀、不燃，稳定性高，能溶于醇、醚等溶剂，特别能溶解油脂和润滑油。三氟三氯乙烷是一种高效清洗剂、干洗剂，适用于清洗各种机械零件、电子、仪器、仪表、航空、器材、胶片、磁带、纺织品等。用作萃取天然有机化合物的萃取剂。可用作电解试验溶剂和对流性蒸发性介质制冷剂、聚氨酯塑料发泡剂。是生产聚三氟氯乙烯产品的主要原料。

接触途径：经呼吸道吸入为主要接触途径。

职业中毒特点：吸入后能引起眩晕、麻醉、恶心、呕吐等，高浓度吸入伴缺氧，可引起震颤、惊厥和脑水肿。

应急处理：发生三氟三氯乙烷中毒事件时，抢救人员须穿戴个人防护用品，速将中毒者移至空气新鲜处，去除污染衣物；注意保暖、安静；皮肤污染或溅入眼内时用流动的清水冲洗至少 20 分钟。呼吸困难时给氧，如呼吸停止，应进行人工呼吸并立即就医。

61　三甲胺

阅读提示：清理污水池按密闭空间作业进行管理。

中毒案例

某食品厂屠宰车间发生急性三甲胺中毒死亡

企业：食品厂

时间：2000 年 5 月 25 日

地点：污水池

岗位或操作：疏通

毒物名称：三甲胺

中毒病名：急性三甲胺中毒

中毒原因：密闭空间作业无防护，救援不当

经过：事故当日 7 时 30 分，外地施工人员甲（男，34）、乙等 2 人在某食品厂疏通屠宰车间污水池，甲先下池作业，乙留在上面看守。甲下池约 2 米左右即跌入池中，池内有 0.6 米深的污水，乙喊人营救。食品厂工人丙、丁兄弟 2 人（男，29 岁和 31 岁）先后下池营救，均到池的中部即跌入池内，地面人员先后向 120 和 119 求助，8 时 40 分左右消防人员佩戴防毒面具下池将 3 人救出地面时已经身亡。次日 13 时，现场检测，池内污水面空气中三甲胺浓度严重超过国外标准，诊断为三甲胺中毒昏迷，跌入污水中窒息致死。

提示：清理污水池应按密闭空间作业进行管理。无防护措施时，不可盲目救援。

相关链接

理化性质：三甲胺，无色有鱼油臭的易燃气体。分子量为 59.1，相对密度为 0.66（-5℃），熔点为 -117.1℃，沸点为 3℃。易溶于水，溶于乙醇、乙醚。呈强碱性，与酸、氧化剂等起剧烈反应。

在本品的生产过程和用于制造表面活性剂、离子交换树脂、胆碱盐、促进动物生长的激素过程中，以及用作脱漆剂、涂料和添加剂时可接触本品。

接触途径：可经呼吸道、消化道和皮肤进入人体。

职业中毒特点：对人体的主要危害是对眼、鼻、咽喉和呼吸道的刺激作用。浓三甲胺水溶液能引起皮肤剧烈的烧灼感和潮红，洗去溶液后皮肤上仍可残留点状出血。长期接触，眼、鼻、咽喉感到干燥不适。

健康损害的靶器官：呼吸系统。

应急处理：眼直接接触后，立即用大量水冲洗（灌洗）眼睛，冲洗时不时翻开上下眼睑，并立即就医。皮肤直接接触后，立即用水冲洗污染皮肤。如果污染衣服，要迅速将衣服脱除，用水冲洗污染皮肤，并迅速就医。如果吸入大量三甲胺，立即将接触者移至空气新鲜处，注意保暖和休息。如果呼吸停止，要进行人工呼吸。尽快就医。

62　三氯甲烷

阅读提示：收录三氯甲烷中毒案例 2 起，都是胶粘剂中含有三氯甲烷，在作业时释放，无防护。

中毒案例

62.1　某气雾器厂发生急性三氯甲烷中毒

企业：气雾器厂

时间：1997 年 6 月 10 日

地点：黏合车间

岗位或操作：黏合作业

毒物名称：三氯甲烷

中毒病名：急性三氯甲烷中毒

中毒原因：胶黏剂中三氯甲烷释放，无防护

经过：事故当日，20 余人在黏合车间黏合 ABS 塑料鸡心挂件，黏合时将胶粘剂三氯甲烷直接倒在布上。部分工人自觉乏力、恶心，到当地医院检查发现肝功异常，11 日，厂方组织接触者 40 人查肝功，结果有 10 人出现异常并住院治疗。

调查发现，工厂无安全操作规程，未对工人进行职业卫生安全教育，工人在黏合操作时，气温达 32℃～34℃，操作间又无通风排毒设施，工人也未佩戴个人防护用品。

提示：工厂应建立健全安全操作规程，做好职工的安全教育。

62.2　某灯饰有限公司发生急性三氯甲烷中毒

企业：灯饰有限公司

时间：2000 年 11 月 29 日

地点：装配车间

岗位或操作：黏合作业

毒物名称：三氯甲烷

中毒病名：急性三氯甲烷中毒

中毒原因：作业场所三氯甲烷浓度超标

工艺流程：原料采购（有机玻璃、塑料）→黏结（三氯甲烷）→灯饰成品→检验包装

经过：事故当日 10 时许，28 名作业女工开始装配作业，使用三氯甲烷作为胶粘剂，14 时许，装配工人甲首先出现头晕、恶心等症状，16 时开始出现呕吐，后又有 8 名女职工出现相同症状，都被送到医院就诊，诊断为急性轻度三氯甲烷中毒。调查发现，该车间面积 200 平方米，高 4.4 米，无气窗，作业现场无通风排毒设施，作业工人未佩戴个人防护用品。

提示：工厂应提供通风排毒设施，工人做好个人防护。

相关链接

理化性质：三氯甲烷，别名氯仿，无色透明重质液体，不燃，易挥发，有特殊气味。三氯甲烷微溶于水，溶于醇、醚、苯，主要用作脂类、树脂、橡胶的溶剂和萃取剂及麻醉剂等，与明火或灼热的物体接触时能产生剧毒的光气。在空气、水和光的作用下，酸度增加，因而对金属有强烈的腐蚀性。

接触途径：经呼吸道、皮肤进入人体。

职业中毒特点：有头痛、头晕、恶心、呕吐、兴奋、皮肤湿热和黏膜刺激等症状，然后即呈现精神紊乱、呼吸表浅、反射消失、昏迷，重者发生呼吸肌麻痹、心室颤动，同时可伴有肝、肾损害。误服中毒时，胃有烧灼感，伴恶心、呕吐、腹痛、腹泻并出现麻醉症状；液态可致皮炎、湿疹，甚至皮肤灼伤。三氯甲烷的慢性影响主要是肝脏损害，并有消化不良、乏力、头痛、失眠等症状，少数有肾损害及嗜氯仿癖。

健康损害的靶器官：中枢神经系统，肝。

应急处理：发生三氯甲烷中毒事件时，抢救人员须穿戴防护用品，速将中毒者移至空气新鲜处，去除污染衣物；注意保暖、安静；皮肤污染或溅入眼内时用流动的清水、生理盐水或 2％硼酸溶液充分冲洗至少 20 分钟。呼吸困难时给氧，如呼吸停止，应进行人工呼吸并立即就医。注意保护心、肝、肾功能。

63 三氯乙烯

阅读提示：收录三氯乙烯药疹样皮炎死亡 1 人，急性中毒 3 人的案例各 1 起，分别发生在电子制品厂和造船厂，主要原因是清洗剂、胶粘剂中含有三氯乙烯，作业时皮肤直接接触以及释放无防护。

中毒案例

63.1 某造船厂船舱黏结塑料片发生急性三氯乙烯中毒

企业：造船厂

时间：1984 年 9 月 13 日

地点：船舱

岗位或操作：黏结塑料片

毒物名称：三氯乙烯

中毒病名：急性三氯乙烯中毒

中毒原因：胶黏剂中三氯乙烯释放

经过：事故当日上午，某造船厂操作工甲等 3 人用"825"黏胶剂（主要含三氯乙烯），将塑料小方片粘在船舱地板上，在作业过程中，甲感到头晕、恶心、头重脚轻等，当日 16 时左右，倒在船舱内，被送往医院抢救，诊断为急性三氯乙烯中毒。

提示：船舱内作业应按密闭空间作业进行管理。

63.2 某电子制品厂发生三氯乙烯药疹样皮炎中毒死亡

企业：电子制品厂

时间：1999 年 12 月 14 日

地点：车间

岗位或操作：清洗

毒物名称：三氯乙烯

中毒病名：三氯乙烯所致药疹样皮炎

中毒原因：使用三氯乙烯手工清洗机板，直接接触三氯乙烯

工艺流程：电子元件→插机→执锡拉中部用三氯乙烯清洗→质量检查→电脑主机板成品

经过：死者甲（男，20岁）于1999年11月2日进某电子制品厂工作，先在维修部工作，12月3日调至精焊部从事焊锡工作，每天工作8小时，每月加班10天，加班日每天加班2小时。作业岗位离使用三氯乙烯手工清洗机板的清洗机约15米。12月14日因皮肤瘙痒等不适以感冒请假就医，20日出现上腹持续性疼痛、阵发性加剧、恶心、呕吐，21日入院治疗，22日10时30分死亡。尸检发现皮肤呈暗黄色，背部有暗红色尸斑，角膜重度混浊，巩膜黄染，右面部有5厘米×10厘米剥脱性皮疹，左颈部和胸部也有剥脱性皮疹，组织学检查见肝组织以肝小叶中央静脉为中心向四周呈不同程度变性坏死，结合三氯乙烯职业接触史和临床资料，诊断为三氯乙烯药疹样皮炎致死。

调查发现，该厂使用三氯乙烯作业清洗剂，作业工序中清洗区和其他工作区没有隔离，工作场所没有通风排毒设施，工人也未佩戴个人呼吸防护用品和防护手套，上岗前、班中和班后都未做职业健康体检。现场采样检测，执锡拉中清洗区空气中三氯乙烯浓度严重超标。

提示：三氯乙烯清洗区应与其他工作区严格隔离。

相关链接

理化性质：三氯乙烯又称乙炔化三氯，为无色透明液体，有似氯仿的气味。不溶于水，溶于乙醇、乙醚，可混溶于多数有机溶剂，不易燃烧。主要用于金属部件去油污和冷清洗、纺织物的干洗、有机合成等。

接触途径：经呼吸道或皮肤吸收进入人体。

职业中毒特点：短时间内接触吸入、经皮肤或口服大量三氯乙烯可引起急性中毒，吸入极高浓度可迅速昏迷，并伴随有眼和上呼吸道刺激症状。接触数小时后出现头痛、头晕、酩酊感、嗜睡等，重者发生谵妄、抽搐、昏迷、呼吸麻痹、循环衰竭。可出现以三叉神经损害为主的颅神经损害，可有肝肾损害。口服中毒消化道症状明显，肝肾损害突出。接触三氯乙烯（TCE）的慢性影响会出现头痛、头晕、乏力、睡眠障碍、胃肠功能紊乱、周围神经炎、心肌损害、三叉神经麻痹和肝损害。三氯乙烯可引发皮肤损害，致药疹样皮炎；溅入眼内，可引起疼痛，导致角膜损伤。

健康损害的靶器官：中枢神经系统，肝，肾，皮肤。

应急处理：发生三氯乙烯中毒事件时，抢救人员须穿戴防护用品，速将中毒者移至空气新鲜处、去除污染衣物；注意保暖、安静；皮肤污染或溅入眼内时用流动的清水冲洗，并立即就医。皮肤病变按皮肤科处理，避免使用肾上腺素及乙醇等物质。

64 砷及其化合物

64.1 砷化氢

阅读提示：共收录 1989 年至 2003 年 15 起砷化氢中毒案例，分别发生在化工厂、有色金属加工厂、冶炼厂、个体户、锌盐厂、废品收购、环保总厂、硫酸锌厂、塑化厂、资源再生利用有限公司，主要发生在生产和运输、冶炼、筛分、化学操作工、加料、土法炼金、水洗矿渣、运输锡渣、加料、投料、化合、压滤、加锌和浓硫酸置换、电解等作业环节。锌粉原料、锡焊料、粗锡渣可能含砷，遇水、酸产生砷化氢，作业场所无通风排毒设施和个人防护，导致中毒。

中毒案例

64.1.1 某县化工厂生产和运输立德粉发生急性砷化氢中毒事故

企业：化工厂

时间：1989 年 12 月 23 日

地点：酸化车间、重烧车间和运输车间

岗位或操作：生产和运输立德粉

毒物名称：砷化氢

中毒病名：急性砷化氢中毒

中毒原因：含砷锌粉遇酸产生砷化氢气体

工艺流程：氧化锌用硫酸酸化，去杂质，与重晶石煅烧后浸煮的中间品发生合成反应，烘干，重烧，再洗净，烘干，粉碎，即为立德粉成品，包装。

经过：事故当日 21 时许，在工人上班 3 小时后，酸化车间、重烧车间和运输车间工人共 11 人陆续发生砷化氢中毒。调查发现，事故当日生产立德粉时，工厂擅自更换原料，用锌粉替代氧化锌纯品，由于锌粉原料中含砷，砷与硫酸反应放出砷化氢气体，在酸化、重烧和运输过程中不断放出砷化氢气体，操作工人经呼吸道吸入导致中毒。

提示：不可擅自更换原料。

64.1.2 某有色金属加工厂生产锡焊料时发生急性砷化氢中毒

企业：有色金属加工厂

时间：1992 年 6 月 7 日

地点：熔炼车间

岗位或操作：生产锡焊料

毒物名称：砷化氢

中毒病名：急性砷化氢中毒

中毒原因：含有砷锑的粗锡渣遇水产生砷化氢气体

工艺流程：利用含锡箔的迷信币、锡矿各 50%，加水制成球状，阴干后在 1000℃熔炉中炼成粗锡，再加硫黄去除铜和铁，加铝除去砷锑，锡下沉，收集后即为锡焊料。工艺要求除砷时忌用水，只宜在高温回炉再熔炼。

经过：事故当日 10 时 30 分左右，临时工甲和杂工乙等 6 人在工厂熔炼车间制作锡焊料，工人误将水加入含有砷锑的粗锡渣，结果产生砷化氢气体，导致在场的工人吸入中毒，甲（男，26 岁）和乙（男，23 岁）死亡，其他 4 人在某市中心医院住院治疗 16 天。

提示：严格执行操作规程。

64.1.3 某冶炼厂运输铝渣发生急性砷化氢中毒死亡

企业：冶炼厂

时间：1997 年 6 月 21 日

地点：运输车

岗位或操作：运输铝渣

毒物名称：砷化氢

中毒病名：急性砷化氢中毒

中毒原因：含砷铝渣遇水释放砷化氢，无防护

经过：该冶炼厂在精炼锡矿时，加入铝和其他物质吸附锡矿中的砷、锑。精炼后排出的矿渣即铝渣，可再利用。铝渣中含锡 50%以上、含锑 5%、含砷 1%～2%。事故当日凌晨，甲等 18 名男性（年龄 14 岁～40 岁不等），到该冶炼厂熔炼车间运输铝渣约 1 吨。在背运矿渣时，矿渣被雨水淋湿，释放出大量砷化氢气体，被运输者直接吸入。凌晨 3 时左右，部分人员出现恶心、呕吐、腹痛等症状，次日和第 3 日，其他人员相继出现中毒症状，分别送到医院诊治，被诊断为急性砷化氢中毒，其中 8 人经抢救无效死亡，其余 10 人经治疗后出院。

提示：矿渣运输过程中应加强防护，如防水、防火、防潮、避免阳光直射。

64.1.4　某冶炼厂筛分工序发生急性砷化氢中毒

企业：冶炼厂

时间：1997 年 12 月 22 日

地点：流渣隔膜电解筛分工序

岗位或操作：筛分

毒物名称：砷化氢

中毒病名：急性砷化氢中毒

中毒原因：含砷铜渣遇水释放砷化氢，无防护

经过：事故当日 14 时，4 名女工（37 岁～40 岁）将精炼铜渣手工铲入输送带，筛分，浇水润湿，再装筐电解，结果发生尿中带血等临床表现，诊断为急性砷化氢中毒，分别住院 14 天～48 天后痊愈。调查发现，筛分的铜渣中含有砷，浇水润湿时反应产生砷化氢气体，经过呼吸道吸入导致中毒。

提示：含砷铜渣遇水释放砷化氢，应加强防护。

64.1.5　某冶炼厂砷化氢逸出导致急性中毒

企业：冶炼厂

时间：1998 年 2 月 21 日

地点：置换车间

岗位或操作：操作工

毒物名称：砷化氢

中毒病名：急性砷化氢中毒

中毒原因：作业场所砷化氢浓度超标

工艺流程：氧化锌矿渣原料→酸化→压滤→萃取→反萃取→置换→焙烧→海绵铟

经过：事故当日 12 时，因氧化锌原料矿渣中含有砷，在置换过程中产生砷化氢。砷化氢从置换槽中逸出，自然通风不良，而排毒柜密闭不严，排风量不足，导致 6 名操作工吸入大量砷化氢气体而中毒。

提示：密闭排毒柜，加大排风量，加强个人防护。

64.1.6　某冶炼厂浸出工段加料发生急性砷化氢中毒

企业：冶炼厂

时间：1998 年 11 月 11 日

地点：碱式碳酸锌车间浸出工段

岗位或操作：加料

毒物名称：砷化氢

中毒病名：急性砷化氢中毒

中毒原因：作业场所空气中砷化氢浓度超标

经过：事故当日 16 时～第 3 天 17 时，7 名当班工人先后向搅拌池投入低度氧化锌粉，加酸和水搅拌，并观察池内物的反应。事故当日，1 名电工因搅拌池中的油泵漏油，在事故现场进行了三个半小时的维修工作。结果 8 人中 4 人先后出现头昏、呕吐、胸闷、乏力、尿呈茶色至酱色等症状，经诊断 2 人为急性重度砷化氢中毒，另外 2 人为急性轻度砷化氢中毒。

调查发现，中毒现场碱式碳酸锌车间浸出工序 2 号槽（中毒者工作时留下的原液）采样进行空气中有毒物质浓度测定，浸出工序 2 号槽停机时空气中砷化氢浓度 0.1 毫克/立方米，开搅拌机时浓度为 0.038 毫克/立方米。氧化锌粉中含有砷，在与稀硫酸搅拌时反应放出砷化氢有毒气体，作业工人未戴个人呼吸防护用品，吸入中毒。

提示：应加强通风排毒和个人防护。

64.1.7 某个体户土法炼金（汞法提金）发生急性砷化氢中毒合并急性汞中毒

企业：个体户

时间：1999 年 4 月 11 日

地点：某个体户住房内

岗位或操作：土法炼金

毒物名称：砷化氢、汞及其化合物

中毒病名：急性砷化氢中毒合并急性汞中毒

中毒原因：矿石粉末中含砷、汞

工艺流程：利用集体企业炼金时已经冶炼过的矿石粉末（集体企业对矿石处理时加入汞以提取金）做原料，加入氢氧化钠和水，充分搅拌使其融解，水洗去除矿石粉末，再加入纯锌和浓硫酸，搅拌，提取金。

经过：事故当日 19 时许，个体户甲（男，34 岁）在住房内进行土法炼金，个体户乙一家三口（乙，男 27 岁；妻，24 岁；子，3 岁）在隔壁套间居住。当日 23 时，甲发病，全身发冷，黑色尿；次日凌晨 0 时左右，乙全家也发病，出现恶心、呕吐、头晕、酱油色尿，小儿意识模糊。4 人先到某铁路医院就诊，分别进行换血、输血、给络合剂（硫代硫酸钠）和利尿剂等处理。16 日转院，对 3 个成人进行血透治疗。透析前检测甲血样，汞 0.25 微克/毫升，砷 0.70 微克/毫升。甲被诊断为急性重度砷化氢中毒合并急性汞中毒，乙全家被诊断为急性中度砷化氢中毒合并急性汞中毒。

调查发现，提炼用的矿石粉末中含有砷，加入硫酸后，锌和硫酸反应放出氢气，氢气和砷反应产生砷化氢气体。在土法提炼金的过程中，产生砷化氢，释放到房间里，引起吸入中毒。同时，矿石粉末中也含有汞，在提炼的过程中一同释放出来，吸入中毒。

提示：土法炼金时应加强防护。

64.1.8 某锌盐厂生产氯化锌发生急性砷化氢中毒

企业：锌盐厂

时间：1999 年 9 月 7 日

地点：中和车间

岗位或操作：生产

毒物名称：砷化氢

中毒病名：急性砷化氢中毒

中毒原因：含砷锌粉遇酸释放砷化氢气体

工艺流程：氯化锌生产工艺为锌粉和盐酸在 100℃反应炉中反应，压滤、浓缩、烘干成氯化锌。

经过：该厂中和车间有 18 名工人，三班制，每天工作 8 小时，其中甲（男，45 岁）在该厂工作 4 年，前 3 年在锌锭车间任筛粉工，近 1 年在中和车间操作。180 平方米的中和车间共有 40 个反应炉，上置反应锅，加入锌粉与盐酸，加热 1 个多小时后，将溶液倒入压滤池，再加锌粉和盐酸加热。8 月 11 日，甲腹痛、恶心、呕吐，后全身皮肤黄染，小便浓茶样，在当地医院治疗，发现肝功能损害，经治疗后好转。8 月 20 日继续上班，10 天后上述症状复现加重，9 月 3 日在某市第一人民医院住院，疑为"急性重金属中毒"、"急性肾衰"、"急性溶血性贫血"，9 月 7 日转入省职业病防治院，诊断为急性砷化氢中毒伴发急性肾功能衰竭。

调查发现，该厂职业病防护设施未与主体工程同时设计、同时施工、同时验收投产，没有通风排毒设施，生产布局不合理；使用的锌粉原料中含有砷、铅和镉等有害物质，近一个月使用某冶炼厂生产的锌粉含砷 3%，在与盐酸作用时生成砷化氢气体，而工人仅戴纱布口罩，无防毒作用，导致吸入中毒。

提示：在加料、出料过程中应加强个人防护。

64.1.9 某个体户用硫酸锌加水洗收购矿渣发生急性砷化氢中毒

企业：废品收购个体户

时间：2000 年 5 月 6 日

地点：住宅内

岗位或操作：水洗矿渣

毒物名称：砷化氢

中毒病名：急性砷化氢中毒

中毒原因：含砷矿渣遇水和酸释放砷化氢

经过：废旧矿渣中含有砷，遇硫酸和水反应放出砷化氢气体，在没有通风设施的住宅大厅中蓄积，吸入中毒。事故当日 16 时 30 分，从事废旧回收的甲关紧大门，在住宅大厅里用自来水冲洗收购来的 100 千克左右废旧矿渣。约 20 分钟后，甲冲完矿渣，先洗澡，然后离开。乙用硫酸锌加水继续冲洗矿渣，以去掉杂质。此时，丙送矿渣样品，关门用磅称重时自觉口唇麻木、头昏，意识到中毒，立即离开现场，并打电话求救。此时在大厅隔壁厨房做家务的丁和在家里二楼玩耍的一小女孩都出现中毒症状，5 人分别到诊所和医院就诊。甲父在外喝完酒回家，虽听说家人中毒送医院治疗，当晚仍住宿家中二楼，结果也出现中毒症状。经医院抢救，乙和丁因急性重度砷化氢中毒抢救无效而亡，丙急性重度砷化氢中毒，其他 3 人急性轻度砷化氢中毒，分别住院 6 天~10 天。

提示：废旧矿渣应由专业机构收购处理。

64.1.10 个体司机运输锡渣时发生急性砷化氢中毒

企业：个体出租车

时间：2000 年 12 月 4 日

地点：运输途中

岗位或操作：运输锡渣

毒物名称：砷化氢

中毒病名：急性砷化氢中毒

中毒原因：含砷锡渣遇水释放砷化氢

经过：事故当日清晨 6 时，个体出租车司机运输袋装冶炼锡渣，路途中感到车厢内有刺鼻气味，到达目的地后感到头昏眼花，自行将出租车洗净开回后，头昏明显，并有恶心、呕吐、胃内容物呈黄疸样水，尿呈深红色，腹部隐痛等症状，被诊断为急性砷化氢中毒，透析治疗无效，于 7 日死于急性肾功能衰竭。

提示：矿渣包装应密闭防泄漏、防渗透、防潮防水防光。

64.1.11 某冶炼厂高银渣加硫酸搅拌发生急性砷化氢中毒

企业：冶炼厂

时间：2001 年 2 月 14 日

地点：工棚冶炼反应釜

岗位或操作：加料

毒物名称：砷化氢

中毒病名：急性砷化氢中毒

中毒原因：含砷矿石加酸搅拌释放砷化氢，作业无防护

经过：冶炼矿石含砷 5.61％，加硫酸后释放出砷化氢气体，作业人员吸入中毒。事故发生前，冶炼厂业主甲（男，22 岁）从某市有色金属有限公司购进 1.5 吨精炼钨、铋后的废矿石（称为高银渣），在某加工厂加水粉碎成胶状体。事故当日 10 时，甲和父亲（45 岁）、外请的技术员乙、2 个帮工（男 37 岁，女 36 岁）在工棚里冶炼废矿石。生产中首先向反应釜中加入胶状体原废矿石 100 千克，再逐步倒入 30％的硫酸，用机械搅拌器搅拌，反应釜温度逐渐升高，并有气体逸出，工作 3 小时后，离反应釜较近的甲首先感到全身无力、头痛、恶心、寒战、肾区疼痛，排浓茶色尿，自以为感冒而卧床休息。后其他人相继出现症状，才怀疑是中毒，分别于 17 时和 20 时左右急送医院，主要采取对症治疗，后输血，对业主甲作血透。次日凌晨全部转院抢救，其中 2 名重度中毒者发生肾衰。

调查发现，有色金属有限公司隐瞒矿石成分，将含砷矿石卖给无任何职业危害防护措施的私营业主甲。业主也未向工商等政府管理部门申报登记，违规使用有毒有害化学品，同时冶炼工作缺乏通风排毒设施和个人防护措施，盲目生产，导致了本次事故的发生。

提示：冶炼作业应加强防护。

64.1.12 某环保工厂电解锌矿渣发生急性砷化氢中毒

企业：环保总厂

时间：2002 年 1 月 31 日

地点：试生产车间

岗位或操作：投料、化合、压滤

毒物名称：砷化氢

中毒病名：急性砷化氢中毒

中毒原因：使用含砷废矿渣做原料，在作业时释放砷化氢

工艺流程：电解锌矿渣为原料→加硫酸化合→压滤→置换→压滤→浓缩→结晶包装

经过：矿渣原料中含有砷杂质，与硫酸反应，放出大量砷化氢气体（$H_3AsO_3 + 3Zn + 6H^+ \Longrightarrow AsH_3\uparrow + 3Zn + 3H_2O$）。元月 31 日至 2 月 2 日三天试生产七水硫酸锌，工作人员为临时招聘的 14 名下岗工人和农民工，在没有通风排毒措施、佩戴无过滤有毒气体功能的防尘口罩的情况下，进行试生产。几小时后，部分人员陆续出现头痛、头晕、气促、腰痛、胃纳差、恶心、呕吐、皮肤黄染、酱油色尿或浓茶色尿等，到当地医院或诊所就诊，家庭困难的职工在家休息治疗，后来有几个病情重的职工由家属送到医院治疗，被诊断为急性砷化氢中毒。1 名职工抢救无效死亡，1 人被诊断为急性重度砷化氢中毒，5 人被诊断为急性轻度砷化氢中毒。

调查发现，该企业为转让的私营企业，仅有县环保部门的"同意建设"的批文，未进行职业卫生"三同时"审查和竣工验收，劳动者未进行职业卫生安全知识培训。

提示：在投料、压滤、置换、压滤、浓缩、包装过程中，都应加强防护。

64.1.13 某个体硫酸锌厂发生急性砷化氢中毒

企业：硫酸锌厂

时间：2002 年 8 月 26 日

地点：置换车间

岗位或操作：投料

毒物名称：砷化氢

中毒病名：急性砷化氢中毒

中毒原因：废料中含砷，在作业时释放砷化氢

工艺流程：锌泥→压滤→加锌和浓硫酸置换→压滤→加温甩干→成品硫酸锌

经过：购买的化工厂废料锌泥，含有砷，遇硫酸反应放出砷化氢气体，吸入中毒。26 日当晚 20 时，甲、乙和丙等 3 人（女，分别为 22 岁、21 岁和 18 岁）上夜班，投料搅拌，大约 23 时，丙出现头痛、恶心、呕吐和发烧等症状，27 日凌晨 2 时，乙和甲也陆续出现同样症状，以为是"感冒"，门诊口服感冒药，并给丙注射退烧针，9 时到县医院就诊，怀疑是中毒，转院当地职业

病防治所被诊断为急性重度砷化氢中毒，乙和丙于 28 日抢救无效死亡。

提示：在投料、出料、包装过程中应加强防护。

64.1.14　某塑化厂发生急性砷化氢中毒

企业：塑化厂

时间：2002 年 11 月 10 日

地点：硫酸锌生产车间

岗位或操作：加料

毒物名称：砷化氢

中毒病名：急性砷化氢中毒

中毒原因：生产过程中释放砷化氢

经过：事故当日 11 时，工人甲和乙在往硫酸槽中加氧化锌粉时，出现恶心、呕吐、头痛、头晕、酱油色血尿、少尿、巩膜黄染，实验室检查严重溶血，被诊断为急性肾功能衰竭，第三日，甲经抢救无效死亡。11 日上午，该厂厂长丙到某市职业病防治所化验血砷，防治所了解情况后，意识到可能是一起急性职业中毒事故，当即向市卫生局报告，经过职业卫生专业技术人员和卫生监督人员调查，确诊该厂甲和乙是职业性急性重度砷化氢中毒。市卫生局责令该厂停业整顿，封存造成职业病危害事故的材料、设备和工具，责令该厂组织从事职业病危害作业的工人进行职业健康检查，并按照《职业病防治法》和《职业病危害事故调查处理办法》作出行政处罚。

调查发现，该厂使用的原料氧化锌粉中含砷，遇酸产生砷化氢；在生产过程中用五氧化二砷为助剂，砷遇硫酸产生砷化氢气体；事故中使用的硫酸为某厂的废酸，可能含有砷化物造成急性砷化氢中毒。

提示：加料、生产、出料、包装过程中应加强防护。

64.1.15　某资源再生利用有限公司发生急性砷化氢中毒

企业：资源再生利用有限公司

时间：2003 年 1 月 22 日

地点：电解车间

岗位或操作：浸出工段操作工

毒物名称：砷化氢

中毒病名：急性砷化氢中毒

中毒原因：使用的氧化锌粉或锌浮渣原料含砷杂质，在作业时释放砷化氢

工艺流程：氧化锌粉或锌浮渣做原料→硫酸浸出→中性浸出→加锌和硫酸钙高温净化→低温净化→电解锌→浇铸成锌锭

经过：1月22日下午，酸化浸出工段操作工甲在工作中感觉乏力、腰背痛、恶心、小便酱油色，到县医院就诊，先诊断为急性溶血性贫血，转院到当地某医院诊断为急性肾功能衰竭，经治疗好转后出院。22日～29日，又有乙等4人出现类似症状，有的还出现畏寒、发热和皮肤巩膜黄染等表现，被分别诊断为急性肾功能衰竭、溶血性贫血和急性黄疸性肝炎等疾病，后被职业卫生部门诊断为急性砷化氢中毒，治疗7天～28天后出院。

提示：在加料、浸出、净化、电解、浇铸等环节都要加强防护。

相关链接

理化性质：砷化氢有大蒜气味的无色气体。分子量为78，熔点为－116℃，沸点为－55℃，蒸气密度2.66。微溶于水，可溶于酸、碱、乙醇、甘油等。遇火燃烧生成三氧化二砷，加热至230℃，可分解为元素砷及氢气。锌、锡、锑、铝、铅、镍、钴等金属矿石中常含硫化砷，含砷矿石在冶炼、加工、贮存过程与工业硫酸或盐酸等酸类反应，或用水浇熄炽热金属矿渣，或金属矿渣遇湿，均可产生砷化氢。生产和使用乙炔、生产合成染料、电解法生产硅铁、氰化法提取金银，也可产生砷化氢。无机砷或有机砷水解时能生成，如海鱼腐败有机砷能转化生成砷化氢。

接触途径：可经呼吸道、皮肤进入人体。

职业中毒特点：急性中毒表现为乏力、头晕、头痛、恶心，继而畏寒、发热、腰背部酸痛，酱油色尿、巩膜皮肤黄染等急性血管内溶血表现，有轻度贫血，可继发轻度中毒性肾病，重者出现寒战、发热、明显腰背痛或腹痛，尿呈深酱色，少尿或无尿，巩膜皮肤极度黄染，极严重溶血者皮肤呈古铜色或黄紫色，可有发绀、意识障碍、中度或重度中毒性肾病。

健康损害的靶器官：血液系统，肾。

预防措施：禁止明火、火花、高热，使用防爆电器和照明设备。穿胶布防毒衣，戴橡胶手套。提供淋浴设施。工作场所禁止饮食、吸烟。及时换洗工作服。进入密闭空间或其他高浓度作业区，须有专人监护，严格遵守安全操作规程。浓度超标时，佩戴过滤式防毒口罩或面具，高浓度时必须佩戴空气呼吸器或氧气呼吸器。紧急事态抢救或撤离时，佩戴空气呼吸器。IDLH浓度为10毫克/立方米，警示性差，超过IDLH浓度时，需采用供气式呼吸防护。

应急处理：抢救人员必须佩戴空气呼吸器，穿防静电服或棉服进入现场。若无呼吸器，可用水浸湿的毛巾掩口鼻短时间进入现场，立即将中毒者移离现场至空气新鲜处，保持呼吸道通畅，必要时吸氧，呼吸停止，应立即用合适的医用呼吸器进行人工呼吸。

64.2　砷及其无机化合物

阅读提示：共收录 1998 年至 2001 年 2 起砷及其无机化合物中毒案例，分别发生在砒霜厂和金矿，主要发生在清理矿渣、熔炼矿石等作业环节。这些砷及其无机化合物中毒案例呈现的特点是急性、突发性、涉及人数多、个人防护以及现场报警和应急救援薄弱。提示应加强作业时的个人防护，作业现场设置应急救援预案、配备报警装置、应急救援设施和泄险区。

中毒案例

64.2.1　某矿业公司在清理矿渣时发生急性砷中毒

企业：砒霜厂

时间：1998 年 12 月 4 日

地点：尾矿沉淀池

岗位或操作：清理矿渣

毒物名称：砷及其化合物

中毒病名：急性砷中毒

中毒原因：矿渣含砷

经过：事故当月，某矿业公司派工到某停产砒霜厂的尾矿沉淀池清理矿渣，不分昼夜工作，3 日开始至 9 日凌晨 4 时完工。从 4 日起，少数人员出现恶心、呕吐症状，9 日后，179 名清渣人员相继出现胸闷、呼吸困难、双下肢乏力、麻木、浮肿、恶心、呕吐、腹胀、腹痛等症状，病情轻重不等，经过二巯丙醇特效解毒药短程治疗，除 2 名患者于 12 月 26 日和次年元月 1 日因病情恶化，抢救无效死亡，其余患者痊愈。

调查发现，参加清理矿渣的人员裸露下肢工作，矿渣为稀泥状，含有砷及其化合物，黏附在下肢不易清洗，砷及其化合物经皮肤吸收进入体内，导致中毒。当地县职业病防治机构对沉淀池内矿渣检测，发现含砷 0.0417%，含氧化砷 0.055%，池内积水含砷 0.097 毫克/升，含氧化砷 0.12 毫克/升。

提示：尾矿沉淀池清理矿渣应按密闭空间作业管理，更不能暴露肢体作业。

64.2.2 个体承包金矿炼金发生急性砷中毒

企业：金矿

时间：2001 年 11 月 5 日

地点：露天窑

岗位或操作：炼金

毒物名称：三氧化二砷

中毒病名：急性砷中毒

中毒原因：熔炼含砷矿石，砷化氢释放，无防护

工艺流程：采原生矿→装窑→加燃料烧窑→浇水→出窑→破碎，加氧化矿→搬运至反应池→加石灰和氰化钠反应 4 小时→经锌片过滤

经过：原生矿、氧化矿中砷含量高，熔炼含砷矿石时，砷以蒸气逸散于空气中，产生大量三氧化二砷，同时在矿石粉碎过程中产生了含砷的粉尘，工人没有佩戴任何个人防护用品。10 月 28 日在露天窑烧矿，29 日熄火，11 月 1 日出窑，由甲（男，47 岁）从窑内取矿料，乙、丙等 4 人往破碎机里加氧化矿石，当日 17 时 20 分收工，甲等人住在工地的工棚内，乙、丙等人回家休息。11 月 5 日下午，甲、乙和丙 3 人感到身体不适，胸闷、恶心、头昏、眼胀，自认为上火，各服穿心莲 10 粒，半小时后出现呕吐、腹泻等症状，当地医生给予对症治疗。11 月 6 日甲送县医院治疗，至 8 日抢救无效死亡。乙转入省职业病防治研究所治疗，丙未入院治疗。经过对甲和乙尿样化验，砷含量分别超过正常值的 21.8 倍和 52.7 倍，现场取样，原生矿、氧化矿和尾矿的砷含量均严重超过国家职业卫生标准，反应池流出的过滤水砷含量也超过工业废水最高容许浓度。

提示：在采矿、装窑、加料、浇水、出窑、破碎、搬运等环节中都要加强防护。

相关链接

理化性质：砷呈白色。原子量 74.9，熔点为 817℃，沸点为 613℃（升华），相对密度为 5.78。可升华，不溶于水，溶于硝酸。燃烧产生氧化砷烟。

无机砷的种类多，主要有氧化砷（三氧化二砷和五氧化二砷）和硫化砷等。在自然界，砷主要以硫化物的形式存在，并常以混合物的形态分布于各

种金属矿石。冶炼和焙烧雄黄或其他加杂砷化合物的矿石时，可接触到三氧化二砷。在冶炼炉的烟道灰和矿渣中，也存在一定量的三氧化二砷粉尘。砷化合物常用于生产防锈剂、防腐剂、颜料、医药、农药、半导体原材料等。

接触途径：可经呼吸道、皮肤和胃肠进入人体。

职业中毒特点：急性中毒少见。主要表现为咳嗽、咳痰，眼结膜充血、羞明、流泪、咽部红肿、口唇起疱。可有腹痛、腹泻、头痛、头晕、胸闷、乏力等；个别出现肝肿大和一过性黄疸。

慢性中毒有头痛、头晕、失眠、多梦、乏力、消化不良、消瘦、肝区不适等表现，继而皮肤角化过度、躯干部及四肢出现弥漫的黑色或棕褐色的色素沉着和色素脱失斑，可有轻度肝损伤、轻度周围神经病。重者可出现肝硬化、周围神经病伴肢体运动障碍或肢体瘫痪。

长期接触可致肺癌、皮肤癌。部分砷化物可引起眼灼伤。

健康损害的靶器官：肝，肾，皮肤，肺，神经系统。

预防措施：防止含砷矿渣受潮。禁止明火、火花、高热。穿胶布防毒服，戴橡胶手套和防护眼镜。提供淋浴、洗眼设施。IDLH 浓度为 5 毫克/立方米，属粉尘。工作场所禁止饮食、吸烟。及时换洗工作服。浓度超标时，佩戴过滤式防尘口罩，必要时佩戴空气呼吸器。

应急处理：抢救人员穿戴个人呼吸防护用品，立即将中毒者移离现场至空气新鲜处，去除污染衣物；注意保暖、安静；皮肤污染或溅入眼内用流动清水冲洗各至少 20 分钟；立即与医疗急救单位联系抢救。

65　四氯化硅

阅读提示：维修阀门，要事先按规程进行处理。

中毒案例

某化工公司疏通阀门管道导致四氯化硅液化气喷泄引起急性中毒

企业：化工公司

时间：1998 年 10 月 23 日

地点：四氯化硅蒸馏岗位

岗位或操作：疏通阀门管道

毒物名称：四氯化硅

中毒病名：急性四氯化硅中毒

中毒原因：四氯化硅液化气从管道喷泄

经过：事故当日 13 时 40 分，该分厂四氯化硅蒸馏岗位球型阀堵塞，在未进行降温、减压和排空物料的情况下，副工段长甲盲目带领工人用钢钎通透球型阀门管道，导致四氯化硅液化气从管道喷泄，甲和乙吸入中毒。甲当日 14 时死于医院，乙被送入市职业病院抢救无效于次日 11 时 30 分死亡，其他 4 名工人受到四氯化硅轻微刺激。

提示：安全操作规程和职工安全教育是企业安全生产的保障。

相关链接

理化性质：四氯化硅为无色或淡黄色发烟液体，有刺激性气味，易潮解。分子量为 169.9，熔点为 −70℃，沸点为 57.6℃。可混溶于苯、氯仿、石油醚等多数有机溶剂。相对密度（水＝1）为 1.48，相对密度（空气＝1）为 5.86。可在制取纯硅、硅酸乙酯、烟幕剂等时接触。

接触途径：经呼吸道、胃肠道和皮肤进入人体吸收。

职业中毒特点：对眼睛及上呼吸道有强烈刺激作用。高浓度可引起角膜混浊，上呼吸道炎、支气管炎、肺炎，甚至肺水肿。皮肤接触后可引起组织坏死。

健康损害的靶器官：呼吸系统，皮肤，眼睛。

预防措施：可能接触其蒸气时，必须佩戴防毒面具或供气式头盔。紧急事态抢救或逃生时，建议佩戴自给式呼吸器。戴化学安全防护眼镜，穿工作服（防腐材料制作），戴橡皮手套。工作后，淋浴更衣。单独存放被毒物污染的衣服，洗后再用。

应急处理：皮肤接触，立即脱去污染的衣物，用流动清水冲洗 15 分钟。若有灼伤，就医治疗。眼睛接触，立即提起眼睑，用流动清水冲洗 10 分钟或用 2% 碳酸氢钠溶液冲洗。吸入中毒，迅速脱离现场至空气新鲜处。注意保暖，保持呼吸道通畅。必要时进行人工呼吸，并立即就医。

使用干粉、沙土灭火。禁止用水灭火。

66 四氯化碳

阅读提示：共收录 1984 年至 2001 年 3 起四氯化碳中毒事件。分别发生在机器厂、锅炉检验所和针织厂，于清洗球罐、检验氧气罐和给服装去污工作中发生中毒。

中毒案例

66.1 某机器厂分厂清洗球罐发生急性四氯化碳中毒

企业： 机器厂

时间： 1984 年 11 月 5 日

地点： 氧气球罐

岗位或操作： 清洗球罐

毒物名称： 四氯化碳

中毒病名： 急性四氯化碳中毒

中毒原因： 入罐作业无防护

经过： 某厂有一储备用的氧气球罐，气源由化工厂提供。工艺上为防止氧气爆炸，按技术管理规程每隔 7 年～8 年需用四氯化碳对氧气球罐清洗一次。事故当日该厂雇佣某起重队的外包工 7 人对球罐进行清洗，球罐仅有 1 个小的进出孔，操作工人在罐内作业。当日 12 时 30 分工人甲（男，30 岁）入罐开始清洗作业，至 14 时 50 分甲第三次入罐作业时顿感不适、头昏、手脚麻木，在向罐口爬出时即意识不清，现场人员迅即将其送厂保健站并转送区中心医院抢救，诊断为急性四氯化碳中毒，住院 13 天痊愈出院。

调查发现，该分厂现场为密闭空间作业环境，通风条件极差，化学毒物几乎无法通过自然通风排除，同时作业工人又没有配备合适的个人呼吸防护用具、救生索和防护服，现场也未安排人员在外观察和监护，清洗液又选用高浓度对人体毒性很大的四氯化碳。

提示： 入罐作业应按密闭空间作业管理。在密闭空间作业时，注意防护清洗剂释放的有毒物质。

66.2 某锅炉检验所发生急性四氯化碳中毒事故

企业：锅炉检验所

时间：2000 年 11 月 18 日

地点：氧气罐

岗位或操作：检验

毒物名称：四氯化碳

中毒病名：急性四氯化碳中毒

中毒原因：作业场所通风排毒设施运行不正常

经过：事故当日 10 时 40 分，锅炉检验所的 3 位检验员在某冶炼厂制氧车间的氧气罐里用四氯化碳脱脂时，通风排毒设施运行不正常，出现头昏、呕吐等症状。其中 2 人眩晕，发生外伤，3 人就医住院治疗 10 天后康复，诊断为急性四氯化碳中毒。

提示：入罐作业应按密闭空间作业管理。在密闭空间作业时，注意防护清洗剂释放的有毒物质。

66.3 某针织厂发生急性四氯化碳中毒

企业：针织厂

时间：2001 年 7 月 3 日

地点：作业场所

岗位或操作：服装去污

毒物名称：四氯化碳

中毒病名：急性四氯化碳中毒

中毒原因：作业场所四氯化碳浓度超标，无防护

工艺流程：织布片→红条盘→手挑→洗水→烘干→整烫→绣花绣珠→查补→包装

经过：事故当日 13 时 30 分，12 名查补工人打"枪水"（含四氯化碳）去掉白色棉麻衫上的污迹，出现头晕、乏力、恶心、咽干和胸闷等症状，被诊断为急性轻度四氯化碳中毒。

提示：用四氯化碳清洗棉麻衫污迹时，应加强防护。

相关链接

理化性质：四氯化碳又称四氯甲烷，无色透明液体，极易挥发。微溶于水，可与乙醇、乙醚等多种有机溶剂混溶。可用作油漆、脂肪、橡胶、硫黄等的溶剂，并用于氯氟甲烷、氯仿和多种药物的制造。本品不会燃烧，但遇明火或高温易产生剧毒的光气和氯化氢烟雾。在潮湿的空气中逐渐分解成光气和氯化氢。

接触途径：经呼吸道、胃肠道、皮肤进入人体。

职业中毒特点：高浓度四氯化碳蒸气对黏膜有轻度刺激作用。吸入较高浓度四氯化碳蒸气发生急性中毒时，最初出现眼及上呼吸道刺激症状。随后可出现中枢神经系统抑制和胃肠道症状。较严重病例数小时或数天后出现中毒性肝肾损伤。重者甚至发生肝坏死、肝昏迷或急性肾功能衰竭。吸入极高浓度可迅速出现昏迷、抽搐，可因室颤和呼吸中枢麻痹而猝死。口服中毒肝肾损害明显。少数病例发生周围神经炎、球后视神经炎。皮肤直接接触可致损害。慢性影响可有头晕、眩晕、肝肾损害、接触性皮炎等。

健康损害的靶器官：中枢神经系统，肝，肾。

应急处理：发生四氯化碳中毒事件时，抢救人员须穿戴防护用具，速将中毒者移至空气新鲜处，去除污染衣物；注意保暖、安静；皮肤污染或溅入眼内时用流动的清水冲洗至少 20 分钟。呼吸困难时给氧，如呼吸停止，应进行人工呼吸并立即就医。早期应给予高热量、高维生素及低脂饮食。除对症支持治疗外，可选用乙酰半胱氨酸或高压氧治疗。

67 四乙基铅

阅读提示：有毒物品装卸过程中应注意防护。

中毒案例

某火车站装卸"聚氨酯"闷罐车时四乙基铅泄漏导致急性中毒

企业：火车站
时间：1995 年 6 月 17 日
地点：货场
岗位或操作：装卸
毒物名称：四乙基铅
中毒病名：急性四乙基铅中毒
中毒原因：装卸过程接触四乙基铅，无防护

经过：事故前一日货场民工装卸组在装卸由某经济技术开发区某贸易公司发往当地某炼油厂器材办的两节"聚氨酯"闷罐车中的一节时，发现个别铁桶上有剧毒品标志，而发货票据上无毒害品记载。事故当日装卸组装卸另外一车，队长甲打开车门即闻到强烈刺激气味，较远处装卸人员闻到芳香气味，因货物运单上无毒害物记载，稍加通风后于 11 时 30 分至 16 时 40 分装卸完毕，工人陆续出现头晕、头痛、呕吐等症状。19 日下午该炼油厂口头承认为剧毒品四乙基铅。事故现场共 143 人接触，从 6 月 21 日起至 7 月 7 日共 107 人门诊治疗，收住入院治疗 21 人，病情基本稳定。

提示：运送有毒物品应严格按安全操作规程防护。

相关链接

理化性质：四乙基铅为无色油状液体，有芳香气味。分子量为 323.5，沸点为 200℃，熔点为 -136.8℃，相对密度为 1.7，常温下易挥发，可产生大

量蒸气。几乎不溶于水，易溶于汽油、苯、乙醇、乙醚、丙酮、氯仿等有机溶剂及脂肪中。

用于生产、装运含铅汽油的抗震剂，制造其他金属烷基化合物如乙基汞化合物等。

接触途径：以呼吸道吸入为主，并可经皮肤吸收和胃肠道进入人体。

职业中毒特点：少量间断接触四乙基铅，可在 2 周～3 周后出现类似焦虑状态，并伴有头痛、头晕、乏力、记忆力减退、震颤，失眠，噩梦，口中有金属味、食欲不振、恶心、呕吐，眼球结膜充血、眼痛、流泪、鼻痛等症状。重者迅速发生急性精神障碍，一般出现在起病后 18 小时以至 8 天，接触量越多，出现越早。有时起病突然，患者精神兴奋、狂躁不安、口中毛发感、皮肤蚁走感、震颤、言语迟钝、不能分辨时间和地点、幻视、幻听、被害妄想，严重者有谵妄、惊厥发作、昏迷。出现血压降低，体温低，脉率低的"三低征"。

健康损害的靶器官：中枢神经系统。

预防措施：生产过程实行机械化、自动化和密闭通风，降低和控制生产环境中的空气浓度。分装、调配、运输、装卸要有专用设备，防止跑、冒、漏、滴。若造成地面污染，可用漂白粉液或高锰酸钾进行处理。操作时应穿戴工作服和防护手套，必要时（如进入油罐或油舱）应穿戴空气呼吸器。工作后淋浴、更衣。皮肤接触四乙基铅后，立即用煤油或无铅汽油刷洗，再用肥皂水和温水彻底冲洗干净。工作服和手套等应定期用 1‰～5‰氯胺溶液浸洗。加铅汽油应作特殊标记（通常加入红色或黄色颜料），禁止以四乙基铅汽油代替溶剂汽油使用。

应急处理：如果眼睛直接接触四乙基铅，要立即用大量水冲洗（灌洗）眼睛，冲洗时，不时翻开上下眼睑；如果皮肤直接接触了四乙基铅，立即用肥皂水清洗污染的皮肤；若污染衣服，要立即将衣服脱除，用肥皂水清洗皮肤；如果是吸入接触，立即将接触者移至空气新鲜处，如果呼吸停止，要进行人工呼吸，注意保暖和休息。立即就医。

68　锑化氢

阅读提示：在加料、测试反应罐液体温度时，须加强个人防护。

中毒案例

某冶炼厂投料时发生急性锑化氢中毒

企业：冶炼厂

时间：2001 年 8 月 28 日

地点：净化反应罐

岗位或操作：投料

毒物名称：锑化氢

中毒病名：急性锑化氢中毒

中毒原因：密闭通风排毒设备效果不好、没有个人防护设备、没有安全操作规程

工艺流程：$ZnSO_4$ 反应液→浓缩浸出→取上清液→加入锑盐（Sb_2O_3）净化→电解锌

经过：某冶炼厂生产电解锌，停产 48 天后于事故当日下午重新开工，当班 4 名工人在浸出、净化工段工作，负责向净化反应罐投料锑盐和金属锌，并测试反应罐液体温度。当日 23 时，3 名工人出现头痛、头昏、腹痛、腹泻后症状逐渐加重。3 名工人被省职业病防治研究所诊断为急性锑化氢中毒。

提示：工厂应建立健全安全操作规程。职工应做好个人防护。

相关链接

理化性质：锑化氢为无色气体，具有难闻的类似硫化氢的气味，不稳定，易分解产生氢气和锑。锑的合金遇酸可产生气体锑化氢。

锑矿石焙烧、熔炼和锑冶炼；锑金属及其化合物的碾磨、粉碎、加工；锑精炼过程；含锑金属酸处理时可释放锑化氢。锑合金制造；锑白（Sb_2O_3）用作阻燃剂、颜料、防火涂料；硫化锑用作橡胶硬化剂及发烟剂；纯金属锑

及三氯化锑等常用于电子工业，也可用于制药。

接触途径：可经呼吸道、胃肠进入人体。

职业中毒特点：

急性中毒表现为眼刺痛、流泪、鼻痒、流涕、喷嚏、鼻干、鼻塞、咽痛、咳嗽、咳血性痰、胸闷、胸痛，气短。可有眼结膜、鼻咽部黏膜充血，喉头、声带水肿。重者剧咳、喘鸣、呼吸困难、紫绀。可伴有乏力、头晕、头痛、四肢肌肉关节酸痛。对心肌和肝、肾可造成损害。吸入高浓度锑化氢可引起溶血，出现腰痛、贫血、黄疸和排酱油色尿，严重者发生急性肾衰竭。

慢性影响主要有慢性结膜炎、鼻咽炎、鼻旁窦炎、鼻中隔糜烂、穿孔。长期咳嗽、咳痰、咳血、胸闷、气短。并常伴有肺气肿。长期吸入含锑烟尘可发生"锑尘肺"。

健康损害的靶器官：呼吸系统，皮肤，黏膜，血液，肝，肾。

应急处理：严加密闭，加强通风。禁止明火、火花、高热。穿防毒衣，戴橡胶手套和防护眼镜。提供淋浴和洗眼设施。IDLH 浓度为 26 毫克/立方米，属粉尘。工作场所禁止饮食、吸烟。及时换洗工作服。浓度超标时，佩戴过滤式防尘口罩，必要时，佩戴空气呼吸器或氧气呼吸器。

抢救人员穿戴防护用具，速将中毒者移至空气新鲜处，去除污染衣物；注意保暖、安静；皮肤污染或溅入眼内用流动清水冲洗各至少 20 分钟；呼吸困难给氧，必要时用合适的呼吸器进行人工呼吸；立即与医疗急救单位联系抢救。

69 硝基苯

阅读提示：在搬运未知货物时，应注意做好个人防护。

某市民工搬运硝基苯发生急性中毒

企业：个体搬运
时间：2003 年 8 月 21 日
地点：某村
岗位或操作：货物搬运
毒物名称：硝基苯
中毒病名：急性硝基苯中毒
中毒原因：包装铁桶泄漏

经过：事故当日 15 时 30 分，6 位民工参与搬运一批桶装不知名称的化学品，共 52 桶，至 20 时 20 分搬运完毕，6 人到一小饭店吃过面食正准备回家时，其中一人突然晕倒，接着另外 5 人也出现头晕、恶心、心慌、闷气、手指和口唇发绀等症状，到附近医院就诊，结合后续实地调查资料，被诊断为急性硝基苯中毒。

调查发现，当时搬运的硝基苯用铁桶装，存放在一个已经停产 2 年的化工厂半露天的仓库中，不少铁桶已经泄漏，造成搬运工的脸部、手和衣服被污染。搬运工未配备必要的个人防护用品。

提示：化学品应有标志，没有标志的化学品不应搬运，业主应告知搬运工货物的具体名称及其危害，并注意做好个人防护。

相关链接

理化性质：硝基苯，无色或微黄色具苦杏仁味的油状液体。分子量为 123.11，相对密度为 1.205（15/4℃），熔点为 5.7℃，沸点为 210.9℃，闪点为 87.78℃，自燃点为 482.22℃，蒸气密度 4.25，蒸气压为 0.13 千帕（1 毫米汞柱 44.4℃）。难溶于水；易溶于乙醇、乙醚、苯和油。遇明火、高热会燃烧、爆炸。与硝酸反应剧烈。

接触途径：蒸气主要经呼吸道吸收，也可经皮肤缓慢吸收。液体易经皮肤吸收。

职业中毒特点：急性硝基苯中毒可在工作接触时或工作后经几小时的潜伏期发病，神经系统症状较明显，中枢神经兴奋症状出较早，严重者可有高热，并有多汗、缓脉、初期血压升高、瞳孔扩大等植物神经系统紊乱症状。高铁血红蛋白达 10％～15％时，中毒者黏膜和皮肤开始出现紫绀。最初，口唇、指（趾）甲、面颊、耳郭等处呈蓝褐色；舌部的变化最明显。高铁血红蛋白达 30％以上时，其他神经系统症状随之发生，头部沉重感、头晕、头痛、耳鸣、手指麻木、全身无力等症状相继出现。高铁血红蛋白升至 50％时，可出现心悸、胸闷、气急、步态蹒跚、恶心、呕吐，甚至昏厥等症状。如高铁血红蛋白进一步增加到 60％～70％时，患者可发生休克、心律失常、惊厥，以至昏迷。经及时抢救，一般可在 24 小时内恢复意识，脉搏和呼吸逐渐平稳，但头昏、头痛等可持续数天。血高铁血红蛋白的致死浓度在 85％～90％。肾脏受到损害时，出现少尿、蛋白尿、血尿等症状，严重者可无尿。血红细胞出现变性珠蛋白小体的百分比高者，可出现溶血性贫血，红细胞计数可于 3～4 天内迅速降低，但经积极治疗，在 1～2 周后逐渐回升。急性肝病常在中毒后 2～3 天左右出现肝脏肿大、压痛、消化障碍、黄疸、肝功能异常。

硝基苯对眼有轻度刺激性。对皮肤由于刺激或过敏可产生皮炎。

健康损害的靶器官：血液系统，肾，肝，神经系统。

应急处理：一般原则是迅速将中毒者移离中毒现场至通风处，清除皮肤污染、严密观察。

解毒方法：高铁血红蛋白血症的治疗是根据临床表现及血高铁血红蛋白测定结果酌情应用美蓝（亚甲蓝）（每千克体重 1～2 毫克）。严重溶血性贫血的治疗除输血外，可给予糖皮质激素控制溶血，口服碳酸氢钠等使尿碱化，以预防血红蛋白在肾小管凝聚。对症、支持疗法要防止肝脏受损，早期给用"保肝"药物；缺氧者及时有效地吸氧。

70   间二硝基苯

阅读提示：间二硝基苯可经皮肤吸收，搬运时注意个人防护。

中毒案例

某农场村民搬运间二硝基苯塑料编织袋发生急性中毒

企业：农场

时间：2001 年 6 月 14 日

地点：农场

岗位或操作：搬运

毒物名称：间二硝基苯

中毒病名：急性间二硝基苯中毒

中毒原因：包装编织袋破损受潮

经过：事故当日 7 时，某省有限公司把存放在某农场农民家 11 吨间二硝基苯化工原料，由 4 名民工搬运装车，9 时左右装运完毕后，运送到某化工有限公司。大约 11 时，4 名参与搬运的民工相继出现头晕、乏力、脸色青紫等症状，14 时左右被送到当地卫生防疫站救治，被确定为急性轻度间二硝基苯中毒。调查发现，民工搬运的间二硝基苯用塑料编织袋包装，部分编织袋破损并受潮，而搬运时外渗的原料浸湿了民工的衣服。

提示：搬运有毒物品时应加强个人防护，注意包装袋完好。

相关链接

理化性质：间二硝基苯工业品含微量苦味酸，呈淡黄色，纯品几乎无色。分子量为 168.11，相对密度为 1.20，熔点为 89℃，沸点为 302.8℃，蒸气压为 0.13 千帕（44.4℃），闪点为 87.8℃。性质稳定。微溶于水，溶于乙醇、乙醚、苯。主要用作溶剂，制造苯胺、染料等。遇明火、高热或与氧化剂接触，有引起燃烧爆炸的危险。与硝酸反应强烈。燃烧分解产生一氧化碳、二氧化碳、氧化氮。

接触途径：经呼吸道、消化道、皮肤吸收进入人体。

职业中毒特点：间二硝基苯为高铁血红蛋白形成剂。

急性中毒轻者有头痛、头晕、乏力、皮肤黏膜发绀、手指麻木等；严重时可出现胸闷、呼吸困难、心悸，甚至心律紊乱、昏迷、抽搐、呼吸麻痹。有时中毒后出现溶血性贫血、黄疸、中毒性肝病。

慢性中毒可有神经衰弱综合征；慢性溶血时，可出现贫血、黄疸；还可引起中毒性肝炎。

健康损害的靶器官：血液系统，肝。

应急处理：发生间二硝基苯泄漏时，应迅速撤离泄漏污染区人员至安全区，并进行隔离，严格限制出入。切断火源。应急处理人员戴自给正压式呼吸器，穿防毒服，不要直接接触泄漏物。尽可能切断泄漏源，防止进入下水道、排洪沟等限制性空间。当间二硝基苯洒在地面时，立即用沙土、泥块阻断漏液的漫延，佩戴好面具、手套，将漏液或漏物收集在适当的容器内封存，用沙土或其他惰性材料吸收残液，转移到安全地带。立即仔细收集被污染土壤，转移到安全地带。当间二硝基苯倾倒在水面时，应迅速切断被污染水体的流动，以免污染扩散。

灭火方法：消防人员须佩戴防毒面具、穿全身消防服。喷水冷却容器，并将容器从火场移至空旷处。灭火剂可使用雾状水、抗溶性泡沫、二氧化碳、沙土。

急救措施：皮肤接触时立即脱去被污染的衣服，用肥皂水和清水彻底冲洗皮肤。眼睛接触时提起眼睑，用流动清水或生理盐水冲洗。吸入时迅速脱离现场至空气新鲜处，保持呼吸道通畅，如呼吸困难，给输氧，如呼吸停止，立即进行人工呼吸。食入时催吐，洗胃。发生以上各种情况应立即就医。

71 硝基甲烷

阅读提示：结晶锅作业应严格执行密闭空间作业管理制度。

中毒案例

某精细化工有限公司发生急性硝基甲烷中毒

企业：精细化工有限公司

时间：2001 年 2 月 16 日

地点：酞菁蓝（BK）生产车间

岗位或操作：结晶锅检修

毒物名称：硝基甲烷、2-溴-2-硝基-丙二醇

中毒病名：急性硝基甲烷中毒并 2-溴-2-硝基-丙二醇中毒

中毒原因：无任何防护进入结晶锅检修

工艺流程：原料（甲醛＋硝基甲烷＋溴）→水溶解→活性炭脱色→过滤→结晶→脱水→烘干→包装

经过：事故当日上午 8 时，公司发现 BK 车间的终产品中含有搪瓷碎片，怀疑是结晶锅内壁的搪瓷脱落所致，即停产检查。停工约 3 小时后，12 时 30 分，工程师甲（男，36 岁）打开结晶锅人孔（直径 1.7 米，高 2.4 米）用真空泵抽风 15 分钟后，未戴任何防护用具进入锅内检查，3 分钟后自感头晕乏力，因无法自己爬出，示意锅旁负责监护的乙协助，乙无力拉其出来，甲即昏倒在内。乙喊来蒸馏工丙（男，25 岁）、丁（男，26 岁）进入锅内，用橡胶皮带将甲捆住后拖出，随即丙和丁也出现头晕乏力症状，3 人被送往市化工职防院，甲烦躁昏迷，全身紫绀，心率 146 次/分，血压未测出，诊断为急性重度硝基甲烷并 2-溴-2-硝基-丙二醇中毒，丙、丁诊断为急性轻度硝基甲烷并 2-溴-2-硝基-丙二醇中毒。经抢救治疗基本康复。

调查发现，结晶锅呈负压状态，生产管道中气态的硝基甲烷聚集于此并沉于底部，导致进入者吸入中毒；因通风时间太短，2-溴-2-硝基-丙二醇聚集在锅内被进入者大量吸入；同时因通风不良，不排除缺氧协同作用。公司以

保密为由对职工隐瞒所接触的化学品及其毒性，事故发生的工作场所也未张贴安全规程。

　　提示：公司领导应加强安全意识。

相关链接

　　理化性质：硝基甲烷为无色油状液体，具有难闻的气味，溶于水、醇。用作溶剂和汽油添加剂。易燃，其蒸气与空气可形成爆炸性混合物。强烈震动及受热或遇无机碱类、氧化剂、烃类、胺类及三氯化铝、六甲基苯等均能引起燃烧爆炸。燃烧分解时，放出有毒的氮氧化物气体。

　　接触途径：经呼吸道、胃肠道、皮肤吸收进入人体。

　　职业中毒特点：可引起高铁血红蛋白血症。吸入高浓度硝基甲烷蒸气发生急性中毒时，出现头晕、四肢无力、呼吸困难、发绀、意识丧失、癫痫样抽搐。慢性中毒对呼吸道黏膜有轻度刺激作用，可发生肝、肾损害，继发肾病，并导致血中高铁血红蛋白含量增高。

　　健康损害的靶器官：中枢神经系统，肝，肾。

　　应急处理：发生硝基甲烷中毒事件时，抢救人员须穿戴防护用具，速将中毒者移至空气新鲜处，去除污染衣物；注意保暖、安静；皮肤污染或溅入眼内时用流动的清水清洗 20 分钟以上。呼吸困难时给氧，如呼吸停止，应进行人工呼吸。立即就医。必要时给予呼吸兴奋剂。

72 硝酸

阅读提示：硝酸大量泄漏时，利用围堤收容，然后转移、回收或无害化处理后废弃。

某硫酸厂冲洗泄漏硝酸导致急性中毒死亡事故

企业：硫酸厂

时间：1998 年 7 月 13 日

地点：硝酸库房

岗位或操作：冲洗泄漏硝酸

毒物名称：硝酸

中毒病名：急性硝酸蒸气吸入中毒

中毒原因：螺丝松动，硝酸泄漏

经过：事故当日上午，硝酸库一泵上的压紧螺丝因腐蚀松动后，发生硝酸泄漏约 200 千克。库房保管员甲上泵房顶关闭阀门，用自来水向下冲洗，顿时黄烟弥漫。约 20 分钟后，甲从房顶下来，自觉头晕恶心，先在厂保健站给予静脉滴注葡萄糖生理盐水，18 时转入医院治疗，给予激素和供氧治疗，次日凌晨 5 时死亡。

调查发现，工人缺乏安全意识，缺少基本化学反应常识，违反安全操作规程，没有佩戴个人呼吸防护用品，擅自用水清洗浓硝酸，发生放热反应，产生大量硝酸烟雾，长时间（20 分钟）经呼吸道吸入，事故发生后又没有及时采取有效治疗措施。

提示：结合工厂的生产流程，加强职工安全教育。

理化性质：硝酸为无色、黄色或红色、发烟液体，具有极强的令人窒息的气味。分子量为 63.0，相对密度为 1.50 （25℃），沸点为 82.78℃，蒸气压为 4.4 千帕（20℃）。本身不可燃，但可增加物质的易燃性。用途极广，主要用于化肥、染料、国防、炸药、冶金、医药等工业。

具有强氧化性。与易燃物（如苯）和有机物（如糖、纤维素等）接触会发生剧烈反应，甚至引起燃烧。与碱金属能发生剧烈反应。具有强腐蚀性。

分解产生氧化氮。

接触途径：经呼吸道、胃肠道、皮肤和（或）眼睛直接接触进入人体。

职业中毒特点：有刺激作用，引起黏膜和上呼吸道的刺激症状，如流泪、咽喉刺激感、呛咳、胸闷、气急，并伴有头痛、头晕等。严重者可发生肺水肿。长期接触可引起牙齿酸蚀症，皮肤接触引起灼伤。

健康损害的靶器官：眼睛，皮肤，呼吸系统，牙齿。

应急处理：发生硝酸泄漏时，应疏散泄漏污染区人员至安全区，禁止无关人员进入污染区，建议应急处理人员戴好个人呼吸防护用品，穿化学防护服。不要直接接触泄漏物，勿使泄漏物与可燃物质（木材、纸、油等）接触，在确保安全情况下堵漏。喷水雾能减少蒸发但不要使水进入储存容器内。将地面洒上苏打灰，然后收集运至废物处理场所处置。对少量残留物，也可以用大量水冲洗，经稀释的洗水放入废水系统。如大量泄漏，利用围堤收容，然后收集、转移、回收或无害处理后废弃。

灭火方法：二氧化碳、沙土、雾状水、火场周围可用的灭火介质。

急救措施：眼直接接触后，立即用大量水冲洗（灌洗）眼睛，冲洗时不时翻开上下眼睑。皮肤接触后，要立即脱除污染衣服，用肥皂水和清水冲洗污染皮肤。如果吸入大量硝酸，立即将接触者移至空气新鲜处，注意保暖和休息。如果呼吸停止，要进行人工呼吸。发生以上情况均应尽快就医。如果吞入硝酸，应立即就医。

73 氩气

阅读提示：收录 1997 年发生在钢铁公司真空排气炉施工时的 1 例氩气窒息案例，主要原因是密闭空间作业无缺氧防护措施和救援不当引起。提示：应建立密闭空间作业管理制度，杜绝不当救援。

中毒案例

某钢铁（集团）有限公司发生急性氩气窒息

企业：钢铁（集团）有限公司
时间：1997 年 9 月 10 日
地点：真空排气炉
岗位或操作：气割
毒物名称：氩气
中毒病名：急性氩气窒息
中毒原因：密闭空间作业无缺氧防护措施，救援不当
经过：某钢铁厂准备新建 2 台真空排气炉（VD 炉）。该项目由某市某工业设备安装公司承建，从 1997 年 3 月份起施工，至事故发生前还未完全竣工。事故当日 13 时，安装公司 3 名工人（2 名电焊工，1 名钳工）进入 VD 炉，用氧气及乙炔混合气体气割吊攀，在切割第二个吊攀时，3 名工人纷纷倒下。在 VD 炉外的 2 名工人发现后，相继下炉救人，等公司消防队赶到现场，发现 5 人均昏倒炉底。1 名消防员戴呼吸防护用品下炉感到臭味，以为防毒面具漏气，就上来说明情况，后与另 1 名消防队员一起下炉也即昏倒，另 1 名消防队员立刻上来。后经采取对炉内机械排风以及为下炉抢救人员佩戴供氧式面具等措施后才将 6 人拖至炉外。经医院抢救，5 名安装工人死亡，1 名消防队员脱离了险情。

调查发现，在建的 VD 炉呈圆柱形敞开状，开口直径 6 米，深 6.8 米。用氩气对炉内进行通氩试验，VD 炉外有氩气管从炉口通至炉内底部，氩气站内的 VD 炉输气系统控制阀门处于开通状态。4.1 米平台上的氩气阀门泄漏，氩

258

气通到炉内，造成工人缺氧窒息。氩气管阀门紧邻炉口处，当时氩气管已接通供气。通氩试验并未通知施工人员，下炉施工的 5 名安装工不明底细，由于缺氧相继倒在炉内。洞口经现场采样分析，未测出一氧化碳及硫化氢，氧含量为 6%～7%；此外又对采集的空气样品进行色－质分析，氩气含量大于 50%。

提示：缺氧时，应佩戴空气呼吸器。

相关链接

理化性质：氩气是一种惰性气体，其熔点、沸点以及临界温度都很低，不能燃烧，也不助燃。

工业上氩气除广泛用于灯泡的填充气体外，在不锈钢、锰、铝、钛和其他特种金属电弧焊接时以及钢铁生产时用作保护气体。

接触途径：主要经呼吸道进入人体。

职业中毒特点：主要表现为缺氧窒息，同氮气。

应急处理：迅速脱离现场，及时吸氧，防治脑水肿，纠正酸中毒，采取保护心、肝、肾等重要脏器功能等的对症支持疗法。皮肤冻伤应及时给予相应处理。

74 氧乐果

阅读提示：清除氧乐果溢出物时，应加强防护。

中毒案例

某农药实业有限公司发生急性氧乐果中毒

企业：农药实业有限公司

时间：2001 年 5 月 20 日

地点：配料车间

岗位或操作：清理泄漏的农药

毒物名称：氧乐果

中毒病名：急性氧乐果中毒

中毒原因：清除氧乐果溢出物无防护

经过：事故当日清晨 4 时 40 分，公司配料车间一水浴电热槽有 2 桶氧乐果需要加热溶解后待用，因无专人值守，溶解槽又无温控装置控制温度，水温过高后，铁桶内气压膨胀导致加热氧乐果冲料溢漏车间内。公司负责人发现后，组织 18 名员工在无任何个人防护的情况下清理现场。11 时，6 名参与清理的员工出现头晕、头痛、心慌、呕吐、乏力、抽搐等症状，送医院治疗，查全血胆碱酯酶活性下降。经给予解毒剂及对症治疗，症状缓解并趋于稳定。

调查发现，公司安全管理严重缺陷，在加热有毒农药时无人照看，加热工艺落后，无防止泄漏的安全措施。

提示：涉及农药的各道工序都应严格执行安全操作规程，加强安全防护。

相关链接

理化性质：氧乐果亦称氧化乐果，淡黄色油状液体，分子量为 213，沸点约为 135℃，相对密度为 1.32。溶于水、苯、乙醚、氯化烃、丙酮、乙酸乙酯等溶剂。遇碱易分解。

接触途径：可经呼吸道、皮肤、胃肠道进入人体。

职业中毒特点：氧乐果属于高毒类有机磷杀虫剂。急性有机磷农药中毒早期可出现毒蕈碱样症状，主要表现为食欲减退、恶心、呕吐、腹痛、腹泻、多汗、流涎、视物模糊、瞳孔缩小、支气管痉挛、呼吸道分泌物增多，严重时可出现呼吸困难、肺水肿、大小便失禁等，也可出现烟碱样症状，中毒者血压升高和心动过速，出现全身紧束感，进而有肌束震颤、痉挛，重时可产生肌无力、肌肉麻痹。中枢神经系统症状早期出现头晕、头痛、倦怠、乏力等，随后可出现烦躁不安、言语不清及不同程度的意识障碍。重者可发生脑水肿，出现癫痫样抽搐、瞳孔不等大等症状，甚至呼吸中枢麻痹而死亡，少数重症患者胆碱能危象消失后，于中毒后第2天～7天出现中间肌无力综合征，主要表现为肢体近端肌肉和屈颈肌无力，部分脑神经支配的肌肉也受累。个别患者在急性重度中毒症状消失后2周～3周，可出现感觉、运动型周围神经病。

健康损害的靶器官：眼睛，皮肤，呼吸系统，中枢神经系统，心血管系统。

应急处理：急性氧乐果中毒者应及时脱离现场，用大量肥皂水彻底冲洗被污染皮肤、头发、指甲或伤口，若眼部受污染，应迅速用大量清水或2％碳酸氢钠溶液冲洗眼睛，并应不时翻开上下眼睑进行冲洗。如果吸入大量氧乐果，立即将接触者移至空气新鲜处，注意保暖和休息。如果呼吸停止，要进行人工呼吸，并尽快就医。迅速给予解毒药物，轻度中毒者可单独给予阿托品，中度或重度中毒者，需要阿托品和胆碱酯酶复能剂（氯磷定、解磷定）两者并用。

75 一甲胺

阅读提示： 运输危险化学品要办理危险品准运证，按规定要求运输。

中毒案例

某染料化工厂货运槽罐汽车在运输途中发生一甲胺泄漏中毒

企业： 染料化工厂

时间： 1991 年 9 月 3 日

地点： 货运槽罐车

岗位或操作： 货运

毒物名称： 一甲胺

中毒病名： 一甲胺中毒

中毒原因： 槽罐进料口阀门被击断，一甲胺蒸气喷射

经过： 事故当日凌晨 2 时 30 分，某染料化工厂一辆载 2.4 吨纯度为 98％的一甲胺的货运槽罐车开往某农药厂。途经某镇时，司机和押运员违反有关化学毒品不得进入居民区的规定，将汽车驶向镇内。由于该镇某居民在路旁乱堆石块等建筑物，致使路面很窄。当车绕到左侧强行通过时，其槽罐进料口阀门被树枝击断。致使大量液态一甲胺蒸气向外喷射，2.4 吨一甲胺在 10 多分钟内全部泄漏。顷刻间街区毒气浓雾弥漫，波及范围约 22.9 万平方米。当时气温高达 37℃，又值全县停电。全镇共有 900 名居民，其中有 600 人出现不同程度的中毒症状。在漆黑之夜，在睡梦中被一甲胺蒸气的窒息性臭味刺激惊醒的居民，纷纷夺门而出，四处奔走呼救。当场有 6 人窒息死亡。受累的 126 户，住院治疗 150 人，其中 50 人危重。在事故中心区的村民，无论男女老幼无一幸免。此外，污染区内的家畜、家禽死亡千余只。树木、禾苗、蔬菜全部枯萎而死，储存的水果、食物变质。事故中共 38 人先后抢救无效而死亡。

调查发现，此次运输危险品前未办危险品准运证，押运员未进行安全卫

生培训；槽罐车本身结构不合理，进口阀高立在罐体上边，周围无护栏；司机违章将危险品罐车开进人口密集的村镇；道路不畅而强行通过；车上人未配置个人呼吸防护用品，发生泄漏事故后，押运员不能进入现场堵漏，司机也不能立即戴上防护器将车开到旷野无人处，而是弃车逃命。

提示：运输危险化学品应严格按照国家规定办理危险品准运证。

相关链接

理化性质：一甲胺为无色有氨样气味的易燃气体。分子量为31，相对密度为 0.77。熔点为－93.5℃，沸点为－6.8℃，蒸气压为 202.65 千帕（25℃）。闪点为－10℃，性质稳定，易溶于水、乙醇、乙醚。主要用于橡胶硫化促进剂、染料、医药、杀虫剂、表面活性剂的合成等。

易燃，与空气混合能形成爆炸性混合物，接触热、火星、火焰或氧化剂易燃烧爆炸。气体比空气重，能沿较低地势扩散到相当远的地方，遇明火会引着回燃。燃烧分解产生一氧化碳、二氧化碳、氧化氮。

接触途径：经呼吸道、皮肤进入人体。

职业中毒特点：本品具有强烈刺激性和腐蚀性，可致眼和皮肤严重灼伤。吸入后，可引起咽喉炎、支气管炎，重者可发生化学性肺炎、肺水肿，甚至进展为急性呼吸窘迫综合征（ARDS）而死亡。极高浓度吸入引起声门痉挛、喉水肿而很快窒息死亡，或致呼吸道灼伤。口服溶液可致口、咽、食道灼伤。

发生化学性灼伤时，溅入眼内能引起畏光、流泪、眼睑红肿、结膜充血以及视物不清、眼异物感，重者失明、眼睑不能睁开、疼痛等。还可有咽干、咽痛等呼吸道灼伤，也可见到口腔溃疡及腹痛、呕吐、黑便等消化道灼伤。皮肤灼伤常见于颜面、颈、胸、躯干、腹部、会阴及四肢。

健康损害的靶器官：主要损害呼吸系统。对皮肤、黏膜有刺激和腐蚀作用。

应急处理：发生一甲胺泄漏时，应迅速撤离泄漏污染区人员至上风处，并进行隔离，严格限制出入。切断火源。建议应急处理人员戴自给正压式呼吸器，穿消防防护服。尽可能切断泄漏源。合理通风，加速扩散。喷雾状水稀释、溶解，构筑围堤或挖坑收容因此而产生的大量废水。如有可能，将残余气或漏出气用排风机送至水洗塔或与塔相连的通风橱内。漏气容器要妥善处理，修复、检验后再用。储罐区最好设稀酸喷洒设施。

废弃物处置方法：建议用控制焚烧法处置。焚烧炉排出的氮氧化物通过洗涤器或高温装置除去。

灭火方法：切断气源。若不能立即切断气源，则不允许熄灭正在燃烧的气体。喷水冷却容器，可能的话将容器从火场移至空旷处。灭火剂使用雾状水、抗溶性泡沫、干粉、二氧化碳。

急救措施：皮肤接触立即脱去被污染的衣物，用大量流动清水冲洗，至少 15 分钟。眼睛接触立即提起眼睑，用大量流动清水或生理盐水彻底冲洗至少 15 分钟。吸入时迅速脱离现场至空气新鲜处。保持呼吸道通畅。如呼吸困难，给输氧。如呼吸停止，立即进行人工呼吸。误服时用水漱口，给饮牛奶或蛋清。发生上述情况，均应立即就医。

76   一氧化碳

阅读提示：共收录 1982 年至 2002 年 24 起一氧化碳中毒案例，分别发生在钢铁厂、煤气厂、建筑机械厂、制药厂、冶炼厂、化肥厂、化工厂、煤矿等，主要发生在检修、浇铸、清理、采煤等作业过程中，主要原因是煤气管阀门泄漏、密闭空间作业未建立防护制度、救援不当等。这些一氧化碳中毒案例的特点是急性、突发、涉及人数多、个人防护和现场报警及应急救援薄弱。提示应加强煤气管道及其阀门管理，加强密闭空间作业管理，一氧化碳作业现场设置应急救援预案、配备报警装置、应急救援设施。

中毒案例

76.1   两起某钢铁厂检修煤气输送设施阀门发生急性一氧化碳中毒

企业：钢铁厂
时间：1982 年 9 月 12 日和 11 月 28 日
地点：转炉车间煤气输送设施阀门
岗位或操作：检修
毒物名称：一氧化碳
中毒病名：急性一氧化碳中毒
中毒原因：煤气管道泄漏一氧化碳

经过：9 月 12 日上午，该厂二转炉车间大修，负责修理煤气管道的煤气烘烤工，自以为管道中煤气已放尽便进行作业，结果管道中残留的煤气溢出，该工人当即昏倒。

同年 11 月 28 日 14 时左右，某钢铁厂 2 名检修工在检修煤气的大水封管道阀门时，由于管道漏气，造成煤气外逸，其中 1 名检修工中毒昏迷。

提示：维修煤气管道时应切断气路、排尽残气，维修人员佩戴空气呼吸器。

76.2 某钢铁厂检修煤气退火炉发生急性一氧化碳中毒

企业：钢铁厂

时间：1983 年 4 月 25 日和 11 月 9 日

地点：生产车间煤气退火炉和焙烧炉

岗位或操作：检修

毒物名称：一氧化碳

中毒病名：急性一氧化碳中毒

中毒原因：煤气退火炉阀门泄漏一氧化碳及焙烧炉燃料燃烧不充分

经过：4 月 25 日上午 8 时左右，某钢铁厂第一薄板车间检修工甲对煤气退火炉进行检修，甲在检修完毕后开始调试时，阀门突然漏气，大量煤气从其上方逸出。甲因吸入过量煤气而引起急性一氧化碳中毒，被送入医院急救脱险。同年 11 月 9 日 18 时左右，该厂耐火车间焙烧工乙，在打开焙烧炉看火时，因炉中的燃料燃烧不完全，致使一氧化碳逸出，乙因吸入过量一氧化碳而引起急性中毒。

提示：退火炉检修完毕进行调试和打开焙烧炉看火时，均应加强防护。

76.3 某钢铁厂铸钢车间采用新工艺发生急性一氧化碳中毒

企业：钢铁厂

时间：1983 年 12 月 23 日

地点：铸钢车间

岗位或操作：浇铸

毒物名称：一氧化碳

中毒病名：急性一氧化碳中毒

中毒原因：浇铸产生一氧化碳

经过：事故当日 21 时，某钢铁厂铸钢车间采用新工艺"70 砂"造型铸钢，2 名操作工中的甲浇铸完毕后，发现浇铸处有煤气味的气体大量外逸，2人见状，急忙逃到了休息室内。人刚进休息室就闻到比室外更浓重的煤气味，其中操作工甲立即转身逃出，逃出后见操作工乙久未出来，又返回到休息室寻找乙，发现乙已昏倒在休息室内，疾呼救援，在众人的帮助下，将乙背出休息室送医院抢救脱险，诊断为急性一氧化碳中毒。

提示：浇铸车间内多种危害因素共存，应加强通风排毒和个人防护。休息室应与车间相对隔离，预防车间空气污染休息室。

76.4 某煤气厂维修煤气设施发生两起急性一氧化碳中毒

企业：煤气厂
时间：1984 年 2 月 4 日和 12 月 26 日
地点：回收车间
岗位或操作：维修
毒物名称：一氧化碳
中毒病名：急性一氧化碳中毒
中毒原因：阀门拆除，一氧化碳泄漏，无防护

经过：2 月 4 日，某煤气厂回收车间一工人甲准备调换压送机一个损坏的阀门，未戴防毒面具即拆除了损坏的阀门，阀门拆除后，有煤气逸出，该工人感到头晕、头痛，就戴上防毒面具继续作业。不久，又感到呼吸困难，未引起警觉，而是脱下防毒面具继续工作。新阀门尚未安装完毕，该工人感到身体非常不适，赶紧离开作业场所，刚走出十几步路就昏倒在地。

同年 12 月 26 日，该车间输配小组另一名工人乙在拆洗压送机冷却小管及夹层时，由于压送机密封不好，煤气逸出。该工人虽然感到头痛、头晕，但仍然坚持工作，直到站立不稳、全身乏力，欲到室外休息，不料刚起步就昏倒在地。

甲、乙 2 人经送医院抢救，均脱离了危险。

提示：拆除煤气管道阀门时应佩戴空气呼吸器。

76.5 某建筑机械厂工人熔铁炉炉台加料发生急性一氧化碳中毒

企业：建筑机械厂
时间：1986 年 5 月 12 日
地点：熔铁炉炉台
岗位或操作：加料
毒物名称：一氧化碳
中毒病名：急性一氧化碳中毒
中毒原因：熔铁炉炉台加料处通风装置损坏

经过：事故当日 20 时左右，某建筑机械厂熔铁炉炉台某加料工在工作时

感到剧烈头昏、头痛、恶心，并有呕吐，被送往医院急诊，医院诊断为急性一氧化碳中毒。直至 16 天后，检测发现空气中一氧化碳浓度仍严重超标。调查中工人反映类似情况已发生过多次，工人还反映炉台加料处吸风装置经常损坏，无法开启，有时要过几个月，厂方才派人员修复。对工人反映的情况，厂方也没有否认。

　　提示：吸风装置损坏后应及时维修，保证正常运行。

76.6　某煤气厂检修计量器发生一氧化碳泄漏导致其他厂发生急性中毒

　　企业：煤气厂
　　时间：1987 年 10 月 29 日
　　地点：计量器
　　岗位或操作：检修
　　毒物名称：一氧化碳
　　中毒病名：急性一氧化碳中毒
　　中毒原因：一氧化碳泄漏污染棉纱厂冷风机进气源
　　经过：事故当日上午，某煤气厂因故需检修 4 号计量器，临时使用 2 号计量器。当开启 2 号计量器时，管道阻力突然增大，导致 1 号干箱"水封"被冲破，干箱顶盖的 100 毫米放散管保险球被冲开，造成大量煤气外逸。厂方采取了水封补水、管道抽水、减少煤气产量、降低煤气流量、增加管道阻力和疏散员工等应急措施，由于措施比较及时，企业无一员工发生急性一氧化碳中毒。正当厂方领导甚感庆幸的时候，与煤气厂一墙之隔的某棉纺厂却来电反映该厂细纱车间大批职工出现急性一氧化碳中毒的症状。

　　现场检查发现，棉纺厂细纱车间两台正在运转的冷风机进口正对着煤气厂干箱煤气外逸处，造成煤气经冷风机吸入细纱车间内滞留，结果引起该车间几百名纺织女工吸入一氧化碳，其中 85 名纺织女工发生急性一氧化碳中毒，出现呕吐、头昏、抽搐等，送入医院进行治疗。

　　提示：进风口一定要设置在空气新鲜处，同时保障进风口周围无污染源。

76.7　某制药厂维生素 C 车间急性一氧化碳中毒

　　企业：制药厂
　　时间：1989 年 8 月 23 日

地点：维生素 C 车间发酵缸内

岗位或操作：检修

毒物名称：一氧化碳

中毒病名：急性一氧化碳中毒

中毒原因：密闭空间作业无防护，救援不当

经过：事故当日，维生素 C 车间在大修中进行空气试压，第四次送气时（约 14 时 20 分），在发酵缸内操作的工人先后昏倒，于是采取通气排除缸内有毒气体，造成大量气体从缸内逸出，又导致前来救援人员中毒。约 14 时 50 分，连接发酵缸的总过滤器被击穿，活性炭燃烧，使现场中毒情况加剧。共中毒 27 人，其中 6 人死亡。经测定，现场空气中一氧化碳浓度严重超标。

提示：发酵缸内作业应按密闭空间作业进行防护。

76.8　某冶炼厂检修除尘器发生急性一氧化碳中毒

企业：冶炼厂

时间：1989 年 9 月 14 日

地点：熔炼车间除尘器

岗位或操作：检修

毒物名称：一氧化碳

中毒病名：急性一氧化碳中毒

中毒原因：进入除尘器作业无防护，救援不当

经过：事故当日 15 时左右，某市某冶炼厂熔炼车间进行试生产，1 号除尘器袋突然脱落，领导当即派装配工甲钻入除尘器底部进行检修。期间位于除尘器旁的 3 号吸风排毒装置突然"跳闸"而停止运转，致使熔炉中加焦炭后产生的大量一氧化碳气体经送风装置滞留在 1 号除尘器周围，在除尘器底部进行检修的甲当即昏倒。另 2 名装配工见甲进去久不出来，即钻入除尘器底部进行察看，也相继昏倒。事故发生后，厂方立即将 3 人送入医院抢救，医院诊断甲为急性重度一氧化碳中毒，另 2 名装配工急性轻度一氧化碳中毒。因抢救及时，3 人均脱离危险。

提示：进入除尘器作业应按密闭空间作业管理。

76.9　某机械厂铸造车间发生急性一氧化碳中毒

企业：机械厂

时间：1989 年 12 月 26 日

地点：铸造车间

岗位或操作：熔化、浇铸、造型

毒物名称：一氧化碳

中毒病名：急性一氧化碳中毒

中毒原因：浇铸造型产生一氧化碳，通风不良蓄积

经过：事故当日 21 名工人在铸造车间加班，将废铁炼成铁水，浇铸造型，结果发生 12 人急性一氧化碳中毒事故，所幸及时脱离现场，入院救治后康复。

调查发现，该厂铸造车间为新搬房屋，没有安装引风机，为防止沙型结冻后造成浇铸时松散变形，将车间门窗和天窗封闭，造成室内空气中一氧化碳蓄积，发生群体一氧化碳中毒。

提示：浇铸造型存在多种职业危害因素，应加强通风排毒和个人防护。

76.10 某化肥厂进入反应罐取检修遗失物品发生急性一氧化碳中毒

企业：化肥厂

时间：1990 年 5 月 7 日

地点：反应罐

岗位或操作：检修

毒物名称：一氧化碳

中毒病名：急性一氧化碳中毒

中毒原因：入罐作业无防护，救援不当

经过：事故当日进行常规大检修，发现新再生容器（处理吸收一氧化碳再利用的密闭装置）内有被遗失的石棉垫一块，现场负责人甲吩咐 2 名钳工进罐取出，钳工因发现新再生容器与旧再生容器的转化阀门关闭不严，有一氧化碳泄漏，拒绝进罐。甲又吩咐检修班长乙进罐，乙进去后未有动静，丙进罐查看情况也中毒，随后又有 2 名工人进罐中毒。乙和丙经抢救无效死亡。现场测量罐内空气中一氧化碳浓度严重超标。

提示：入罐作业应按密闭空间作业管理。

76.11 某铜管厂货物装箱发生一氧化碳泄漏中毒

企业：铜管厂

时间：1992 年 4 月 17 日

地点：车间内 EF 炉旁

岗位或操作：装箱

毒物名称：一氧化碳

中毒病名：急性一氧化碳中毒

中毒原因：炼钢电弧炉（EF 炉）排气口排出一氧化碳污染作业场所

经过：事故当日上午 8 时左右，某铜管厂因客户急需冰箱铜管，派职工甲及 3 名临时工到车间应急装箱，铜管堆放处距 EF 炉出炉口仅 2 米，铜管数量多，堆放高。4 人作业一个多小时后，甲首先感到全身乏力、头昏、胸闷、恶心、呕吐，随即离开现场；10 多分钟后，其余 3 人也相继出现类似症状。厂部闻讯后立即将 4 人送到医院诊治，被诊断为急性一氧化碳中毒。调查发现，EF 炉的排气管道有一节脱落，排气扇损坏，未及时修复。经现场检测，炉旁空气中一氧化碳的浓度严重超标。

提示：注意通风排毒管道出口的二次污染。

76.12 某矿务局停电导致急性一氧化碳中毒

企业：矿务局

时间：1992 年 9 月 14 日

地点：煤窑

岗位或操作：井下作业

毒物名称：一氧化碳

中毒病名：急性一氧化碳中毒

中毒原因：因故停电致使通风系统停转，作业现场一氧化碳浓度严重超标

经过：某矿务局工作面受周边小煤窑贯通破坏，自 9 月 3 日起被迫采取均压通风，维持生产，每天测量工作面及老空区一氧化碳浓度，未超过国家卫生标准。事故当日，变电所为准备检修，在倒送供电系统时发生故障，底层采煤工作面停电，导致该工作面均压通风的局部风扇停转 70 分钟，大量有毒气体从小煤窑贯通处涌入工作面，11 名当班工人全部中毒，其中 5 人死亡。

恢复通风 1 小时后测定工作面空气中一氧化碳浓度严重超标。

提示：煤窑中通风系统停转后，应尽快撤离。

76.13　某钢铁厂铸钢分厂采用"70砂"泥芯铸"电脚板"发生急性一氧化碳中毒

企业：钢铁厂

时间：1994 年 4 月 7 日

地点：铸钢车间浇铸工段

岗位或操作：浇铸

毒物名称：一氧化碳

中毒病名：急性一氧化碳中毒

中毒原因：地坑一氧化碳浓度严重超标，救援不当

经过：事故当日上午，某钢铁厂铸钢分厂浇铸工段在地坑内浇铸 26.8 吨"电脚板"，此铸件浇铸时使用了较多的"70 砂"泥芯，发气量大，浇铸完毕时工人未发现异常情况。中午时，天车工将工作平台吊起，放入地坑内（地坑深约 2 米、面积约 40 平方米），一助理工下坑脱钩时，即扑倒在地，该天车工马上打响警铃报警。邻近工段的工人迅速赶到现场抢救，在没有采取任何防护措施的情况下下坑救人，先后昏倒在地。整个事故中前后有 28 人因吸入不明气体而中毒。中毒者经送医院抢救，25 人得以生还，3 人死亡。调查发现，事故现场在强制通风 3 小时后，地坑内空气中一氧化碳浓度仍严重超标。结合中毒者的临床表现可知，这是一起典型的急性一氧化碳中毒事故。据现场工人反映，入冬以来现场所有的排风扇都被拆去维修保养，事故当天，浇铸现场无任何卫生防护设备。

提示：浇铸作业场所存在多种职业危害因素，应加强通风排毒和个人防护。

76.14　建筑工地抢修煤气管道发生急性一氧化碳中毒

企业：建筑工地

时间：1994 年 10 月 22 日

地点：建筑工地煤气管道

岗位或操作：抢修

毒物名称：一氧化碳

中毒病名：急性一氧化碳中毒

中毒原因：地下煤气管泄漏一氧化碳

经过：事故当日，某五星级大酒店工地有多人嗅及煤气味，工地负责人当即电告煤气公司要求勘查泄漏。煤气公司管线所随即派员来工地勘查，勘查人员发现工地临时厕所内煤气味浓重，有煤气泄漏的可能，于是工地决定关闭临时厕所待查。翌日凌晨3时左右，1名建筑工人如厕，因用火柴照明引起粪槽起火，工地当即报了火警。消防队灭火后，发现是地下泄漏的煤气引起的，随即再次电告煤气公司协助解决。该公司立即派人来事故地点抢修，并从某地基工程队调用了3名民工，于23日6时左右开挖，查找泄漏点。民工在开挖厕所外墙地面时，管道泄漏的煤气大量逸出，当即有2名工人昏倒在地，另1名工人也摇摇欲倒。其他在场人员见状，立即将3名一氧化碳中毒者送入医院抢救脱险。

提示：维修煤气管道时，应先切断气路，维修者须佩戴空气呼吸器。

76.15　某糖厂干燥器填充物燃烧导致急性一氧化碳中毒

企业：糖厂

时间：1996年1月17日

地点：酒精车间废蜜泵房

岗位或操作：操作

毒物名称：一氧化碳

中毒病名：急性一氧化碳中毒

中毒原因：干燥器填充物意外燃烧释放一氧化碳

经过：事故当日凌晨，糖厂酒精车间废蜜泵房工人发现当班的2名女工昏迷，经医院急救，1人抢救无效死亡，1人康复。

调查发现，废蜜泵房为独立两层楼，楼上为值班室，楼下为泵房，楼梯边有一方形压缩空气排空柜，上方有一圆形检修孔，每次打蜜后的压缩空气也从此孔排出。制糖工艺中要将压缩空气过滤吸水，事故发生后发现干燥器外壳已烧焦变黑，里面填装的活性炭和脱脂棉因为冬季干燥，遇热压缩空气被点燃，不完全燃烧，产生一氧化碳，随打蜜排空，从压缩空气排空柜中排出，弥漫到二楼，导致当班工人中毒。

提示：干燥器的填充物应定期更换。

76.16　某炼钢厂煤气管道泄漏导致急性一氧化碳中毒

企业：炼钢厂

时间：1996 年 2 月 22 日

地点：连铸工段板坯车间平台烤罐和主控室

岗位或操作：操作

毒物名称：一氧化碳

中毒病名：急性一氧化碳中毒

中毒原因：煤气管电动阀门坏，未关闭手动闸板阀，煤气泄漏

经过：事故当日 17 时 30 分，该厂连铸工段板坯车间在生产线平台烤罐岗位和主控室作业的 10 名工人，在接班工作一个半小时后，先后出现中毒症状。现场测量风机口处和主控室空气中一氧化碳浓度均超标。

调查发现，该车间生产工艺为转炉生产，煤气通过管道送入连铸生产线，用于烘烤钢水罐。煤气管道共设三处阀门（电动闸阀、手动闸板阀和手动翻板阀），用于控制煤气量和防止泄漏。事故发生前，电动阀已坏，手动闸板阀开起，白班工人烤完罐后，未关手动闸板阀，只关闭手动翻板阀，且未关闭到位，使大量煤气从风机口泄漏，随空气扩散到平台上和主控室，导致在岗工人中毒。

提示：班前班后应检查煤气管道阀门，如发现损坏应立即切断气源并及时维修。

76.17　复合肥厂尾气沉渣池冲渣发生急性一氧化碳中毒

企业：复合肥厂

时间：1999 年 3 月 7 日

地点：尾气沉渣池

岗位或操作：清理

毒物名称：一氧化碳

中毒病名：急性一氧化碳中毒

中毒原因：进入沉渣池作业无防护

经过：事故当日 17 时 2 名维修工下到沉渣池，用水冲沉渣半小时后，甲关掉水阀，拿铲子下至烟道内清理烟道，因为铲不动，上到烟道外寻找工具时昏倒。工人乙到烟道观察时也昏倒。20 分钟后 2 人被救出送往医院，甲抢

救无效死亡。

　　调查发现，该厂生产工艺中，将蔗渣燃烧后的热气和烟抽入烘烤筒，尾气进入沉渣池，其中含有高浓度的一氧化碳和二氧化碳，工人进入沉渣池前未排气通风，进入时也未佩戴个人防护用品。事后模拟现场检测，空气中一氧化碳浓度严重超标。

　　提示：进入沉渣池作业应按密闭空间作业管理。

76.18　某公司检修反应罐发生急性一氧化碳中毒

　　企业：公司

　　时间：1999 年 7 月 28 日

　　地点：合成工段反应罐

　　岗位或操作：检修

　　毒物名称：一氧化碳

　　中毒病名：急性一氧化碳中毒

　　中毒原因：入罐作业无防护，救援不当

　　经过：事故当日为检修合成反应罐（系甲醇和一氧化碳催化反应罐），停产对反应罐加水冲洗，并检测反应罐内可燃气体（包括一氧化碳）合格后，颁发进罐许可证。2 名工人未戴防毒面具，当晚进罐维修，13 分钟后求救，另 5 人未戴防毒面具先后进罐救人也相继中毒。后续抢救者戴上防毒面具将人救出，急送医院抢救，其中 1 人途中死亡，1 人入院经抢救无效 30 分钟后死亡。

　　调查发现，职业卫生专业机构于中毒后 7 小时采样分析，一氧化碳浓度严重超标，2 名检修工人和最先参与抢救的 5 名工人都未戴防毒面具，工厂也未配置报警装置。

　　提示：除检测罐内可燃气体外，还应检测氧含量，此种情形应加强机械通风，人员入罐还应佩戴空气呼吸器。

76.19　某煤矿煤炭燃烧导致井下发生急性一氧化碳中毒

　　企业：煤矿

　　时间：2000 年 8 月 16 日

　　地点：煤窑

　　岗位或操作：井下采煤

毒物名称：一氧化碳

中毒病名：急性一氧化碳中毒

中毒原因：煤炭燃烧产生一氧化碳，一氧化碳向下风向蔓延

经过：事故当日 15 时 40 分左右，正处在早中班交接时间，井下共有 90 名作业工人。此时该矿区上山 50 米处与正负零水平（此处无作业工人）煤炭发生突发性起火，大量一氧化碳气体通过井巷向各作业面蔓延，加之主井口处送风设备送风，加速一氧化碳气体向矿井各处蔓延，导致 26 人中毒，其中 1 人死亡。

调查发现，矿区没有设立一氧化碳报警装置；危险工作区作业工人未配备个人防护用品。经现场检测，井下一氧化碳浓度严重超标。

提示：矿区应设立一氧化碳报警装置，出现问题立即撤离。

76.20　某村煤矿采挖发生急性一氧化碳中毒

企业：煤矿

时间：2000 年 8 月 24 日

地点：煤窑

岗位或操作：井下采煤

毒物名称：一氧化碳

中毒病名：急性一氧化碳中毒

中毒原因：个体煤窑没有任何防护，救援不当

经过：某无证开采的个体煤窑，在无任何防护条件下，甲、乙兄弟 2 人于事故当日下午私自带矿灯和工具下到 200 多米深的井下采煤，发生急性一氧化碳中毒致死。17 时 30 分左右，兄弟 2 人家中 2 名下井送饭的女儿（分别 16 岁和 14 岁）和随后进井救人的母亲也中毒致死，而组织抢救的村组长也发生轻度中毒。

调查发现，该村煤矿因为无通风巷道和通风防毒设备，无《采矿许可证》、《乡镇矿井安全生产基本条件合格证》和《矿长安全专业知识合格证》，曾被有关部门禁止开采。

提示：小煤窑要设通风巷道和通风防毒设施，无关人员避免下井。

76.21　某水泥制品公司清料发生急性一氧化碳中毒

企业：水泥制品公司

时间：2001 年 8 月 24 日

地点：窑烧成车间水泥提升坑内

岗位或操作：清料

毒物名称：一氧化碳

中毒病名：急性一氧化碳中毒

中毒原因：降尘室煤烟倒流，提升机坑内一氧化碳浓度增高

经过：事故当日 9 时，烧成车间工人甲在提升坑内清料时昏倒，班长发现后，喊来 2 名工人救助，3 人先后跳进坑内（坑深约 2 米），接连昏倒，后被人发现送往医院抢救，甲入院即死亡，其余 3 人送高压氧舱抢救后病情缓解。

调查发现，由于工程设计缺陷，遇天气变化，收集烟尘的降尘室煤烟倒流，顺管道进入提升机坑内，引起急性一氧化碳中毒；工人未戴防尘防毒面具，贸然下坑救援。

提示：坑内作业应按密闭空间作业管理。无防护措施时，不能盲目救援。

76.22　某化工公司萝茨机检修发生急性一氧化碳中毒

企业：化工公司

时间：2001 年 9 月 15 日

地点：包装车间

岗位或操作：检修

毒物名称：一氧化碳

中毒病名：急性一氧化碳中毒

中毒原因：一氧化碳流入下风向作业处

经过：事故当日 23 时，萝茨机发生故障，检修时用风机将萝茨机房内一氧化碳向外吹，导致位于下风向的包装车间内一氧化碳蓄积，包装车间当班工人 24 人陆续出现中毒症状，相继送往医院救治，其中 1 人病危。

提示：毒物排出口要避免二次污染。

76.23　某化肥厂检修锅炉发生急性一氧化碳中毒

企业：化肥厂

时间：2001 年 12 月 15 日

地点：煤气发生炉、废热锅炉

岗位或操作：检修

毒物名称：一氧化碳

中毒病名：急性一氧化碳中毒

中毒原因：进入废热锅炉顶部作业无防护，救援不当

经过：12 日熄火停炉，并将惰性气体置换好，吸气塔安全水封封好，等待检修。13 日按规定办理了动火证。13 日 16 时，为确保生产，开了第三号煤气发生炉制气。13 日上午、14 日上午分别办理了第一号废热锅炉的动火证及高处作业许可证。

检修前把第一号煤气发生炉烟囱割除，废热锅炉与蒸气过热口间的 U 形管割除，把蒸气过热器顶部割开，将新作的芯子放进去，废热锅炉与蒸气过热器焊接好，废热锅炉上下开通，空气对流，13 日、14 日检修中没有异常情况。事故当日 8 时 50 分，职工甲、乙到检修现场，甲爬上废热锅炉顶部（废热锅炉顶部已打开，站台距顶部 1.2 米），当乙随后约 2 分钟上去后，发现甲斜倒在炉顶部，立即叫另一职工丙上去救人，二人因救人心切，都未戴防毒面具，乙在下，丙在上，一起将甲拉到废热锅炉筒体外面呼吸新鲜空气，此时乙感觉头晕倒下，丙一人拉乙安全带，但拉不动，立即下来找人抢救。后经来人救出，但甲、乙二人已死亡。经检测，空气中一氧化碳浓度严重超标。

提示：没有防护时，不要盲目救援。

76.24 某重晶石矿发生急性一氧化碳中毒

企业：重晶石矿

时间：2002 年 6 月 18 日

地点：重晶石一号洞

岗位或操作：矿井整修

毒物名称：一氧化碳

中毒病名：急性一氧化碳中毒

中毒原因：密闭空间作业无防护

经过：事故当日上午，某重晶石一号洞 3 名工人在通风状况不好（仅开空压机，没有打开鼓风机）的情况下，进洞对巷道进行整修，为恢复生产做准备。进洞到 130 米遇到气流突然昏倒，其中甲、乙 2 人苏醒后爬上准备出洞的矿车；约 30 分钟后，又有 3 名民工进洞了解采矿的难易程度以决定是否在此打工，结果进到洞内 120 米处时，2 名民工昏倒，另 1 名民工立即趴在地上，遇到爬上矿车的甲、乙 2 人，也爬上矿车出洞脱险。另 3 人经抢救无效死亡。

提示：对煤矿巷道整修，应保障在正常通风条件下进行。

相关链接

理化性质：一氧化碳为无色、无味、无刺激性气体。分子量为 28，熔点为 $-199℃$，沸点为 $-191℃$，相对密度为 1.25。在水中溶解度很低，但易溶于氨水。易燃、易爆，与空气混合有爆炸的危险。

冶金工业中炼焦、炼铁、锻冶、铸造和热处理的生产；化学工业中合成氨、丙酮、光气、甲醇的生产；矿井放炮、瓦斯爆炸；碳素石墨电极制造；内燃机试车；金属羰化物生产；生产和使用含一氧化碳的可燃气体、煤炭等不充分燃烧，都可能接触。炸药或火药爆炸后的气体含一氧化碳约 $30\%\sim60\%$。使用柴油或汽油的内燃机废气中也含有一氧化碳约 $1\%\sim8\%$。煤气净化、煤气脱氨脱硫、煤气提纯、煤气输配和炼焦干馏、煤气设施的安装检修等岗位特别要防止一氧化碳中毒。

接触途径：主要经呼吸道进入人体。

职业中毒特点：

急性中毒时可见头痛、头昏、心悸、恶心，进而症状加重，出现呕吐、四肢无力、轻度至中度意识障碍，重者昏迷，可伴脑水肿、休克或严重的心肌损害、肺水肿、呼吸衰竭、上消化道出血、脑局灶损害如锥体系或锥体外系损害体征。浓度极高时，可致迅速昏迷。

迟发性脑病的部分中毒患者于昏迷苏醒后，经过 2 日～30 日的假愈期，又出现一系列神经精神症状，或出现震颤麻痹，肢体瘫痪，病理征阳性，皮层性失明、失认、失用、失写、失算，继发性癫痫发作。

慢性影响可有头痛、头晕、耳鸣、乏力、失眠、多梦、记忆力减退等类神经症表现。

健康损害的靶器官：中枢神经系统，心血管系统，肺，血液。

预防措施：严加密闭，提供局部排风和全面通风设施。禁止明火、火花、高热，使用防爆电器和照明设备。穿防静电工作服。IDLH 浓度为 1392 毫克/立方米，无警示性。工作场所禁止饮食、吸烟。及时换洗工作服。进入密闭空间或其他高浓度作业区，须有专人监护，严格遵守安全操作规程。浓度超标时，佩戴一氧化碳过滤式防毒口罩或面具。紧急事态抢救或撤离时，佩戴空气或氧气呼吸器。

应急处理：抢救人员必须佩戴空气呼吸器，穿防静电服或棉布服进入现场。立即将中毒者移离现场至空气新鲜处，静卧、保暖。保持呼吸道通畅，吸氧，对发生猝死者立即进行心肺脑复苏。发生以上情况应立即就医。

77　乙醛

阅读提示：密闭空间作业按密闭空间作业管理制度进行。

中毒案例

某化工厂工人进乙醛罐堵漏中毒

企业：某化工厂

时间：1991 年 6 月 17 日

地点：反应罐

岗位或操作：维修

毒物名称：乙醛

中毒病名：急性乙醛中毒

中毒原因：密闭空间作业无防护，救援不当

经过：事故当日 15 时 15 分许，甲进入稀乙醛储罐内堵漏，被罐内稀乙醛乙醇溶液（乙醛 12％，乙醇 10％）蒸气熏倒在罐内。当班工人乙发现后下去营救未果，迅速出罐。甲缺氧窒息，经抢救无效死亡，乙住院治疗 15 天后康复。

调查发现，甲未佩戴任何个人防护用品即进入明显有危险化学品的密闭空间。

提示：入罐堵漏应按密闭空间作业进行管理。无防护措施时，不要盲目救援。

相关链接

理化性质：乙醛为无色液体，具有刺激性的水果气味。分子量为 44.1，相对密度为 0.79，沸点为 20.56℃，蒸气压为 98.64 千帕（20℃），闪点为－37.78℃。主要用于制造醋酸、醋酐和合成树脂。

极易燃，甚至在低温下其蒸气也能与空气形成爆炸性混合物，遇火星、高温、氧化剂、易燃物、氨、硫化氢、卤素、磷、强碱、胺类、醇、酮、酐、

酚等有燃烧爆炸的危险。在空气中久置后能生成具有爆炸性的过氧化物。受热可能发生剧烈的聚合反应。其蒸气比空气重，能在较低处扩散到相当远的地方，遇明火会发生回燃。

燃烧产生一氧化碳、二氧化碳。

接触途径： 经呼吸道、胃肠道、皮肤和（或）眼睛直接接触进入人体。

职业中毒特点： 低浓度引起眼、鼻及上呼吸道刺激症状及支气管炎。高浓度吸入尚有麻醉作用。表现为头痛、嗜睡、意识不清及支气管炎、肺水肿、腹泻、蛋白尿、肝和心肌脂肪性变。可致死。误服出现胃肠道刺激症状、麻醉作用及心、肝、肾损害。对皮肤有致敏性。反复接触蒸气引起皮炎、结膜炎。

健康损害的靶器官： 眼睛，皮肤，呼吸系统，肾，中枢神经系统，生殖系统。

应急处理： 发生乙醛泄漏时，应迅速撤离泄漏污染区的人员至安全区，并进行隔离，严格限制出入。切断火源。建议应急处理人员戴自给正压式呼吸器，穿消防防护服。尽可能切断泄漏源，防止进入下水道、排洪沟等限制性空间。小量泄漏时用沙土或其他不燃材料吸附或吸收，也可以用大量水冲洗，洗水稀释后放入废水系统。大量泄漏时构筑围堤或挖坑收容，用泡沫覆盖，降低蒸气灾害。用防爆泵转移至槽车或专用收集器内，回收或运至废物处理场所处置。

灭火方法： 遇到大火，消防人员须在有防爆掩蔽处操作。灭火材料有抗溶性泡沫、干粉、二氧化碳、沙土。用水灭火无效。

急救措施： 眼直接接触后，立即用大量水冲洗（灌洗）眼睛，冲洗时不时翻开上下眼睑。皮肤接触后，要立即将污染衣服脱除，立即用肥皂水和清水冲洗污染皮肤。并迅速就医。如果吸入大量乙醛，立即将接触者移至空气新鲜处。如果呼吸停止，要进行人工呼吸，注意保暖和休息。发生以上情况均应尽快就医。如果吞入乙醛，应立即就医。

78　有机氮杀菌剂

阅读提示：许多农药可经皮肤吸收，因此不要直接接触，不能用手抓药，工作服要防渗透。

中毒案例

某水果基地急性有机氮杀菌剂中毒

企业：水果基地
时间：1995 年 6 月 15 日
地点：果园
岗位或操作：喷洒农药
毒物名称：有机氮杀菌剂（一甲基托布津粉剂）
中毒病名：急性有机氮杀菌剂中毒
中毒原因：用手抓药，喷雾器漏药，工人无防护

经过：事故当日 8 时，某水果基地某承包农场，雇佣 31 名民工用农药一甲基托布津粉剂在香蕉园喷药防虫害，用背式扁筒喷雾器喷药，每筒水加药粉一火柴盒，有些工人用手抓等量药粉加水，部分喷雾器接头漏水，喷洒时药液湿透背部和臀部，全部工人均无个人防护用品，也未进行职业卫生防护知识培训。约 10 时 30 分，所有工人不同程度发病，药物接触部位皮肤红肿、奇痒难忍。11 时 30 分，除 2 人症状较轻就地诊治外，其余 29 人送县医院救治，病情逐渐好转康复。

提示：喷洒农药时一定要做好个人防护。

相关链接

理化性质：有机氮杀菌剂，无色晶体，熔点为 172℃（分解），蒸气压为 0.0095 兆帕（25℃），几乎不溶于水（23℃），室温下在中性介质和水溶液中稳定，碱性溶液中不稳定。低于 50℃加工品稳定性超过 2 年。

接触途径：经呼吸道、皮肤和（或）眼睛直接接触进入人体。

　　职业中毒特点： 无全身中毒报道，皮肤、眼结膜和呼吸道受刺激引起结膜炎和角膜炎。

　　健康损害的靶器官： 皮肤，眼。

　　应急处理： 皮肤污染时立即用清水或肥皂水彻底冲洗。眼污染时用清水冲洗。误食立即催吐、洗胃。均应立即就医，对症治疗。

79 有机氟

阅读提示：在检修气动阀时要加强个人防护。

中毒案例

某新材料股份有限公司发生急性有机氟泄漏中毒

企业：新材料股份有限公司

时间：1998 年 10 月 30 日

地点：车间

操作或岗位：修理气动阀

毒物名称：有机氟

中毒病名：急性有机氟中毒

中毒原因：维修漏气阀无防护

经过：事故当日 20 时，操作工甲巡查时发现八氟缓冲器前气动阀压盖漏气，主要气体是八氟环丁烷气体，即通知调度室派人修理，甲和修理工乙扳紧压盖阀。20 时 30 分，丙等 3 名操作工在巡回时又发现该气动阀压盖漏气，由丙进行了修理，用扳头扳紧。次日乙向厂医务室反映，出现咳嗽、气急和胸闷等不适，第 3 日丙也出现类似症状。厂医务室即通知 3 名操作工和 1 名修理工去市医院诊治，被市医院诊断为急性有机氟中毒。

调查发现，厂方、操作工对有机氟危害认识不足，在检修设备过程中，未采取有效的防护措施。

提示：涉及有机氟的作业应严格遵照安全操作规程，加强个人防护。

相关链接

理化性质：氟代烃包括饱和及不饱和的单氟烃、多氟烃、卤氟烃以及它们的聚合物等。工业上用作氟塑料及氟橡胶单体、氟化剂、氧化剂及萃取剂，农业上用作杀虫剂、杀菌剂，医药上用作麻醉剂、利尿剂、甾体类制剂、脑血管显影剂以及制造人工心脏瓣膜、人造血细胞，宇宙航行上用作高能燃料、高温润滑油和"携氧剂"，其他方面还用作制冷剂、灭火剂等。

在制造和使用氟代烃单体、加工氟聚合体材料，处理氟烃裂解反应残液时，以及不适当地使用氟烃类气雾剂、灭火剂、杀虫剂等，均可引起中毒。

接触途径：氟烷烃及氟烯烃主要经呼吸道进入机体，但某些氟烃如单氟烃胺类、全氟丙酮等，还能经皮肤进入体内。

职业中毒特点：本类物质对人体的影响可分为几个方面：

中枢神经系统，几乎所有本类物质中毒均有中枢神经系统症状，但具有特异作用的是含氟麻醉剂（如氟烷）及挥发性多氟烷烃或氟卤烷烃（如含氟灭火剂等）。表现为头昏、酩酊感、嗜睡、思维及动作障碍，严重者可致知觉丧失。某些类别如三氟溴甲烷可引起癫痫样发作。

心血管系统，某些氟烷烃及氟卤烷烃（如弗里昂）可诱发心律紊乱，促使室性心动过速或心室颤动发生，以至心动骤停。还能刺激迷走神经，抑制心脏传导系统和心血管运动中枢，故临床上也常有心动过缓。

呼吸系统，某些氟烯烃如八氟异丁烯、某些氟卤烷及氟聚合物的热解物，如氟光气、氟化氢等，对呼吸道具有强烈的刺激作用。轻者可引起眼及上呼吸道黏膜的刺激症状。较重者发生化学性支气管炎和化学性肺炎，患者还可有剧烈咳嗽、气急、发热等。严重者一定潜伏期后，可发生肺水肿和肺坏死性病变及纤维化。

除上述各系统外，本类物质某些还可造成肝、肾损害。

氟聚合物热解气及烟尘，可引起以发热和上呼吸道刺激为主要症状的聚合物烟雾热。

健康损害的靶器官：中枢神经系统，呼吸系统，心血管系统，肝，肾。

应急处理：如果吸入大量有机氟，立即将接触者移至空气新鲜处。如果呼吸停止，要进行人工呼吸，注意保暖和休息，并尽快就医。除可生成氟乙酸的单氟烃及少数双氟烃可采用抗氟乙酸的解毒剂外，其他均为对症处理，主要是纠正缺氧窒息，改善呼吸循环功能和积极防治肺水肿。

80 有机锡

阅读提示：共收录 3 起有机锡中毒事件，都在塑料制造类企业，均发生于生产过程中。使用化学替代物时应进行评估。

80.1 某塑胶有限公司用有机锡作稳定剂发生有机锡中毒 (1)

企业：塑胶有限公司

时间：1998 年 5 月 12 日～16 日

地点：车间

岗位或操作：生产制粒、压片、胶管

毒物名称：三甲基锡

中毒病名：有机锡中毒

中毒原因：作业现场空气中有机锡浓度超标，无防护

经过：5 月 12 日，该公司 1 名生产工人开始出现头晕、头痛、胸闷和四肢乏力等症状，其后 10 多名工人陆续出现上述症状，至 5 月 16 日，其中 1 名工人病情恶化，经医院抢救无效死亡。15 名工人送县医院住院治疗，经省职业病防治院对患者尿样检测，发现尿锡含量在 0.025 毫克/升至 0.156 毫克/升之间，同时对该公司稳定剂检测时均发现含锡，故诊断为有机锡中毒。

调查发现，该厂主要生产塑胶百叶窗叶片，职业卫生防护设施未能与主体工程同时设计、同时施工和同时验收投产，生产流程布局不合理；生产车间除了制粒工序（350 平方米）有 2 台风扇外，仓库（200 平方米）和叶片压出工序（2500 平方米）等场所无风扇，也没有机械通风排毒设施；近半年来使用含有有机锡的稳定剂取代含铅稳定剂，其包装上无有毒标志，化学成分不详；劳动者的自我保护意识较差；缺乏有效的个人防护用品；劳动者每天工作 10 小时。

提示：含有有机锡的稳定剂的包装上应标有成分、含量及可能造成的危害和应急处理说明。供应商有法定义务向使用者提供合格的 MSDS（化学品

安全技术说明书)。

80.2 某塑料制品公司用有机锡作稳定剂发生有机锡中毒 (2)

企业：塑料制品公司
时间：2001 年 5 月～6 月
地点：塑料、胶管生产车间
岗位或操作：生产制粒、压片
毒物名称：三甲基锡
中毒病名：有机锡中毒
中毒原因：作业场所空气中有机锡浓度超标，无防护

经过：某实业公司有塑料制品有限公司甲、家庭用品有限公司乙。5 月 30 日，某省职业病防治院接到甲公司工人投诉，称该公司 1 名工人因低血钾在县人民医院住院，生命危险，可能与职业中毒有关，省职业病防治院会同省卫生监督所和县有关卫生机构组成事故调查组，对现场进行了调查处理。

调查发现，甲公司建厂于 1989 年，主要生产塑胶百叶窗，在制粒（塑胶粒）和压片（用注塑机将塑胶粒压成百叶窗）生产过程中接触到含有机锡稳定剂的原料（PVC 粉），每月使用原料 200 千克，其中含有机锡稳定剂约为 0.53 千克，接触工人 50 多人；乙公司生产胶管过程中也使用有机锡作稳定剂，接触工人 20 多人。其中，甲公司 1998 年 7 月曾发生过 10 余工人有机锡中毒事件，1 人死亡。据县人民医院医生反映，自 1998 年以来，该公司陆续有工人因低血钾反复就诊，补钾治疗后出院，过一段时间又因低血钾住院。调查组分别对甲公司 46 人体检，9 人低血钾，13 人尿锡增高；对乙公司 24 名工人体检，发现 15 人低血钾，22 人尿锡增高。

提示：对新材料的使用应非常慎重。

80.3 某塑料化工厂生产聚氯乙烯片料发生急性有机锡中毒

企业：塑料化工厂
时间：2001 年 8 月 31 日
地点：生产车间
岗位或操作：生产聚氯乙烯片料
毒物名称：三甲基锡
中毒病名：急性有机锡中毒

中毒原因：作业场所空气中有机锡超标，无防护

工艺流程：聚氯乙烯-5 树脂、有机锡、硬脂酸钡、硬脂酸钙、石蜡、活性碳酸钙→高速混合→密炼→一次炼塑→二次炼塑→拉片→冷却→牵引→切片（聚氯乙烯片料）

经过：某塑料化工厂从事生产聚氯乙烯（PVC）硬板、硬粒料和电缆料等塑料加工近 30 年，过去一直使用三盐基性硫酸铅、二硫基性亚磷酸铅等铅盐作塑料稳定剂，2001 年 7 月承接某罐头厂业务，生产无毒型聚氯乙烯硬板，原使用进口的有机锡类稳定剂，后改用东锡-181 甲基锡作稳定剂。7 月 18 日生产第一批无毒型聚氯乙烯硬板片料，8 月 31 日出现第一例病人，症状为头痛、头晕、乏力、记忆力减退，后发展为精神症状，出现幻觉和反常行为。9 月 12 日后该车间又出现 2 例类似症状的病人，引起厂方重视，怀疑是职业因素，立即停止生产，组织全部相关生产工人 30 名，到某医院检查，29 人被诊断为急性有机锡中毒。经调查，使用的东锡-181 甲基锡热稳定剂含有三甲基锡等杂质。

提示：使用新材料时要进行安全性评估。

相关链接

理化性质：有机锡化合物多为固体或油状液体，具有腐败青草气味。常温下易挥发。不溶或难溶于水，易溶于有机溶剂。部分此类化合物可被漂白粉或高锰酸钾分解形成无机锡。

有机锡化合物主要用作聚氯乙烯塑料稳定剂，也可用作农业杀菌剂、油漆等的防霉剂、水下防污剂、防鼠剂等。四烃基锡为制备其他有机锡化合物的中间体。在应用有机锡防污涂料的舰艇等附近的水域可受污染。作业时可因防护不当、设备故障或违章操作而致作业者大量接触有机锡。

接触途径：有机锡一般可经呼吸道吸收，经皮肤和胃肠道吸收的程度因其种类而异。例如轻链烷基锡经胃肠吸收较快，三环己基氢氧化锡（tricyclo-hexyltin hydroxide）极少经胃肠吸收。三烃基锡一般经皮肤吸收，但三苯基氯化锡、三苯基乙酸锡不易透过无损皮肤。

职业中毒特点：急性三甲基锡中毒起病症状有头痛、头晕、视物模糊、近记忆减退、失眠或嗜睡等。停止接触后病情仍可进展，部分迟发性症状可在数天后逐渐或突然出现，尤其是严重精神症状，如暴怒、攻击行为、共济失调、癫痫样发作等。可有下肢感觉异常、麻木感或疼痛感。部分病例可伴有耳鸣和听力损失。

急性三乙基锡和四乙基锡中毒早期头部持续性隐痛，阵发性加剧，后期持续性加剧，可从睡眠中痛醒，镇痛剂常无效，常伴有恶心、频繁呕吐；头晕出现早，后期可有眩晕；全身极度疲乏、软弱，有的下肢无力较明显；面部、手心、足心及腋下多汗，严重时全身出汗；部分病例有腰部酸痛，排尿时更甚，排尿困难；早期为失眠，后嗜睡；多语、易激动、无故哭泣、定向障碍、幻觉、行为异常等；其他尚有视物模糊、畏光、复视、四肢麻木、明显消瘦等。

健康损害的靶器官：中枢神经系统，肝，肾脏。

应急处理：立即脱离事故现场至空气新鲜处。皮肤污染时立即用清水或肥皂水彻底冲洗。眼污染时用清水冲洗。口服后立即用清水洗胃。立即就医。

81 正己烷

阅读提示：胶粘剂中含有正己烷时，应加强工作场所通风及个人防护。

中毒案例

某皮革加工厂发生正己烷中毒

企业：皮革加工厂

时间：2000 年 2 月

地点：皮毛粘接车间

岗位或操作：粘接皮毛

毒物名称：正己烷

中毒病名：慢性正己烷中毒

中毒原因：作业场所空气中正己烷浓度超标，无防护

经过：某皮革加工厂由 3 间普通民房改扩建而成。1999 年个体业主雇佣 20 多人制作皮装，其中皮毛粘接车间 50 平方米，每天使用 60 千克～100 千克散装"鱼皮胶"（氯丁胶），经过 125℃左右温度熨烫。工人每天工作从 8 时至 16 时 30 分，中午在与熨烫间相通的隔壁屋休息 1 小时，有时加班至深夜。2000 年 2 月，来厂工作了 5 个月的 5 名作业工人出现乏力、两腿发软、沉重、行走困难等症状，先后到 3 家非职业病医院治疗未见好转，3 月 12 日由家属陪同到某职业病防治院就医，诊断为慢性正己烷中毒。

调查发现，粘接皮毛使用的"鱼皮胶"中含有正己烷和苯等易挥发的有害化学物质，工作场所狭小，内设 3 个工作台，天棚距地高度不足 3 米，冬季门窗紧闭，无通风排毒设施和个人防护用品，导致作业场所空气中正己烷浓度超标。

提示：个体加工厂的安全措施有待加强。

相关链接

理化性质：正己烷为无色透明液体，具有汽油味，易挥发。分子量为

86.2，相对密度为 0.66，沸点为 68.89℃，蒸气压为 13.33 千帕（15.8℃），闪点为-21.67℃。难溶于水，溶于醚和醇，属易燃液体。主要用于有机合成，用作溶剂、化学试剂、涂料稀释剂、聚合反应的介质等。

接触途径：经呼吸道、胃肠道、皮肤和（或）眼睛直接接触进入人体。

职业中毒特点：本品有麻醉和刺激作用。长期接触可致周围神经炎。急性吸入高浓度本品出现头痛、头晕、恶心、共济失调等，重者引起意识丧失甚至死亡。对眼和上呼吸道有刺激性。慢性中毒表现为头痛、头晕、乏力、胃纳减退；其后四肢远端逐渐发展成感觉异常、麻木，触、痛、震动和位置等感觉减退，尤以下肢为甚，上肢较少受累。进一步发展为下肢无力，肌肉疼痛，肌肉萎缩及运动障碍。神经－肌电图检查示神经源性损害。

健康损害的靶器官：眼睛，皮肤，呼吸系统，中枢神经系统，周围神经系统。

应急处理：发生正己烷泄漏时，应迅速撤离泄漏污染区的人员至安全区，并进行隔离，严格限制进入。切断火源。建议应急处理人员戴自给正压式呼吸器，穿消防防护服。尽可能切断泄漏源，防止进入下水道、排洪沟等限制性空间。小量泄漏时用沙土或其他不燃材料吸附或吸收，也可以用不燃性分散剂制成的乳液刷洗，洗液稀释后放入废水系统。大量泄漏时构筑围堤或挖坑收容；用泡沫覆盖，降低蒸气灾害。用防爆泵转移至槽车或专用收集器内，回收或运至废物处理场所处置。

灭火方法：喷水冷却容器，可能的话将容器从火场移至空旷处。处在火场中的容器若已变色或从安全泄压装置中产生声音，必须马上撤离。灭火剂：泡沫、干粉、二氧化碳、沙土。用水灭火无效。

急救措施：如眼睛直接接触，立即用大量水冲洗（灌洗）眼睛，并立即就医。皮肤接触后，要立即将污染衣服脱除，立即用肥皂水和清水冲洗污染皮肤。如果吸入大量正己烷，立即将接触者移至空气新鲜处，注意保暖和休息。如果呼吸停止，要进行人工呼吸。发生以上情况，均应尽快就医。如果吞入正己烷，应立即就医。

82 种衣剂农药

阅读提示：使用混配农药时，应注意个人防护。

中毒案例

某市发生急性种衣剂农药中毒

企业：乡镇农业生产

时间：1992 年 5 月 28 日

地点：农田

岗位或操作：拌种

毒物名称：种衣剂 4 号（含 20％克百威和 5％甲拌磷）

中毒病名：急性混配农药中毒

中毒原因：使用农药过程中无防护

经过：5 月 28 日～6 月 1 日，农业部门在某市 4 个乡镇推广农药"种衣剂 4 号"拌种增产技术，由于忽视了农药中毒的预防，致使农民在夏套玉米期间，不注意防护，经皮肤和呼吸道吸收了大量剧毒农药引起中毒。四个乡镇发生农药中毒 362 例，其中重度中毒 9 例，中度中毒 49 例，轻度中毒 304 例。

相关链接

种衣剂是由农药原药、成膜剂、分散剂、防冻剂和其他助剂加工制成的，可直接或经稀释后包覆于种子表面，具有一定强度和通透性的保护层膜的农药制剂。种衣剂中含有杀菌剂、杀虫剂及植物生长调节剂、微肥等，可防治苗期病虫害，促进幼苗生长。国产种衣剂以多功能、防治多种病害的复合型种衣剂较多。

由于种衣剂依地区、防治作物的种类、防治病虫害的种类不同而含有不同的有效成分，因此中毒症状和急救措施因其所含有的有效成分而异。

附件 1　1989 年至 2003 年全国重大急性职业中毒事故的特征

【摘要】目的：探讨我国重大急性职业中毒事故的发生特点，为制定职业中毒的防治策略提供科学依据。方法：对 1989 年至 2003 年全国报告的重大急性职业中毒资料进行了描述性分析。结果：①15 年间全国共报告重大急性职业中毒 506 起，中毒病人 4657 例，总的中毒率为 54.8%，总的中毒死亡率为 16.5%，平均中毒年龄（31.9±9.8）岁，平均中毒死亡年龄（33.7±10.3）岁；男性多于女性。②直接导致职业中毒的化学物超过 112 种，主要以硫化氢、一氧化碳、苯及其同系物、金属和类金属、二氧化碳为主，不同行业职业中毒的化学物有所不同。③急性重大职业中毒事故以化学、制造、水处理、开采、建筑等行业多发，清洗、检修、生产、采矿、挖掘等岗位的危险性为高，事故相对集中发生在 4～8 月份。结论：①我国重大急性职业中毒事故危害严重；②我国重大急性职业中毒事故的发生在高危行业、重点毒物和主要岗位有明显的集中趋势；③不同行业的职业中毒呈现不同的特点；④强化管理是预防控制职业中毒的重要环节。

【关键词】中毒；事故；职业；事故预防

改革开放以来，我国国民经济建设得到突飞猛进的发展。但是，随着新产品、新材料、新技术的大量应用，劳动者面临的职业危险也不断增加，特别是近年来职业中毒频发，严重影响着劳动力资源的可持续发展，已成为严重影响社会稳定的公共卫生问题。为探讨我国职业中毒发生的规律及特点，有针对性地提出预防控制策略，我们对 1989 年至 2003 年全国重大急性职业中毒事故资料进行了描述性分析，现将结果报告如下：

1　资料与方法

1.1　资料

资料来源于 1989 年至 2003 年全国各省市报告的重大急性职业中毒事故（以下简称中毒事故）案例，所有的资料均有事故现场调查、临床诊断、鉴定资料和报告单位盖章。

1.2 分析方法

按照中毒事故发生的时间、地点、单位、行业、岗位、化学物、接触人数、中毒人数、中毒死亡人数、中毒和死亡人员姓名、性别、年龄和工种、中毒原因等进行整理、核对，行业和岗位分类参考《职业卫生与安全百科全书》（Ⅲ），数据整理后录入 SPSS 11.0，进行逻辑检错并用作统计学分析。

1.3 中毒事故的判定

对 2002 年 5 月 1 日以前发生的重大急性职业中毒事故依据"一次同时发生 3 人及以上急性中毒或者死亡 1 人"的规定判定。

对 2002 年 5 月 1 日以后发生的重大急性职业中毒事故依据"发生急性职业病 10 人以上 50 人以下或者死亡 5 人以下"的规定判定。为保持数据分析的连续性，对 2002 年 5 月 1 日后发生的"急性职业病 50 人以上或者死亡 5 人以上，或者发生职业性炭疽 5 人以上"的特大事故也判定为重大急性职业中毒事故。

1.4 分析指标

分析指标包括中毒起数、中毒人数、中毒死亡人数、中毒率、中毒死亡率。

本文中毒率系指发生中毒事故时，实际中毒人数占现场接触化学物人数的百分率；中毒死亡率系指因中毒导致直接死亡的人数占实际中毒人数的百分率。

2 结果与分析

2.1 基本情况

1989 年至 2003 年 29 个省、自治区和直辖市共报告中毒事故 506 起，平均每年 33.7 起；报告的中毒事故涉及 13 个行业，498 个用人单位，26 种工作岗位；导致中毒事故发生的化学物质超过 112 种。506 起中毒事故共报告 4657 例中毒病人，年平均 310.5 例，男女性别比为 5.3∶1，男性明显多于女性；因中毒事故死亡 767 人，平均每年死亡 51.1 人。单起事故最多中毒人数达 362 人（1992 年），最多死亡人数达 25 人（2000 年），平均每起事故中毒

9.2 人，死亡 1.5 人；总的中毒率为 54.8％，总的中毒死亡率 16.5％；平均中毒年龄（31.9±9.8）岁，平均中毒死亡年龄（33.7±10.3）岁。

2.2　中毒事故与中毒化学物分析

对引起中毒的化学物与中毒起数、中毒例数、中毒死亡人数、中毒率、中毒死亡率等进行分析表明，①因硫化氢造成的中毒事故最多，共 144 起，占中毒起数的 28.5％，其次是一氧化碳、苯及其同系物、金属和类金属及二氧化碳引起的中毒。②造成中毒人数最多的化学物是硫化氢和氯气中毒，均为中毒总人数的 14.5％，其次是金属和类金属、农药、一氧化碳和苯及其同系物。③从中毒造成死亡人数看，硫化氢排在第一位（39.9％），其次是一氧化碳、二氧化碳、混合气体、苯及其同系物及金属和类金属。④二氧化碳和硫化氢中毒的死亡率较高，分别为 47.4％和 45.2％，表明一旦发生二氧化碳和硫化氢中毒，事故后果很严重。⑤对每起事故平均中毒人数进行分析，显示农药、氯气及金属和非金属中毒较高，分别为 29.5、23.3 和 15.6 例；每起事故平均中毒死亡例数中，混合气体、二氧化碳、硫化氢和一氧化碳较高，分别为 3.2、2.9、2.1 和 2.0 例（见表 1.1）。

表 1.1　1989 年至 2003 年我国不同化学物重大急性职业中毒事故分析

化学物	中毒事故			中毒			死亡			中毒率		中毒死亡率	
	起数	构成比(%)	顺位	人数	构成比(%)	顺位	人数	构成比(%)	顺位	发生率(%)	顺位	死亡率(%)	顺位
硫化氢	144	28.5	(1)	677	14.5	(1)	306	39.9	(1)	84.2	(3)	45.2	(2)
一氧化碳	54	10.7	(2)	396	8.5	(5)	108	14.1	(2)	63.3	(5)	27.3	(5)
苯及其同系物	42	8.3	(3)	342	7.3	(6)	33	4.3	(5)	56.3	(9)	9.6	(9)
金属和类金属	39	7.7	(4)	609	13.1	(3)	32	4.2	(6)	52.9	(10)	5.3	(11)
二氧化碳	34	6.7	(5)	211	4.5	(8)	100	13.0	(3)	64.5	(7)	47.4	(1)
氯气	29	5.7	(6)	675	14.5	(1)	25	3.3	(7)	49.0	(11)	3.7	(12)
混合气体*	21	4.2	(7)	247	5.3	(7)	67	8.7	(4)	24.3	(14)	27.1	(6)
农药	18	3.6	(8)	531	11.4	(4)	4	0.5	(13)	71.4	(4)	0.8	(14)
苯的氨基硝基化合物	17	3.4	(9)	112	2.4	(10)	0	0.3	(14)	63.6	(8)	1.8	(13)
其他有机溶剂**	16	3.2	(10)	51	1.1	(13)	15	2.0	(8)	31.7	(13)	29.4	(3)
酸	14	2.8	(11)	36	0.8	(14)	11	1.4	(11)	97.3	(2)	30.6	(4)
氰化物	13	2.6	(12)	111	2.4	(11)	10	1.3	(12)	64.9	(6)	9.0	(10)
氨	11	2.2	(13)	124	2.7	(9)	13	1.7	(9)	36.6	(12)	10.5	(8)
氮气或氩气	10	2.0	(14)	63	1.4	(12)	13	1.7	(9)	100.0	(1)	20.6	(7)
其他	44	8.7		472	10.1		28	3.7		52.1		5.9	
合计	506	100.0		4657	100.0		767	100.0		54.8		16.5	

注：*包括案例中不能明确何种气体的情况。**指除苯及其同系物、苯的氨基硝基化合物等之外的有机溶剂。

2.3　中毒事故的年度分布趋势

由图 1.1 可见 1989 年～1997 年间中毒事故发生比较平稳，除中毒人数波动较大外，中毒起数和死亡人数稳中趋降，1997 年～2000 年间中毒事故呈上升趋势，至 2000 年三个指标均达最高峰，以后又迅速下降，至 2003 年恢复到 20 世纪 90 年代中期较低水平。

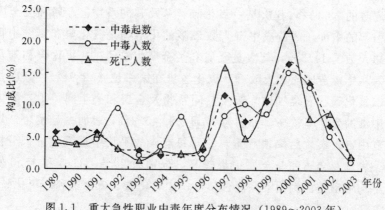

图 1.1　重大急性职业中毒年度分布情况（1989～2003 年）

从 15 年间中毒率的变化趋势看，单起事故的中毒率一直居高不下，但中毒死亡率年度变化总体维持在 25％左右（见图 1.2）。

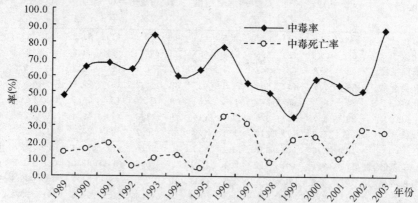

1.2　重大急性职业中毒事故中毒率和中毒死亡率的年变化趋势（1989～2003 年）

2.4　中毒事故的月份分布趋势

由图 1.3 可见每年 2 月份中毒事故发生率最低，之后几乎呈 45°直线上升，至 6 月份达全年最高，随后急剧回落，9～12 月基本在低水平波动。总体看，每年 4～8 月份是中毒事故高发期，这一时期的中毒人数约占中毒总人数的 71%。

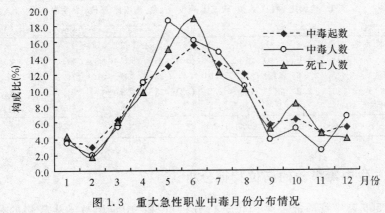

图 1.3　重大急性职业中毒月份分布情况

2.5　发生中毒事故的行业特征分析

按行业对 506 起事故进行分析，化学工业发生的中毒事故起数最多，约占 36.0%，其次为制造业水处理（包括自来水生产和污水处理）、开采业和建筑业。化学工业中毒人数最多，中毒病例构成比为 29.2%，其次是开采业、制造业、服务与商业、运输与仓储。中毒死亡人数也以化学工业为高，中毒死亡构成比为 25.8%，其次为开采业、食品酿造、水处理、造纸业、制造业。

但是，分析单起事故的危险程度，则以水处理、食品酿造、建筑业和渔业的中毒率和死亡率为高，表明这些行业一旦发生中毒事故，其后果较为严重。综合以上分析，可以推断化学工业、制造业、水处理、开采业、建筑业、食品酿造和造纸业等是中毒危险性较高的行业（见表 1.2）。

表 1.2　1989 年至 2003 年我国不同行业重大职业中毒事故分析

行业	中毒事故			中毒			死亡			中毒率		中毒死亡率	
	起数	构成比 (%)	顺位	人数	构成比 (%)	顺位	人数	构成比 (%)	顺位	发生率 (%)	顺位	死亡率 (%)	顺位
化学工业	182	36.0	(1)	1361	29.2	(1)	197	25.8	(1)	46.8	(8)	14.5	(8)
制造业	60	11.9	(2)	541	11.6	(3)	54	7.1	(6)	54.2	(7)	10.0	(9)
水处理	37	7.3	(3)	147	3.2	(8)	70	9.2	(4)	89.1	(1)	47.6	(2)
开采业	36	7.1	(4)	632	13.6	(2)	156	20.4	(2)	43.8	(11)	24.7	(5)
建筑业	31	6.1	(5)	124	2.7	(11)	46	6.0	(7)	81.0	(3)	37.1	(3)
食品酿造	30	5.9	(6)	145	3.1	(9)	77	10.1	(3)	78.4	(5)	53.1	(1)
造纸业	28	5.5	(7)	158	3.4	(7)	58	7.6	(5)	46.3	(9)	36.7	(4)
运输与仓储	27	5.3	(8)	310	6.7	(5)	14	1.8	(11)	66.5	(6)	4.5	(11)

续表

行业	中毒事故			中毒			死亡			中毒率		中毒死亡率	
	起数	构成比 (%)	顺位	人数	构成比 (%)	顺位	人数	构成比 (%)	顺位	发生率 (%)	顺位	死亡率 (%)	顺位
纺织与服装工业	19	3.8	(9)	233	5.0	(6)	9	1.2	(12)	42.6	(12)	3.9	(12)
钢铁工业	18	3.6	(10)	140	3.0	(10)	28	3.7	(8)	44.4	(10)	20.0	(7)
服务与商业	18	3.6	(11)	324	7.0	(4)	23	3.0	(10)	79.2	(4)	7.1	(10)
渔业	11	2.2	(12)	103	2.2	(12)	25	3.3	(9)	81.7	(2)	24.3	(6)
其他	9	1.8		439	9.4		6	0.8		99.1		1.4	
合　计	506	100.0		4657	100.0		763	100.0		54.8		16.5	

2.6　发生中毒事故的岗位特征分析

　　对506起中毒事故发生岗位进行分析可见，中毒事故发生较多的是清洗岗位（20.2%），其次为检修（19.0%）、生产（15.0%）、喷漆（6.1%）、采矿（5.5%）和搬运（5.3%）。中毒病例构成比较高的则是生产岗位（19.1%），其次为清洗、检修、搬运和采矿岗位。从中毒死亡构成比看，依次为清洗（27.3%）、检修（17.0%）、采矿（16.8%）、生产（10.0%）和挖掘岗位（4.5%）。但对单起事故而言，则以疏通、清洗和挖掘岗位的中毒率和死亡率为高。综合各指标看，清洗、检修、生产、采矿、搬运和挖掘等岗位发生化学物中毒事故的危险性较高（见表1.3）。

表1.3　1989年至2003年我国不同工作岗位重大急性职业中毒事故分析

工作岗位	中毒事故			中毒			死亡			中毒率		中毒死亡率	
	起数	构成比 (%)	顺位	人数	构成比 (%)	顺位	人数	构成比 (%)	顺位	发生率 (%)	顺位	死亡率 (%)	顺位
清洗	102	20.2	(1)	705	15.1	(2)	208	27.3	(1)	84.9	(1)	29.5	(4)
检修	96	19.0	(2)	535	11.5	(3)	130	17.0	(2)	53.7	(9)	24.3	(5)
生产	76	15.0	(3)	889	19.1	(1)	76	10.0	(4)	41.3	(10)	8.5	(10)
喷漆	31	6.1	(4)	159	3.4	(7)	29	3.8	(7)	71.6	(7)	18.2	(7)
采矿	28	5.5	(5)	328	7.0	(5)	128	16.8	(3)	28.8	(12)	39.0	(3)
搬运	27	5.3	(6)	350	7.5	(4)	22	2.9	(10)	71.7	(6)	6.3	(12)
加料	22	4.3	(7)	120	2.6	(9)	24	3.1	(8)	82.2	(3)	20.0	(6)
挖掘	20	4.0	(8)	60	1.3	(12)	34	4.5	(5)	72.3	(5)	56.7	(1)
疏通	14	2.8	(9)	53	1.1	(13)	23	3.0	(9)	85.5	(2)	43.4	(2)
冶炼	13	2.6	(10)	95	2.0	(11)	14	1.8	(11)	35.8	(11)	14.7	(9)
电焊	12	2.4	(11)	136	2.9	(8)	10	1.3	(12)	75.6	(4)	7.4	(11)
胶合	12	2.4	(12)	101	2.2	(10)	5	0.7	(13)	26.6	(13)	5.0	(13)
爆炸	11	2.2	(13)	193	4.1	(6)	30	3.9	(6)	60.5	(8)	15.5	(8)
其他	42	8.3		933	20.0		34	3.9		75.7		3.6	
合计	506	100.0		4657	100.0		767	100.0		54.8		16.5	

2.7 不同行业、不同化学物中毒事故的交叉分析

对不同行业、不同化学物中毒事故作交叉分析，结果表明，不同行业发生的职业中毒既有共性，又有差异。许多行业发生的重大职业中毒都是由硫化氢引起的，如在造纸业、渔业、水处理业、食品酿造、化学工业和纺织与服装行业，因硫化氢引起的中毒起数分别为 89.3%、72.7%、67.6%、43.3%、28.0% 和 21.1%；其次是苯及其同系物所引起的职业中毒，主要发生在服务与商业、化学工业、纺织与服装等行业。发生在造纸业、渔业、水处理行业和开采业的重大职业中毒虽然化学物种类较少，但相对集中，主要为硫化氢、氯气、一氧化碳等；发生在化学工业、运输与仓储业、纺织与服装工业等中毒事故虽然化学物种类较多，却较为分散，而制造业发生的重大职业中毒化学物种类虽多却相对集中，主要为金属、苯及其同系物、硫化氢等（见表 1.4）。

表 1.4　1989 年至 2003 年我国不同行业导致重大急性职业中毒的化学物分析

行　业	化学物种类	主要化学物构成比（%）
化学工业	15 类 65 种	硫化氢（28.0）、氯气（9.3）、一氧化碳（7.1）、酸（7.1）、苯的氨基硝基化合物（6.0）、金属（5.5）、氮气或氩气（3.3）、氰化物（3.3）、苯及其同系物（3.3）、氨（1.1）、二氧化碳（1.1）
制造业	12 类 34 种	金属（31.7）、苯及其同系物（18.3）、硫化氢（11.7）、一氧化碳（6.7）、氰化物（6.7）、其他有机溶剂（5.5）、氯气（3.3）、混合气体（3.3）、二氧化碳（1.7）、氨（1.7）
水处理	5 类 8 种	硫化氢（67.6）、氯气（13.5）、二氧化碳（8.1）、苯及其同系物（8.1）、混合气体（2.7）
开采业	5 类 6 种	一氧化碳（38.9）、二氧化碳（22.0）、混合气体（22.2）、硫化氢（11.1）、金属（5.6）
建筑业	7 类 9 种	苯及其同系物（32.3）、二氧化碳（29.0）、一氧化碳（16.1）、硫化氢（12.9）、氨（3.2）、混合气体（3.2）
食品酿造	7 类 9 种	硫化氢（43.3）、二氧化碳（33.3）、苯的氨基硝基化合物（3.3）、一氧化碳（3.3）、农药（3.3）、混合气体（3.3）
造纸业	3 类 3 种	硫化氢（89.3）、氯气（7.1）、一氧化碳（3.6）
运输与仓储	10 类 19 种	苯的氨基硝基化合物（18.5）、苯及其同系物（14.8）、金属（11.1）、其他有机溶剂（11.1）、农药（11.1）、氰化物（7.4）

行　业	化学物种类	主要化学物构成比（％）
纺织与服装工业	10类16种	硫化氢（21.1）、其他有机溶剂（15.8）、苯及其同系物（10.5）；苯的氨基硝基化合物、金属、氰化物、氨、氯气中毒散发
钢铁工业	7类9种	一氧化碳（55.6）；金属、苯的氨基硝基化合物、氩气、氯气、苯及其同系物中毒散在发生
服务与商业	7类9种	苯及其同系物（33.3）、氯气（22.2）、金属（11.1）、氨气（11.1）、农药（11.1）；二氧化碳和其他有机溶剂散在发生
渔业	3类3种	硫化氢（72.7）、氨气（18.2）

2.8　中毒事故原因

对中毒事故原因进行频数分布分析可见，导致中毒发生的前5位原因分别是缺乏安全教育（18.9％）、没有个人防护设备（17.2％）、没有密闭通风排毒设施或排毒效果不好（16.1％）、没有安全操作规程（11.4％）和违反安全操作制度（10.7％），其次为不使用个人防护用具或使用不当（10.1％）、设备跑冒滴漏、检修或事故（10.0％）及其他原因（5.6％）。

3　讨论

随着改革开放的深入发展，大量的新材料、新产品、新技术不断涌入我国，劳动者面临的职业危险不断增加。另一方面，流动人口的增加给职业病的防治带来更大的困难，使得近年来职业中毒频发，已成为严重影响社会稳定的公共卫生问题。因此，探讨我国重大职业中毒的发生规律及特点，有针对性地提出预防控制策略，对于指导职业中毒的预防控制具有重要的意义。

我们通过对1989年至2003年间全国重大急性职业中毒事故资料进行描述性分析，进一步明确了我国重大急性职业中毒事故危害十分严重，主要表现为：①中毒事故伤害人数多，单起中毒事故受害人数（含死亡、中毒）最多达到362例。②引起中毒的毒物种类多，包括硫化氢、一氧化碳、苯及苯的同系物等10多类。③中毒率、死亡率高，分别达到54.8％和16.5％。④劳动力损失严重，平均死亡年龄只有（31.9±9.8）岁。

研究结果显示，我国重大急性职业中毒事故具有如下特点：①中毒事故高发时间为每年的4～8月份。②中毒事故主要发生在化学工业、制造业、水处理、开采业、建筑业、食品酿造、造纸业、运输与仓储、纺织与服装工业、钢铁工业、服务与商业、渔业等行业。③中毒事故发生岗位主要集中在清洗、检修、生产、喷漆、采矿、搬运、加料、挖掘、疏通、冶炼、电焊、胶合、爆炸等岗位。④引起中毒的毒物呈相对集中趋势，主要为硫化氢、一氧化碳、苯及其同系物、金属和类金属、二氧化碳、氯气、苯的氨基硝基化合物、农药、其他有机溶剂、酸、氰化物、氨、氮气或氩气等毒物。⑤中毒事故呈现不同行业特点。如导致化学工业中毒事故发生的毒物主要是硫化氢、氯气、一氧化碳、酸、苯的氨基硝基化合物、金属、氮气或氩气、氰化物、苯及其同系物、氨、二氧化碳。在制造业导致中毒的毒物主要是金属、苯及其同系物、硫化氢、一氧化碳、氰化物、其他有机溶剂、氯气、混合气体、二氧化碳、氨。水处理主要毒物是硫化氢、氯气、二氧化碳、苯及其同系物。而开采业中毒事故的毒物主要是一氧化碳、二氧化碳、硫化氢、金属。造成建筑业中毒事故发生的毒物主要是苯及其同系物、二氧化碳、一氧化碳、硫化氢、氨、混合气体。而在食品酿造业，造成中毒事故的毒物主要是硫化氢、二氧化碳、苯的氨基硝基化合物、一氧化碳、农药。造纸业主要毒物是硫化氢、氯气、一氧化碳。运输和仓储业导致中毒的毒物主要是苯的氨基硝基化合物、苯及其同系物、金属、其他有机溶剂、农药、氰化物。发生在纺织与服装业的中毒事故其毒物主要是硫化氢、其他有机溶剂、苯及其同系物、苯的氨基硝基化合物。钢铁工业中毒事故主要毒物是一氧化碳、金属、苯的氨基硝基化合物。服务与商业中毒事故的主要毒物是苯及其同系物、氯气、金属、氨气、农药。在渔业则主要是硫化氢和氨气。

根据以上研究结果，重大职业中毒事故的预防控制原则上应紧密结合中毒事故的发生规律和分布特点，抓住高危重点行业、主要岗位和重点毒物等关键环节，将有限的职业卫生资源运用到最危险的环节，狠抓安全教育、个人防护、通风排毒、安全操作规程等管理要素，以取得最大的效益。

（致谢：感谢十几年来所有参与全国职业病报告工作的人员，他们认真细致的工作积累了这些宝贵的资料。）

附件 2 1989 年至 2003 年全国窒息性气体重大急性职业中毒的特征

【摘要】目的：探讨我国窒息性气体重大急性职业中毒事故的发生特点，为制定职业性窒息性气体中毒的防治策略提供科学依据。方法：对收集的 1989 年至 2003 年的窒息性气体重大急性职业中毒资料进行描述性分析。结果：①15 年间全国共报告窒息性气体重大急性中毒事故 273 起，中毒患者 1638 例，死亡 600 人，分别占全国重大急性职业中毒总中毒起数、总中毒例数和总中毒死亡人数的 53.95％、35.17％和 78.64％，平均中毒年龄（33.8±9.7）岁，中毒死亡年龄（36.6±10.0）岁。②我国窒息性气体重大急性职业中毒事故的发生规律和特点为：时间主要分布在每年的 4～9 月份；中毒物质主要集中在硫化氢、一氧化碳和二氧化碳等化学物；行业主要集中在化学、开采、水处理、造纸和食品酿造等工业；岗位主要集中在清洗、检修、生产、采矿和挖掘等岗位；中毒场所主要集中在密闭空间、地下室和矿井；中毒和死亡者多为男性。结论：①我国窒息性气体重大急性职业中毒事故的危害更为严重；②应抓好硫化氢、一氧化碳、二氧化碳等毒物的控制；规范挖掘、清洗、疏通、检修和采矿等岗位的作业；重视密闭空间作业的职业危害控制工作。

【关键词】气体中毒；事故；职业；事故预防

窒息性气体是引起重大急性职业中毒的主要化学因素之一。因此，研究窒息性气体中毒的发生规律和特点，有针对性地提出科学的预防措施，对于控制职业中毒、保护劳动者的身心健康具有重要意义。为探讨我国窒息性气体中毒发生规律及特点，我们对 1989 年至 2003 年间全国重大急性职业中毒事故资料进行了描述性分析，现将结果报告如下。

1 资料与方法

资料来源、建立数据库、中毒事故的判定、统计分析参见附件 1。

2 结果与分析

2.1 基本情况

1989 年至 2003 年间全国 26 个省、自治区和直辖市共报告急性窒息性气体重大中毒事故 273 起，平均每年 18.2 起，报告的中毒事故涉及 13 个行业，269 个用人单位，22 种工作岗位；直接导致中毒的物质有硫化氢、一氧化碳、二氧化碳、混合性气体、氢化物、氮氩气体等。浙江、上海和广东报告的中毒事故起数居前 3 位，分别为 33 起（12.1%）、26 起（9.5%）和 20 起（7.3%）。

15 年间全国共报告急性窒息性气体重大中毒 1638 例，平均每年中毒 109.2 例，平均每起事故中毒 6.0 例；共报告中毒死亡 600 例，平均每年死亡 40.0 例，平均每起事故死亡 2.2 例；单起事故最多中毒人数 77 例（1995 年云南某煤矿中毒），最多中毒死亡人数 25 例（2000 年甘肃某煤矿二氧化碳中毒）；平均中毒年龄（33.8±9.7）岁，平均中毒死亡年龄（36.6±10.0）岁；单起事故总的中毒率（56.4%），平均中毒死亡率（36.6%），分别高于同期其他职业中毒总的中毒率 54.0%，和总的中毒死亡率 5.5%，差异有统计学意义（x^2 值分别为 4.62，746.5，$P<0.01$）。中毒的男女性别比为 13.7：1，高于其他职业中毒的男女性别比例 2.98：1，差异亦有统计学意义（$x^2=$ 162.0，$P<0.01$）。

2.2 导致窒息性气体中毒的化学物种类分析

硫化氢、一氧化碳和二氧化碳是导致窒息性气体重大急性职业中毒的主要因素，三者累计的中毒事故起数、中毒人数和死亡人数分别占窒息性气体中毒总数的 85.0%、78.4% 和 85.0%。其中硫化氢中毒起数、中毒人数和死亡人数分别占窒息性气体中毒总数的 52.7%、41.3% 和 50.3%。硫化氢中毒的中毒率和死亡率也较高，分别为 84.2% 和 44.6%（表 2.1）。

表 2.1 1989 年至 2003 年我国不同行业窒息性气体重大急性职业中毒事故分析

化学物分类	中毒事故			中毒			死亡			中毒率		中毒死亡率	
	起数	构成比（%）	顺位	人数	构成比（%）	顺位	人数	构成比（%）	顺位	发生率（%）	顺位	死亡率（%）	顺位
硫化氢	144	52.7	(1)	677	41.3	(1)	302	50.3	(1)	84.2	(2)	44.6	(2)
一氧化碳	54	19.8	(2)	396	24.2	(2)	108	18.0	(2)	63.3	(5)	27.3	(4)
二氧化碳	34	12.5	(3)	211	12.9	(4)	100	16.7	(3)	64.5	(4)	47.4	(1)
混合气体*	19	7.0	(4)	232	14.2	(3)	66	11.0	(4)	23.2	(6)	28.4	(3)
氰化物	10	3.7	(5)	53	3.2	(6)	9	1.5	(6)	67.9	(3)	17.0	(6)
氮氩	10	3.7	(6)	63	3.8	(5)	13	2.2	(5)	100.0	(1)	20.6	(5)
其他	2	0.7		6	0.4		2	0.3		100.0		33.3	
合计	273	100.0		1638	100.0		600	100.0		56.4		36.6	

注：＊指以窒息性气体为主要中毒危害的混合气体。

2.3 窒息性气体中毒的年度分布趋势

由图 2.1 可见 1996 年以前窒息性气体中毒事故的发生频率低而平稳，1997 年至 2000 年间振荡增高，2001 年后又急剧下降。

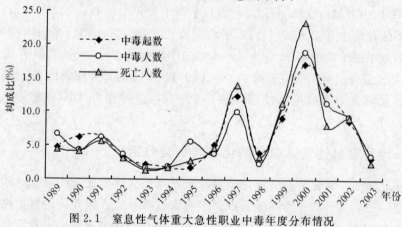

图 2.1 窒息性气体重大急性职业中毒年度分布情况

从 15 年来中毒率的分布趋势看，除 1999 年中毒率明显偏低外，窒息性气体中毒事故的中毒率和死亡率基本保持在 78% 和 36% 的较高水平（见图 2.2）。

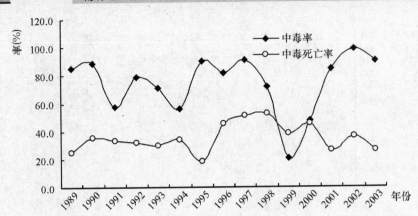

图 2.2 窒息性气体重大急性职业中毒事故中毒率和中毒死亡率的年变化趋势

2.4 窒息性气体中毒事故的月份分布趋势

由图 2.3 可见每年二月份窒息性气体中毒事故发生率最低，之后几乎呈 45°直线上升，6 月份达全年最高点，随后逐渐下降，至 12 月份达全年较低水平。

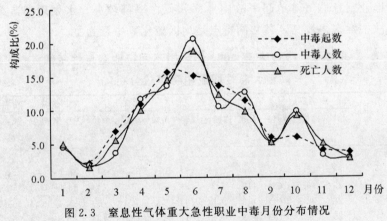

图 2.3 窒息性气体重大急性职业中毒月份分布情况

从每起事故的中毒率和死亡率的月份分布趋势看，1 月份中毒率明显偏低，7～10 月份的中毒率也较低。全年中毒死亡率相对平稳（见图 2.4）。

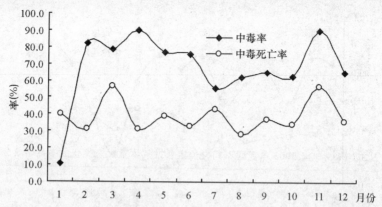

图 2.4 窒息性气体重大急性职业中毒事故中毒率和中毒死亡率月变化趋势

2.5 窒息性气体中毒事故的行业特征分析

化学、开采和水处理（自来水生产前处理和污水处理）、造纸和食品酿造等行业是容易发生窒息性气体中毒的危险行业，累计报告的中毒起数、中毒人数和死亡人数分别占其总数的 72.6％、76.1％和 79.1％（见表 2.2）。食品酿造和渔业窒息性气体单起事故中毒率和死亡率都较高，水处理和造纸业的单起事故中毒率也较高，其共同特点是均以硫化氢中毒为主。

表 2.2 1989 年至 2003 年我国不同行业窒息性气体

重大急性职业中毒事故分析

行业	中毒事故			中毒			死亡			中毒率		中毒死亡率	
	起数	构成比（％）	顺位	人数	构成比（％）	顺位	人数	构成比（％）	顺位	发生率（％）	顺位	死亡率（％）	顺位
化学工业	84	30.8	(1)	408	24.9	(1)	122	20.3	(2)	79.2	(5)	29.9	(8)
开采	34	12.5	(2)	448	27.4	(2)	154	25.7	(1)	35.6	(10)	34.4	(7)
水处理	29	10.6	(3)	119	7.3	(5)	67	11.2	(4)	86.9	(3)	56.3	(2)
造纸	26	9.5	(4)	148	9.0	(3)	58	9.7	(5)	85.1	(4)	39.2	(5)
食品酿造	25	9.2	(5)	123	7.5	(4)	73	12.2	(3)	92.5	(2)	59.3	(1)
建筑	20	7.3	(6)	68	4.2	(8)	33	5.5	(6)	74.7	(6)	48.5	(3)
制造	19	7.0	(7)	115	7.0	(6)	24	4.0	(8)	62.2	(8)	20.9	(11)
钢铁工业	14	5.1	(8)	92	5.6	(7)	27	4.5	(7)	35.2	(11)	29.3	(9)
渔业	9	3.3	(9)	48	2.9	(9)	23	3.8	(9)	96.0	(1)	47.9	(4)
纺织与服装工业	5	1.8	(10)	32	2.0	(10)	7	1.2	(11)	59.3	(9)	21.9	(10)
运输与仓储	5	1.8	(11)	22	1.3	(11)	8	1.3	(10)	73.3	(7)	36.4	(6)
其他	3	1.1		15	0.9		4	0.7		100.0		26.7	
合计	273	100.0		1638	100.0		600	100.0		56.4		36.6	

2.6　窒息性气体中毒事故发生的岗位分析

清洗、检修、生产、采矿和挖掘等岗位是容易发生窒息性气体中毒的危险岗位，累计中毒起数、中毒人数和死亡人数分别占总数的 76.9％、73.9％和 82.0％。挖掘和清洗岗位中毒死亡率较高，可能与其作业多属于密闭空间作业有关（见表 2.3）。

表 2.3　1989 年至 2003 年我国不同岗位窒息性气体重大急性职业中毒事故分析

岗位	中毒事故			中毒			死亡			中毒率		中毒死亡率	
	起数	构成比(%)	顺位	人数	构成比(%)	顺位	人数	构成比(%)	顺位	发生率(%)	顺位	死亡率(%)	顺位
清洗	78	28.6	(1)	374	22.8	(1)	184	30.7	(1)	82.4	(5)	49.2	(2)
检修	56	20.5	(2)	294	17.9	(3)	99	16.5	(3)	84.2	(4)	33.7	(5)
生产	29	10.6	(3)	160	9.8	(4)	47	7.8	(4)	81.2	(6)	29.4	(9)
采矿	27	9.9	(4)	323	19.7	(2)	128	21.3	(2)	28.5	(11)	39.6	(4)
挖掘	20	7.3	(5)	60	3.7	(7)	34	5.7	(5)	72.3	(9)	56.7	(1)
疏通	13	4.8	(6)	50	3.1	(8)	20	3.3	(7)	84.7	(3)	40.0	(3)
加料	11	4.0	(7)	67	4.1	(6)	22	3.7	(6)	76.1	(8)	32.8	(6)
冶炼	7	2.6	(8)	26	1.6	(10)	8	1.3	(10)	96.3	(1)	30.8	(8)
电焊	6	2.2	(9)	28	1.7	(9)	9	1.5	(9)	84.8	(2)	32.1	(7)
消防	4	1.5	(10)	19	1.2	(11)	2	0.3	(11)	33.3	(10)	10.5	(11)
爆炸	3	1.1	(11)	104	6.3	(5)	13	2.2	(8)	77.0	(7)	12.5	(10)
其他	19	7.0		133	8.1		34	5.7		46.2		25.6	
合计	273	100.0		1638	100.0		600	100.0		56.4		36.6	

2.7　窒息性气体中毒事故发生场所的空间状况分析

42.5％的窒息性气体中毒发生在密闭空间作业，16.8％发生在地下室作业，11.4％发生在矿井作业，三者累计的中毒起数、中毒人数和死亡人数分别占其总数的 71.7％、71.9％和 81.2％。此外，在密闭空间和地下室发生的窒息性气体中毒的单起中毒率和死亡率都较高（见表 2.4）。提示密闭空间、地下室和矿井是容易发生窒息性气体中毒的危险空间。

表 2.4　1989 年至 2003 年我国不同作业空间窒息性气体重大急性职业中毒事故分析

空间状况	中毒事故			中毒			死亡			中毒率		中毒死亡率	
	起数	构成比(%)	顺位	人数	构成比(%)	顺位	人数	构成比(%)	顺位	发生率(%)	顺位	死亡率(%)	顺位
密闭空间	116	42.5	(1)	541	33.0	(1)	254	42.3	(1)	76.6	(2)	47.0	(1)
地下室	46	16.8	(2)	265	16.2	(3)	114	19.0	(2)	77.9	(1)	43.0	(2)
矿井	31	11.4	(3)	371	22.6	(2)	119	19.8	(3)	33.9	(3)	32.1	(3)
其他	80	29.3		461	28.1		113	18.8		60.2		24.5	
合计	273	100.0		1638	100.0		600	100.0		56.4		36.6	

2.8　窒息性气体中毒事故的原因分析

根据重大中毒事故报表中 10 种中毒事故原因，对中毒原因进行频数分布分析可见，窒息性气体中毒事故前 5 位中毒原因分别是缺乏安全教育（18.9％）、没有个人防护设备（17.8％）、没有密闭通风排毒设施或排毒效果不好（15.0％）、没有安全操作规程（14.5％）、违反安全操作制度（10.0％）、不使用个人防护用品或使用不当（10.0％）、没有安全操作规程（10.0％）、设备跑冒滴漏（5.3％）及其他原因（8.5％）。

3　讨论

窒息性气体指经吸入使机体产生缺氧而直接引起窒息作用的气体，主要包括硫化氢、氰化氢、一氧化碳、二氧化碳、氮气、甲烷、氩气、乙炔等。人的大脑对缺氧最为敏感，轻度缺氧即有注意力不集中、定向力障碍等表现，严重时可发展为脑水肿及多脏器损害等。由于不同的窒息性气体有着不同的中毒机制和中毒条件，因此，探讨窒息性气体中毒的规律、特点以及机制，对于采取有针对性的防治方法，控制窒息性气体中毒的发生有着十分重要的意义。

对 1989 年至 2003 年我国重大急性职业中毒事故资料进行分析，15 年间 26 个省、直辖市和自治区共报告重大急性职业中毒事故 506 起，中毒 4657 例，中毒死亡 767 人，其中窒息性气体重大急性职业中毒分别占总中毒起数、总中毒人数和总中毒死亡人数的 54.0％、35.2％和 78.2％，表明窒息性气体中毒是我国职业中毒的主要危害。结果还表明，窒息性气体中毒的平均中毒年龄只有（33.8±9.7）岁，中毒死亡年龄为（36.6±10.0）岁，中毒和死亡者多为男性，而青、壮年男性一般是家庭经济收入的主要来源，是家庭幸福生活及其相关权益的主要支撑者，因此，青、壮年男性的职业中毒死亡会增加社会、家庭的不稳定因素。

研究结果还表明，重大急性职业性窒息性气体中毒的发生有一定的特点，表现为：①时间主要分布在每年的 4 月~9 月份。②中毒物质主要集中在硫化氢、一氧化碳和二氧化碳等化学物。③行业主要集中在化学、开采、水处理、造纸和食品酿造等工业。④岗位主要集中在清洗、检修、生产、采矿和挖掘等岗位。⑤发生中毒的场所主要集中在密闭空间、地下室和矿井。因此，窒息性气体中毒的预防控制重点化学物是硫化氢、一氧化碳和二氧化碳等化学物。重点控制行业是化学、开采、水处理、造纸和食品酿造等，重点控制岗位是清洗、检修、生产、采矿和挖掘等，特别应该重视挖掘、清洗、疏通、检修和采矿等岗位的密闭空间作业。

由于密闭空间与外界相对隔离，进出口受限，自然通风不良，作业空间小，因此，在密闭空间作业更容易发生化学物的中毒，是控制重大急性职业中毒的关键点之一。

根据我国窒息性气体重大急性职业中毒事故发生的特点、规律和原因，控制窒息性气体中毒应重点抓好 3 件事情：①抓管理的各个环节；②抓好硫化氢、一氧化碳、二氧化碳等毒物和缺氧的监控；③抓好密闭空间的职业危害控制工作。建议国家在尽快颁布密闭空间职业危害防护规范的基础上，进一步研究制定相关配套法规标准，积极推动相关技术和产业的发展，提高我国总体上对密闭空间职业危害识别的能力和控制技术的发展。

附件 3 1989 年至 2003 年全国有机溶剂重大急性职业中毒的特征

【摘要】目的：探讨有机溶剂重大急性职业中毒事故的发生规律和特点，为制定有机溶剂中毒的防治策略提供科学依据。方法：对 1989 年至 2003 年收集到的有机溶剂重大急性职业中毒资料进行描述性分析。结果：①15 年间共报告有机溶剂重大急性职业中毒事故 58 起，中毒 393 例，中毒死亡 48 人，总中毒率 51.2%，总中毒死亡率 12.2%；平均中毒年龄（30.9±8.8）岁，平均中毒死亡年龄（30.6±12.0）岁；②直接导致中毒的有机溶剂 11 种，以苯及其同系物为主；③有机溶剂重大急性职业中毒以制造业、化学工业、建筑、运输与仓储、服务业与商业等行业多发，喷漆和清洗岗位的危险性较高，事故相对集中发生在 4～7 月份；④导致中毒事故发生的主要原因是没有密闭通风排毒设备或效果不好、没有个人防护设备、缺乏安全教育和没有安全操作规程等。结论：作业场所要加强通风，避免劳动者皮肤直接接触有机溶剂，使用无毒或低毒的替代物质。

【关键词】有机溶剂；中毒；事故；职业；事故预防

有机溶剂一般用于清洗、除污、稀释和提取等过程，在制备化学品的过程中也作为化学中间体广泛应用。许多文献报告有机溶剂是引起重大急性职业中毒的主要化学因素之一。因此，研究有机溶剂中毒的发生规律和特点，有针对性地提出科学的预防措施，对于控制职业中毒、保护劳动者的身心健康具有重要意义。本文对 1989 年至 2003 年间全国有机溶剂重大急性职业中毒（简称有机溶剂职业中毒）事故资料进行了描述性分析，现将结果报告如下：

1 资料与方法

资料来源、建立数据库、中毒事故的判定、统计分析参见附件 1。

2　结果与分析

2.1　一般情况

　　1989 年至 2003 年全国 19 个省、自治区和直辖市共报告有机溶剂职业中毒事故 58 起，平均每年 3.9 起，其中北京、上海和广东中毒报告占总起数的 51.7%；涉及 9 个行业、9 种工作岗位和 11 种有机溶剂。15 年间共报告中毒 393 例，平均每年中毒 26.2 例，每起事故中毒 6.8 例；共造成中毒死亡 48 人，平均每年中毒死亡 3.2 人；每起事故中毒死亡 0.8 人；单起事故最高报告中毒 31 例（2002 年某机械制造厂苯及其同系物中毒），最高中毒死亡 4 人（2002 年某商业广场地下室涂刷作业苯及其同系物中毒和 2000 年某玻璃纸制造公司二硫化碳中毒）；总的中毒率为 51.2%，中毒死亡率为 12.2%，分别小于同期其他化学物导致重大急性职业中毒总的中毒率（55.2%）和中毒死亡率（16.9%），差异均有统计学意义（x^2 值分别为 4.47，5.65，$P<0.05$）；平均中毒年龄（30.9±8.8）岁，平均中毒死亡年龄（30.6±12.0）岁；男女性别比为 2.8：1，小于其他化学物重大急性职业中毒的男女性别比（5.7：1），差异有统计学意义（$x^2=24.45$，$P<0.01$）。15 年间有机溶剂职业中毒事故占各类化学物重大急性职业中毒事故总起数的 11.5%，总中毒人数的 8.4%，总死亡人数的 6.3%。

2.2　导致有机溶剂职业中毒的化学物种类分析

　　苯及其混合物、甲苯和二甲苯、汽油和柴油等三类化合物是导致有机溶剂职业中毒的主要危险化学物，三者合计其中毒起数、中毒人数和死亡人数分别占其总数的 84.5%、91.1% 和 87.6%（见表 3.1）。

表 3.1　1989 年至 2003 年我国重大急性有机溶剂职业中毒的化学物种类分析

化学物分类	接触人数	中毒起数	构成比（%）	中毒人数	构成比（%）	死亡人数	构成比（%）	中毒率（%）	中毒死亡率（%）
苯及其混合物	533	33	56.9	305	77.6	31	64.6	57.2	10.2
甲苯和二甲苯	74	9	15.5	37	9.4	2	4.2	50.0	5.4
汽油和柴油	20	7	12.1	16	4.1	9	18.8	80.0	56.3
四氯化碳	110	2	3.4	3	0.8	0	0.0	13.2	0.0
正己烷	9	2	3.4	8	2.0	0	0.0	88.9	0.0

续表

化学物分类	接触人数	中毒起数	构成比（％）	中毒人数	构成比（％）	死亡人数	构成比（％）	中毒率（％）	中毒死亡率（％）
二氯乙烷	2	2	3.4	4	1.0	1	2.1	50.0	25.0
二硫化碳	5	1	1.7	4	1.0	4	8.3	80.0	100.0
硝基甲烷	3	1	1.7	3	0.8	0	0.0	100.0	0.0
氯乙醇	1	1	1.7	1	0.3	1	2.1	100.0	100.0
合计	768	58	100.0	393	100.0	48	100.0	51.2	12.2

注：苯及其混合物以苯为主。

2.3 有机溶剂中毒的年度分布趋势

由图 3.1 可见 1989 年至 1994 年间有机溶剂中毒重大事故报告频率较低且平稳。从 1997 年起有机溶剂职业中毒事故的报告迅速增多，至 2000 年达顶峰，2001 年后又迅速下降。

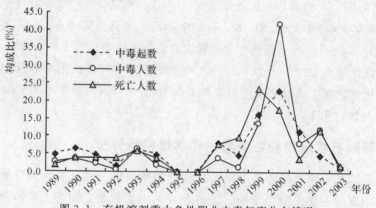

图 3.1 有机溶剂重大急性职业中毒年度分布情况

2.4 有机溶剂中毒事故的月份分布趋势分析

由图 3.2 可见重大有机溶剂中毒事故多发生于 4 月～7 月份，9 月至次年的 3 月（秋冬两季）较少发生，其原因有待于进一步调查和探讨。

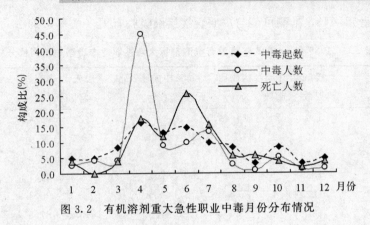

图 3.2　有机溶剂重大急性职业中毒月份分布情况

2.5　有机溶剂中毒的行业特征分析

发生在制造业的有机溶剂中毒事故最多，其次是化学工业、建筑、运输与仓储、服务业与商业，5 个行业共占有机溶剂职业中毒的总中毒起数的 82.7%、总中毒例数的 87.2% 和总中毒死亡人数的 91.7%（见表 3.2）。

表 3.2　1989 年至 2003 年我国有机溶剂重大急性职业中毒的行业分析

行　业	接触人数	中毒起数	构成比（%）	中毒人数	构成比（%）	死亡人数	构成比（%）	中毒率（%）	中毒死亡率（%）
制造	422	14	24.1	189	48.1	7	14.6	44.8	3.7
化学工业	50	10	17.2	39	9.9	9	18.8	78.0	23.1
建筑	59	10	17.2	54	13.7	12	25.0	91.5	22.2
运输与仓储	26	7	12.1	18	4.6	5	10.4	69.2	27.8
服务与商业	45	7	12.1	43	10.9	11	22.9	95.6	25.6
纺织服装工业	134	5	8.6	27	6.9	0	0.0	20.1	0.0
水处理	12	3	5.2	12	3.1	2	4.2	100	16.7
钢铁工业	9	1	1.7	3	0.8	1	2.1	33.3	33.3
其他	10	1	1.7	8	2.0	1	2.1	80.0	12.5
合　计	768	58	100	393	100	48	100.0	51.2	12.2

2.6　有机溶剂中毒事故的岗位特征分析

中毒事故主要集中在喷漆、清洗、检修、胶合、生产和搬运等 6 个岗位，共占有机溶剂职业中毒的总中毒起数的 93.1%、总中毒人数的 94.7% 和总中毒死亡人数的 93.8%。其中喷漆岗位中毒和死亡人数较多，搬运岗位中毒死亡率高达 71.4%，推测可能与皮肤直接接触吸收有关（见表 3.3）。

表 3.3　1989 年至 2003 年我国有机溶剂重大急性职业中毒事故的岗位分析

岗位	接触人数	中毒起数	构成比（%）	中毒人数	构成比（%）	死亡人数	构成比（%）	中毒率（%）	中毒死亡率（%）
喷漆	154	24	41.4	130	33.1	25	52.1	84.4	19.2
清洗	272	9	15.5	61	15.5	3	6.3	22.4	4.9
检修	52	8	13.8	33	8.4	6	12.5	63.5	18.2
胶合	133	7	12.1	28	7.1	4	8.3	21.1	14.3
生产	125	4	6.9	113	28.8	2	4.2	90.4	1.8
搬运	8	2	3.4	7	1.8	5	10.4	87.5	71.4
消防	20	2	3.4	18	4.6	1	2.1	90.0	5.6
加料	1	1	1.7	1	0.3	1	2.1	100.0	100.0
分装	2	1	1.7	2	0.5	1	2.1	100.0	50.0
合计	768	58	100.0	393	100.0	48	100.0	51.2	12.2

2.7　有机溶剂中毒事故发生场所的空间状况分析

发生在密闭空间和地下室的有机溶剂中毒起数、中毒人数和死亡人数分别占有机溶剂职业中毒总数的 48.3%、36.1% 和 66.4%，中毒主要与防腐涂刷和清洗作业有关。结果还显示，密闭空间和地下室中毒事故的中毒率和中毒死亡率高于非封闭场所，差异有统计学意义（见表 3.4）x^2 值分别为 99.07，23.29，$P<0.01$。

表 3.4　1989 年至 2003 年我国有机溶剂重大急性职业中毒事故与作业场所空间状况的分析

空间状况	接触人数	中毒起数	构成比（%）	中毒人数	构成比（%）	死亡人数	构成比（%）	中毒率（%）	中毒死亡率（%）
密闭空间	94	17	29.3	76	19.3	15	31.3	80.9	19.7
地下室	73	11	19.0	66	16.8	17	35.4	90.4	25.8
非封闭场所	600	30	51.7	251	63.9	16	33.3	41.8	6.4
合计	768	58	100.0	393	100.0	48	100.0	51.2	12.2

2.8　有机溶剂中毒的原因分析

根据《急性职业中毒患者现场劳动卫生学调查表》中所列的 10 种中毒原因的频数分布，可见造成有机溶剂中毒事故的前 5 位原因依次为没有密闭通风排毒设备或效果不好（23.6％）、没有个人防护设备（21.2％）、缺乏安全教育（19.2％）、没有安全操作规程（15.8％）和不使用个人防护用具或使用不当（7.4％），其次为其他原因（7.4％）、违反安全操作制度（5.4％）。

3 讨论与建议

本研究表明，虽然导致重大急性职业中毒的有机溶剂种类较少，但是每起中毒事故累及的中毒人数较多，受害者多为青壮年，且女性占较高比例，其中发生在密闭空间涂刷作业场所的有机溶剂中毒，还容易造成救援人员的无辜伤亡。

无论从有机溶剂的物理化学性质，还是从职业中毒事故的发生特点和事故调查原因分析，都表明通风不良和皮肤直接接触是中毒的主要原因。有机溶剂的挥发性和亲脂性决定其中毒特点。大多数有机溶剂具有高度挥发性，易经呼吸道进入身体，如果作业场所通风不良，室内空气中蓄积了高浓度有机溶剂的蒸气，作业人员长时间在这种环境中工作，都会因过量吸入中毒。有机溶剂的液体与皮肤直接接触能进入身体，如果清洗操作时不戴手套直接用手接触，或者搬运时不穿防护服，都会导致皮肤大量吸收有机溶剂而中毒。随着工业化的发展，有机溶剂广泛使用在工作和生活的各个方面，由于大部分有机溶剂还具有慢性毒性作用（苯有致癌作用），我们必须切实加强对它们的防护。

（1）加强苯及其同系物的职业防护，寻找无毒和低毒的替代物质。多年来，苯及其同系物所致急性中毒报道很多，本文也充分显示了我国苯及其同系物中毒的严重性。除了加强个人防护、通风排毒、禁止超标使用、加强监测外，最根本的措施是寻找无毒或低毒的替代物。

（2）加强有机溶剂中毒高发地区的管理。在我国改革开放，引进外资，大力发展民营经济的过程中，北京、上海和广东等地集中了大部分使用有机溶剂的相关产业，急性职业中毒事故频繁发生。广州 1996 年至 1999 年急性职业中毒中，有机类有害气体中毒人数占总中毒人数的 78.28％。有机溶剂在深圳涉外企业中广泛应用，近年深圳市职业中毒 80％以上发生在涉外企业，深圳龙岗区 1993 年至 2002 年有机溶剂中毒占职业中毒的 67.44％。鉴于我国中小企业有机溶剂中毒事故的高发性，卫生部等 9 部委分别在 2002 年和 2003 年联合组织了两次专项整治，极大地遏制了有机溶剂中毒事故不断增加的趋势。

（3）加强有机溶剂中毒高发时间、高发行业和高发岗位的管理。每年 4

月～7月，对电子元件清洗，鞋、塑胶玩具、箱包生产中的胶合，地下建筑或密闭容器喷涂防水材料、容器检修等作业场所，用人单位要特别注意通风排毒，避免皮肤直接接触有机溶剂。

（致谢：感谢十几年来所有参与全国职业病报告工作的人员，他们认真细致的工作积累了这些宝贵的资料）。

附件 4 1989 年至 2003 年全国刺激性 气体重大急性职业中毒的特征

【摘要】目的：探讨我国刺激性气体重大急性职业中毒事故的发生特点，为制定相应防治策略提供科学依据。方法：对 1989 年至 2003 年 15 年间全国报告的刺激性气体重大急性职业中毒资料进行分类描述性分析。结果：①15 年间共发生刺激性气体重大急性职业中毒事故 92 起，年均 6.1 起，直接导致中毒的物质 40 种，平均每起事故中毒 14.5 例，中毒死亡 0.8 人；单起事故最多中毒 116 例，最多中毒死亡 7 人；氯气的中毒起数、中毒病例数和中毒死亡例数均居前列；②中毒事故发生的高峰期为每年的 7、8 月份，化学工业的生产、检修和清洗岗位刺激性气体中毒事故多发。结论：①刺激性气体重大急性职业中毒事故危害严重。②刺激性气体重大职业中毒事故毒物、行业和岗位分布集中趋势明显，要对重点毒物、重点行业和重点岗位进行预防控制。③做好刺激性气体重大事故发生的预警、预报和应急救援工作。

【关键词】气体中毒；事故；职业；事故预防

刺激性气体是一类对机体眼、呼吸道黏膜和皮肤具有以刺激作用为主要特征的化学物。在我国多年的急性职业中毒报告中，刺激性气体引起的职业中毒一直占有很大的比例，因此，为了探讨我国刺激性气体重大急性职业中毒事故的发生特点，为制定相应防治策略提供科学依据，我们对 1989 年至 2003 年全国报告的刺激性气体重大急性职业中毒资料进行了描述性分析。

1 资料与方法

资料来源、建立数据库、中毒事故的判定、统计分析参见附件 1。

2 结果与分析

2.1 基本情况

1989 年至 2003 年全国 23 个省、自治区和直辖市共报告刺激性气体中毒事故 92 起，年均 6.1 起，占同时期全国年平均中毒事故（33.7 起/年）的 18％；报告的中毒事故涉及 12 个行业，15 种工作岗位，约 90 个用人单位，直接导致中毒的物质 40 种。

15 年间共报告刺激性气体中毒 1330 例，中毒死亡 72 人，年均中毒 88.7 例，中毒死亡 4.8 人；总的中毒率 50.3％，总的中毒死亡率 5.4％，均小于同期其他化学物重大急性职业中毒事故总的中毒率（56.8％）和总中毒死亡率（20.9％），差异均有统计学意义（x^2 值分别为 31.27，165.4，$P < 0.01$）。

单起事故最多 116 人中毒（1994 年），最高中毒死亡人数达 7 人（1997 年）；平均中毒年龄（29.6±10.0）岁，平均中毒死亡年龄（35.7±11.3）岁；中毒者男女性别比（1.47：1）和中毒死亡者男女性别比（3.18：1）均小于其他化学物重大职业中毒事故中中毒者男女性别比（15.6：1）和死亡者男女性别比（20.7：1）。

2.2 导致中毒的主要化学物

氯气、无机酸、氨和光气是刺激性气体中导致中毒的主要化学物，四者累计中毒起数、中毒人数和中毒死亡人数分别占刺激性气体总中毒起数、总中毒人数和总中毒死亡人数的 62.0％、73.5％和 72.3％，其中氯气中毒发生最多（见表 4.1）。

表 4.1　1989 年至 2003 年我国不同刺激性气体化学物重大急性职业中毒事故分析

化学物	中毒事故			中毒			死亡			中毒率		中毒死亡率	
	起数	构成比（％）	顺位	人数	构成比（％）	顺位	人数	构成比（％）	顺位	发生率（％）	顺位	死亡率（％）	顺位
氯气	29	31.5	(1)	675	50.8	(1)	25	34.7	(1)	48.0	(4)	3.7	(4)
无机酸*	14	15.2	(2)	36	2.7	(4)	11	15.3	(3)	97.3	(1)	30.6	(1)
氨	11	12.0	(3)	124	9.3	(3)	13	18.1	(2)	36.6	(5)	10.5	(2)
光气	3	3.3	(4)	142	10.7	(2)	3	4.2	(4)	50.0	(3)	2.1	(5)
混合气体**	2	2.2	(5)	15	1.1	(5)	1	1.4	(5)	88.2	(2)	6.7	(3)
其他	33	35.9		338	25.4		19	26.4		60.1		5.6	
合　计	92	100.0		1330	100.0		72	100.0		50.3		5.4	

注：* 包括硫酸、硝酸、氯乙酸、氢氟酸、氟磺酸等；** 指以刺激性气体为主要毒性危害的混合气体。

2.3　刺激性气体中毒的年度分布

由图 4.1 可以看出 1989 年至 1996 年事故发生的频率较低而且平稳，1997 年至 2002 年事故发生频率增高，起伏增大。整体看，刺激性气体重大职业中毒事故有逐年增加的趋势。

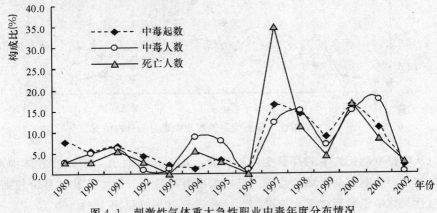

图 4.1　刺激性气体重大急性职业中毒年度分布情况

从中毒率的年度变化看，15 年来刺激性气体中毒率在大部分年份均维持在 40％以上，有 3 个年份中毒率 100％，有 2 个年份在 80％以上，可见刺激性气体中毒的危险性很高，但自 1994 年以来有下降的趋势；而中毒死亡率一般保持在 20％以内（见图 4.2）。

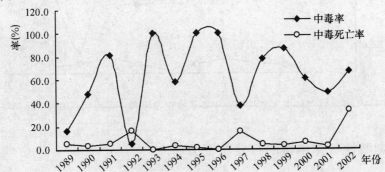

图 4.2　刺激性气体重大急性职业中毒事故中毒率和中毒死亡率的年变化趋势

2.4　刺激性气体中毒的月份分布趋势

由图 4.3 可见，9 月～11 月和 1 月～2 月刺激性气体重大职业中毒事故发生较少。全年中毒事故呈现春夏两季高，秋冬两季低的趋势，其中 7 月事故发生率最高，这可能与不同季节刺激性气体的挥发性差异有关。

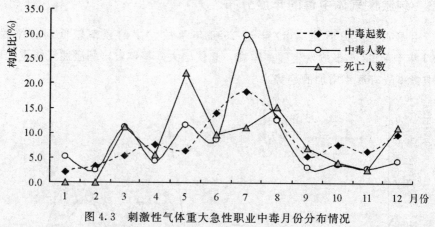

图 4.3　刺激性气体重大急性职业中毒月份分布情况

从中毒率和死亡率的月份变化趋势看，从 1 月～12 月，刺激性气体中毒事故的中毒率有逐渐下降的趋势，至岁末中毒率最低，而岁首和 9 月份较高。刺激性气体中毒的死亡率比较平稳，一般低于 20％（见图 4.4）。

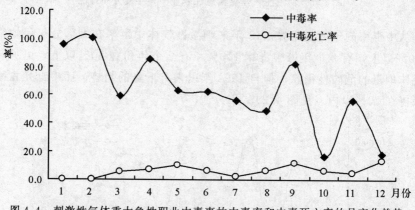

图 4.4　刺激性气体重大急性职业中毒事故中毒率和中毒死亡率的月变化趋势

2.5　刺激性气体中毒的行业特征分析

化学工业是最容易发生刺激性气体中毒的危险行业，报告发生在化学工业的中毒起数占刺激性气体总中毒起数的 56.5％、中毒人数占总中毒人数的 49.0％，死亡人数占总死亡人数的 62.5％（见表 4.2）。

表 4.2 1989 年至 2003 年我国不同行业岗位刺激性气体重大急性职业中毒事故分析

行业	中毒事故			中毒			死亡			中毒率		中毒死亡率	
	起数	构成比(%)	顺位	人数	构成比(%)	顺位	人数	构成比(%)	顺位	发生率(%)	顺位	死亡率(%)	顺位
化学工业	52	56.5	(1)	652	49.0	(1)	45	62.5	(1)	46.2	(5)	6.9	(2)
纺织与服装工业	7	7.6	(2)	135	10.2	(3)	1	1.4	(5)	47.4	(4)	0.7	(6)
制造	7	7.6	(2)	102	7.7	(4)	7	9.7	(3)	45.3	(6)	6.9	(2)
服务与商业	6	6.5	(4)	231	17.4	(2)	10	13.9	(2)	86.2	(2)	4.3	(5)
水处理	5	5.4	(5)	16	1.2	(6)	1	1.4	(5)	100.0	(1)	6.3	(4)
食品酿造	3	3.3	(6)	15	1.1	(7)	4	5.6	(4)	33.3	(7)	26.7	(1)
运输与仓储	3	3.3	(6)	59	4.4	(5)	0	0.0	(7)	62.8	(3)	0.0	(7)
其他	9	9.8		120	9.0		4	5.6		40.1		3.3	
合计	92	100.0		1330	100.0		72	100.0		50.3		5.4	

2.6 刺激性气体中毒发生的岗位分析

生产、检修、清洗和爆破岗位是比较容易发生刺激性气体中毒的危险岗位，四者累计中毒起数、中毒人数和死亡人数分别占刺激性气体总数的 71.8%、61.3% 和 88.9%。其中消防、加料和清洗岗位中毒率较高，分装、爆破、检修和清洗岗位的中毒死亡率较高（见表 4.3）。

表 4.3 1989 年至 2003 年我国不同作业岗位刺激性气体重大急性职业中毒事故分析

岗位	中毒事故			中毒			死亡			中毒率		中毒死亡率	
	起数	构成比(%)	顺位	人数	构成比(%)	顺位	人数	构成比(%)	顺位	发生率(%)	顺位	死亡率(%)	顺位
生产	26	28.3	(1)	461	34.7	(1)	18	25.0	(2)	38.5	(11)	3.9	(6)
检修	24	26.1	(2)	181	13.6	(2)	21	29.2	(1)	38.8	(10)	11.6	(3)
清洗	9	9.8	(3)	87	6.5	(5)	9	12.5	(4)	96.7	(3)	10.3	(4)
爆破	7	7.6	(4)	86	6.5	(5)	16	22.2	(3)	47.5	(8)	18.6	(2)
搬运	5	5.4	(5)	81	6.1	(7)	0	0.0	(8)	69.8	(5)	0.0	(8)
喷漆	3	3.3	(6)	11	0.8	(11)	0	0.0	(8)	39.3	(9)	0.0	(8)
电焊	3	3.3	(6)	80	6.0	(8)	1	1.4	(7)	69.0	(6)	1.3	(7)
编织	3	3.3	(6)	117	8.8	(3)	0	0.0	(8)	81.3	(4)	0.0	(8)
胶合	3	3.3	(6)	40	3.0	(9)	2	2.8	(5)	37.0	(12)	5.0	(5)
加料	2	2.2	(10)	12	0.9	(10)	0	0.0	(8)	100.0	(1)	0.0	(8)
分装	2	2.2	(11)	4	0.3	(12)	2	2.8	(5)	66.7	(7)	50.0	(1)
消防	2	2.2	(12)	139	10.5	(4)	0	0.0	(8)	100.0	(1)	0.0	(8)
其他	3	3.3		31	2.3		3	4.2		77.5		9.7	
合计	92	100.0		1330	100.0		72	100.0		50.3		5.4	

2.7 不同行业不同岗位的刺激性气体重大职业中毒事故交叉分析

对中毒起数作交叉分析，不同行业不同岗位刺激性气体中毒率和中毒死亡率有显著性差异（$x^2 = 248.33$，$p < 0.01$），主要集中在化学工业的生产、检修以及清洗岗位，三者累计中毒起数、中毒人数和死亡人数分别占刺激性气体总数的 41.3%、32.0%、50.0%（见表4.4）。

表4.4 1989年至2003年我国不同行业不同岗位刺激性气体重大急性职业中毒事故分析

岗位	化学工业			其他行业		
	中毒起数（%）	中毒人数（%）	死亡人数（%）	中毒起数（%）	中毒人数（%）	死亡人数（%）
生产	17 (32.7)	316 (48.5)	18 (40.0)	9 (22.5)	145 (21.4)	0 (0.0)
检修	15 (28.8)	84 (12.9)	15 (33.3)	9 (22.5)	97 (14.3)	6 (22.2)
清洗	6 (11.5)	20 (3.1)	3 (6.7)	3 (7.5)	67 (9.9)	6 (22.2)
其他	14 (26.9)	232 (35.6)	9 (20.0)	19 (47.5)	369 (54.4)	15 (55.6)
合计	52 (100.0)	652 (100.0)	45 (100.0)	40 (100.0)	678 (100.0)	27 (100.0)

注：括号内数字为构成比（%）。

2.8 中毒事故发生场所的空间状况

从空间状况分析，刺激性气体中毒发生在密闭空间的比例较低，但是一旦发生在密闭空间，其中毒率和死亡率都很高（见表4.5）。

表4.5 1989年至2003年我国不同场所空间状况刺激性气体重大急性职业中毒事故分析

空间状况	中毒事故			中毒			死亡			中毒率		中毒死亡率	
	起数	构成比（%）	顺位	人数	构成比（%）	顺位	人数	构成比（%）	顺位	发生率（%）	顺位	死亡率（%）	顺位
密闭空间	6	6.5	(1)	15	1.1	(1)	8	11.1	(1)	88.2	(1)	53.3	(1)
地下室	1	1.1	(2)	5	0.4	(2)	0	0.0	(2)	62.5	(2)	0.0	(2)
其他	85	92.4		1310	98.5		64	88.9		50.0		4.9	
合计	92	100.0		1330	100.0		72	100.0		50.3		5.4	

2.9 刺激性气体中毒事故的原因分析

根据重大中毒事故报表中10种中毒事故原因的频数分布可以看出，前5位中毒原因分别是没有个人防护设备（19%）、没有密闭通风排毒设备或排毒效果不好（18%）、缺乏安全教育（16%）、设备跑冒滴漏或事故（11%）和没有安全操作规程（10%），其次为不使用个人防护用品或使用不当（9%）、违反安全操作制度（7％）及其他原因（10％）。

3   讨论

第一，刺激性气体重大急性职业中毒事故危害严重，主要特点是：①每起事故的接触人数多于总体平均水平，但是每起事故死亡人数低于总体平均水平；②涉及的毒物种类多，有 40 多种；③总的中毒死亡率较低；④劳动力损失严重，平均中毒年龄低于总体平均水平；⑤两起最大的恶性刺激性气体重大急性职业中毒事故均由化学工业的气体泄露导致。

第二，刺激性气体重大急性职业中毒事故的发生发展的特点：①时间特点是春夏两季高发；②主要中毒为氯气中毒，占 30％以上，发生起数、中毒人数和中毒死亡人数均排名第一；其次是无机酸、氨气和光气。值得重视的是无机酸的中毒率和中毒死亡率均排名第一，事故危害严重；③50％以上发生在化工行业，发生起数、中毒人数和中毒死亡人数均排名第一；发生起数排序依次是纺织与服装工业、制造、服务与商业和水处理；食品酿造、运输与仓储的发生起数并列第六。水处理中毒率高达 100％、食品酿造中毒死亡率为 26.7％，提示应当引起高度关注；④发生岗位主要集中在生产、检修、清洗和爆破岗位，合计发生起数、中毒人数、中毒死亡人数分别为 71.8％、61.3％和 88.9％；搬运、喷漆、电焊、编织、胶合也不容忽视。值得重视的是消防和分装作业，消防发生刺激性中毒的起数不多，但是每次中毒涉及的人数多，中毒率高达 100％；分装作业中毒死亡率高达 50％，提示对于消防和分装作业的职业危害防范不足；⑤较少发生在密闭空间和地下室。

第三，刺激性气体重大职业中毒的原因 100％是管理要素导致，因此要做好可能导致刺激性气体重大事故发生的各个环节。

第四，刺激性重大职业中毒的发生特点和原因提示，控制刺激性重大职业中毒主要是：重点是氯气、无机酸、氨气和光气等毒物；化工、纺织与服装、制造、服务与商业、水处理、食品酿造和运输与仓储等行业，生产、检修、清洗和爆破、生产、检修、清洗、爆破、消防和分装等岗位。

第五，做好刺激性气体重大危险源识别、登记和管理。

第六，做好刺激性气体重大事故发生的预警、预报和应急救援工作，防止气体的扩散和群众的不良疏散导致更严重的危害，防止刺激性气体的迟发性损害导致的死亡。

（致谢：感谢十几年来所有参与全国职业病报告工作的人员，他们认真细致的工作积累了这些宝贵的资料。）

附件 5 1989 年至 2003 年全国金属及类金属化合物重大急性职业中毒的特征

【摘要】目的：探讨我国金属及类金属化合物重大急性职业中毒事故的发生特点，提出优先、重点的防治建议，为制定相应防治策略提供科学依据。方法：对 1989 年至 2003 年全国报告发生的金属及类金属化合物重大急性职业中毒资料进行整理和分析。结果：①15 年间共报告金属及类金属化合物重大急性职业中毒 39 起，年均 2.6 起，直接导致中毒的金属及类金属化合物约 13 种，确诊中毒 609 例，死亡 32 例，平均每起事故中毒 15.6 例，中毒死亡 0.8 例，总中毒率为 52.9%，总中毒死亡率 5.3%；平均中毒年龄（29.2±9.0）岁，平均中毒死亡年龄（32.3±9.9）岁。②自 1997 年起报告的中毒事故增多，43.6% 的中毒由砷化氢导致。③发生在制造业和化学工业的中毒较多，清洗和搬运作业易发生中毒。④导致中毒事故发生的主要原因是没有密闭通风排毒设备或效果不好（22.5%）、没有个人防护设备（19.8%）、缺乏安全教育（19.8%）和没有安全操作规程（15.3%）等。结论：①加强砷化氢、砷及其化合物的急性中毒防治。②注意在冬夏两季有针对性地加强安全教育和个人防护。

【关键词】金属；中毒；事故；职业；事故预防

金属及类金属化合物在工业中应用广泛。在现代工业中，常常因意外化学反应、事故或在密闭空间燃烧造成急性职业中毒事故，因此，研究金属与类金属化合物职业中毒的发生规律和特点，有针对性地提出科学的预防措施，对于控制职业中毒、保护劳动者的身心健康具有重要意义。我们对 1989 年至 2003 年全国重大急性金属及类金属化合物职业中毒（简称金属及类金属职业中毒）事故资料进行了描述性分析，现将结果报告如下。

1 资料与方法

资料来源、建立数据库、中毒事故的判定、统计分析参见附件 1。

2   结果与分析

2.1   基本情况

1989 年至 2003 年全国 14 个省、自治区和直辖市共报告金属及类金属职业中毒事故 39 起，平均每年 2.6 起，涉及 7 个行业，36 个用人单位，12 种工作岗位，直接导致中毒的金属及类金属化合物约 13 种（见表 5.1）。15 年间共报告金属及类金属职业中毒 609 例，平均每年 40.6 例，每起事故中毒 15.6 例；共造成中毒死亡 32 例，平均每年死亡 2.1 例，每起中毒事故死亡 0.8 例；单起事故报告最多中毒 179 例（1998 年某矿业公司清理尾矿沉淀池发生砷及其化合物中毒），中毒最多死亡 3 例（1999 年某高新技术开发区生物化工厂工人误入沉淀池发生磷化氢中毒）；总中毒率 52.9%，与除金属和类金属化合物以外其他物质导致的重大急性职业中毒的总中毒率（55.1%）的差异无统计学意义（$x^2 = 2.00$，$P > 0.05$），总中毒死亡率为 5.3%，小于其他物质的总中毒死亡率，差异有统计学意义（$x^2 = 64.06$，$P < 0.01$）；平均中毒年龄（29.2±9.0）岁，平均中毒死亡年龄（32.3±9.9）岁。

2.2   导致金属及类金属化合物职业中毒的化学物种类分析

砷化氢、磷化氢、致死的金属及类金属化合物（有机锡、除砷化氢以外的砷及其化合物、四氯化硅）是主要的金属及类金属职业中毒的危险化合物，三者累计其中毒起数、中毒人数和死亡人数分别占金属及类金属化合物职业中毒总数的 71.8%、68.1%、100.0%。在该类化合物中毒病例中，砷化氢中毒死亡率明显高于致死的金属及类金属的中毒死亡率，差异有统计学意义（$x^2 = 32.65$，$P < 0.01$）；也高于磷化氢中毒死亡率，但差异无统计学意义（$x^2 = 3.00$，$P > 0.05$）（见表 5.1）。

表 5.1   1989 年至 2003 年我国金属及类金属化合物重大急性职业中毒事故的化学物种类分析

化学物	中毒起数	构成比（%）	接触人数	中毒人数	构成比（%）	死亡人数	构成比（%）	中毒率（%）	中毒死亡率（%）
砷化氢	17	43.6	112	98	16.1	20	62.5	87.5	20.4
磷化氢	5	12.8	57	53	8.7	5	15.6	93.0	9.4
致死的金属及类金属*	6	15.4	695	264	43.3	7	21.9	38.0	2.6
非致死的金属及类金属**	11	28.2	288	194	31.9	0	0.0	67.4	0.0
合计	39	100.0	1152	609	100.0	32	100.0	52.9	5.3

注：*致死的金属及类金属包括有机锡、砷及其化合物和四氯化硅；
    **非致死的金属及类金属包括锌、汞、四乙基铅、铜、钡、铬、铅烟及锑。

2.3　金属及类金属化合物职业中毒发生的时间分布

2.3.1　年分布

由图 5.1 可见 1996 年前报告发生的金属及类金属职业中毒事故较低且平稳，1997 年起报告的中毒事故有逐渐增多趋势。

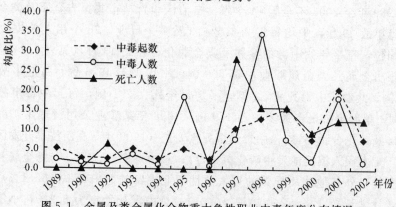

图 5.1　金属及类金属化合物重大急性职业中毒年度分布情况

2.3.2　月分布

由图 5.2 可见，金属及类金属职业中毒事故的中毒起数、中毒例数和死亡人数的高峰在 6 月份。

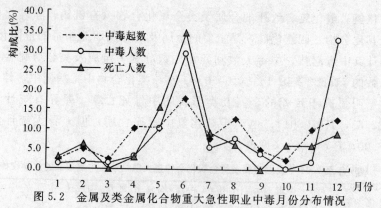

图 5.2　金属及类金属化合物重大急性职业中毒月份分布情况

2.4　金属及类金属职业中毒事故的行业特征分析

发生在制造业的中毒事故最多，其次是化学工业，两者共占金属及类金属总中毒起数的 74.3％、总中毒人数的 35.5％和总中毒死亡人数的 81.3％；其中制造业和化学工业的中毒死亡率分别高达 12.1％和 11.9％，明显高于其

326

他行业，差异有统计学意义（$x^2 = 30.93$，$P < 0.01$）（见表 5.2）。

表 5.2 1989 年至 2003 年我国金属及类金属化合物重大急性职业中毒事故的行业分析

行 业	中毒起数	构成比（%）	接触人数	中毒人数	构成比（%）	死亡		中毒	
						人数	构成比（%）	发生率（%）	死亡率（%）
制造业	19	48.7	164	132	21.7	16	50.0	80.5	12.1
化学工业	10	25.6	486	84	13.8	10	31.3	17.3	11.9
其他 *	10	25.6	502	393	64.5	6	18.6	78.3	1.5
合计	39	100.0	1152	609	100.0	32	100.0	52.9	5.3

注：* 其他包括运输与仓储、开采、服务与商业、钢铁工业及纺织与服装工业。

2.5 金属及类金属职业中毒事故的岗位特征分析

除喷漆、生产和检修岗位外，其余岗位的中毒发生率均高达 75% 以上；清洗和搬运岗位发生中毒事故时导致的中毒人数较多，平均每起事故中毒人数分别为 49.5 例和 42 例。冶炼岗位的中毒死亡率明显高于其他岗位，差异有统计学意义（$x^2 = 18.83$，$P < 0.01$），其他各岗位之间的中毒死亡率差异无统计学意义（$x^2 = 2.58$，$P = 0.6296$）（见表 5.3）。

表 5.3 1989 年至 2003 年我国金属及类金属化合物重大急性职业中毒事故的岗位分析

岗位	中毒起数	构成比（%）	接触人数	中毒人数	构成比（%）	死亡		中毒	
						人数	构成比（%）	发生率（%）	死亡率（%）
生产 *	8	20.5	553	113	18.6	6	18.8	20.4	5.3
加料	7	17.9	41	36	5.9	1	3.1	87.8	2.8
冶炼	5	12.8	28	21	3.4	6	18.8	75.0	28.6
清洗	4	10.3	198	198	32.5	8	25.0	100.0	4.0
检修	4	10.3	36	22	3.6	2	6.3	61.1	9.1
搬运	3	7.7	162	126	20.7	9	28.1	77.8	7.1
电焊	3	7.7	31	28	4.6	0	0.0	90.3	0.0
采矿	1	2.6	5	5	0.8	0	0.0	100.0	0.0
喷漆	1	2.6	31	10	1.6	0	0.0	32.3	0.0
消防	1	2.6	23	19	3.1	0	0.0	82.6	0.0
铸造	1	2.6	9	9	1.5	0	0.0	100.0	0.0
岗位不清	1	2.6	35	22	3.6	0	0.0	62.9	0.0
合计	39	100.0	1152	609	100.0	32	100.0	52.9	5.3

注：* 生产指的是其他的生产过程中的岗位。

2.6 金属及类金属中毒事故的原因分析

根据《急性职业中毒患者现场劳动卫生学调查表》中列出的 10 种中毒事故原因的频数分布表明，发生金属及类金属化合物职业中毒事故的前 5 位原因依次为没有密闭通风排毒设备或效果不好（22.5％）、没有个人防护设备（19.8％）、缺乏安全教育（19.8％）、没有安全操作规程（15.3％）、其他原因（14.4％）、不使用个人防护用具或使用不当（5.4％）、设备跑冒滴漏或事故（2.7％）。

3 讨论

金属及类金属职业中毒是最常见的职业中毒之一。我们的研究结果表明，导致重大急性职业中毒的金属及类金属化合物以砷化氢和磷化氢最为突出，发生起数多，中毒死亡率高，其他金属化合物中毒的死亡率相对较低；报告事故发生较多的月份是每年的 5 月～7 月和 11 月～12 月；报告事故较多的行业是制造业和化学工业；清洗和搬运作业发生中毒事故导致的中毒患者较多，而冶炼岗位中毒后果最严重；1997 年以来事故发生有增加趋势。

根据金属及类金属中毒的特点，要着重从以下几方面加以防治：①加强砷化氢急性中毒防治。砷的化合物种类很多，含砷矿石、矿渣遇酸或受潮及含砷金属用酸处理时可产生砷化氢；生产和使用乙炔、生产合成染料、电解法生产硅铁、氰化法提取金银等，也可产生砷化氢。国内曾有因海鱼腐败使有机砷转化为砷化氢的报道。故砷化氢中毒虽以冶金工业多见，也可见其他很多行业。在生产、冶炼、清洗、搬运等过程中，由于没有密闭和通风设施，作业工人缺乏个人防护，很容易导致吸入过量砷化氢气体而发生急性中毒事故。②重视冬夏两季的中毒防治。冬天因为天气寒冷关闭门窗而导致作业场所密闭不通风，金属烟雾容易经呼吸道过量吸入而中毒；夏季因为天气炎热，着装薄而少，常常忽视个人防护，导致皮肤大量接触而经皮吸收中毒，因此，这两个季节要根据情况加强监督检查和宣传教育。③加强清洗、搬运和冶炼作业的岗位培训和个人防护。

（致谢：感谢十几年来所有参与全国职业病报告工作的人员，他们认真细致的工作积累了这些宝贵的资料。）

附件 6 1989 年至 2003 年全国苯的氨基及硝基化合物重大急性职业中毒特征

【摘要】目的：探讨苯的氨基及硝基化合物重大急性职业中毒的发生特点，为制定相应防治策略提供科学依据。方法：对 1989 年至 2003 年间全国报告的苯的氨基及硝基化合物重大急性职业中毒资料进行描述性分析。结果：①1989 年至 2003 年间全国共报告苯的氨基及硝基化合物重大急性职业中毒 17 起，年均 1.1 起；直接导致中毒的物质约有 8 种；共报告 112 例，平均每起事故中毒者为 6.6 例，中毒死亡者 0.1 例，1 起事故最高中毒病例数为 27 例；中毒率高，中毒死亡率相对低。②中毒主要集中在 6～9 月份，多发生在化学工业和运输与仓储业，在搬运和生产岗位中毒多发。中毒事故发生的主要原因是缺乏安全教育和个人防护设备。结论：①加强安全教育和个人防护，严禁皮肤直接接触；②在修订《高毒物品目录》时考虑将苯的氨基硝基化合物部分或全部剔除。

【关键词】重大急性职业中毒事故；苯的氨基及硝基化合物；预防

近年来苯的氨基及硝基化合物职业中毒报告增多，且在职业中毒谱中列前 10 位，因此卫生部在制定《高毒物品目录》时将这些化合物列入，但在执行的过程中，有关人员认为由于大部分苯的氨基及硝基化合物的毒性并不高，不应当列入高毒物品目录，为此，我们对 1989 年至 2003 年间全国报告的苯的氨基及硝基化合物重大急性职业中毒资料进行统计学分析，为修订《高毒物品目录》提供依据。

1 资料和方法

资料来源、建立数据库、中毒事故的判定、统计分析参见附件 1。

2　结果与分析

2.1　一般情况

1989 年至 2003 年全国 7 个省和 1 个直辖市约 16 个用人单位共发生苯的氨基及硝基化合物中毒事故 17 起，年均 1.1 起；涉及行业 5 类，工作岗位 9 种，直接导致中毒的物质约 8 种。

15 年间共报告苯的氨基及硝基化合物中毒 112 例，中毒死亡 2 例；平均每起事故中毒者为 6.6 例，中毒死亡者 0.1 例。单起事故最多中毒病例数为 27 例（1989 年），每起事故中毒死亡不超过 1 例；总的中毒率 63.6%，高于其他化学物中毒率（54.6%，$x^2 = 5.66$，$P < 0.05$）；总的中毒死亡率 1.8%，远低于其他化学物重大职业中毒死亡率（16.8%，$x^2 = 17.99$，$P < 0.01$）；平均中毒年龄（34.9±11.0）岁，平均中毒死亡年龄（37.0±3.6）岁；中毒者男女性别比约为 4.09∶1，与其他化学物没有差异（5.33∶1，$x^2 = 0.787$，$P > 0.05$）。

2.2　导致中毒的主要化学物

统计分析表明，苯胺、二硝基苯、对硝基苯胺、二硝基氯苯等 4 种化学物是主要引起中毒的物质，四者累计中毒起数、中毒病例数和死亡例数分别占苯的氨基及硝基化合物中毒总数的 76.5%、73.2% 和 50%；其中报告苯胺中毒最多，占中毒起数 35.3%，占中毒病例数 47.3%。苯的氨基及硝基化合物中毒报告的死亡率较低，除二硝基苯中毒和 2,4-二硝基苯酚中毒各导致 1 人中毒死亡外，其他苯的氨基及硝基化合物中毒未报告死亡病例，见表 6.1。

表 6.1　1989 年至 2003 年我国苯的氨基及硝基化合物重大
急性职业中毒事故的化学物种类分析

苯类的分类	中毒起数			中毒病例数			死亡例数			中毒率		中毒死亡率	
	起数	构成比(%)	顺位	人数	构成比(%)	顺位	人数	构成比(%)	顺位	发生率(%)	顺位	死亡率(%)	顺位
苯胺	6	35.3	(1)	53	47.3	(1)	0	0.0	(3)	77.9	(3)	0.0	(3)
二硝基苯	3	17.6	(2)	13	11.6	(2)	1	50.0	(1)	38.2	(7)	7.7	(2)
对硝基苯胺	2	11.8	(3)	9	8.0	(5)	0	0.0	(3)	100.0	(1)	0.0	(3)
二硝基氯苯	2	11.8	(3)	7	6.3	(6)	0	0.0	(3)	100.0	(1)	0.0	(3)
2-氨基-6-硝基苯并噻唑	1	5.9	(5)	13	11.6	(3)	0	0.0	(3)	44.8	(6)	0.0	(3)

续表

苯类的分类	中毒起数			中毒病例数			死亡例数			中毒率		中毒死亡率	
	起数	构成比 (%)	顺位	人数	构成比 (%)	顺位	人数	构成比 (%)	顺位	发生率 (%)	顺位	死亡率 (%)	顺位
对硝基甲苯	1	5.9	(6)	6	5.4	(7)	0	0.0	(3)	75.0	(4)	0.0	(3)
3-氯-2-甲苯胺	1	5.9	(7)	10	8.9	(4)	0	0.0	(3)	55.6	(4)	0.0	(3)
2,4-二硝基苯酚	1	5.9	(8)	1	0.9	(8)	1	50.0	(1)	33.3	(8)	100.0	(1)
合计	17	100.0		112	100.0		2	100.0		63.6		1.8	

2.3 苯的氨基及硝基化合物中毒的年度分布

1989年、1990年、1999年和2000年报告的中毒病例数较多，1992年～1996年以及2003年未报告重大中毒事故，除2001年和2002年各报告1例死亡病例外，其他年份未见死亡病例报告。

2.4 苯的氨基及硝基化合物中毒的月份分布

由图6.1可以看出苯的氨基及硝基化合物中毒主要集中在气温较高的6～9月份。

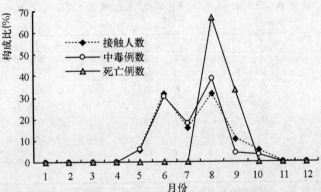

图6.1 不同月份苯的氨基硝基化合物重大职业中毒事故分析

2.5 苯的氨基及硝基化合物中毒发生的行业分布

按中毒事故发生的行业分析，化学工业和运输与仓储业是苯的氨基及硝基化合物中毒报告的高危行业，累计中毒起数、中毒病例数分别占苯的氨基及硝基化合物中毒总数的82.3%、89.3%，15年来共报告2例死亡病例，均发生在化学工业，见表6.2。

表 6.2　1989 年至 2003 年我国不同行业苯的氨基及硝基化合物重大职业中毒事故分析

行业	中毒起数			中毒病例数			死亡例数			中毒率		中毒死亡率	
	起数	构成比(%)	顺位	人数	构成比(%)	顺位	人数	构成比(%)	顺位	发生率(%)	顺位	死亡率(%)	顺位
化学工业	9	52.9	(1)	45	40.2	(2)	2	100.0	(1)	58.0	(5)	4.4	(1)
运输与仓储	5	29.4	(2)	55	49.1	(1)	0	0.0	(2)	64.0	(4)	0.0	(2)
食品酿造	1	5.9	(3)	4	3.6	(3)	0	0.0	(2)	100.0	(1)	0.0	(2)
钢铁工业	1	5.9	(3)	4	3.6	(3)	0	0.0	(2)	100.0	(1)	0.0	(2)
纺织与服装工业	1	5.9	(3)	4	3.6	(3)	0	0.0	(2)	100.0	(1)	0.0	(2)
合　计	17	100.0		112	100.0		2	100.0		63.6		1.8	

2.6　苯的氨基及硝基化合物中毒发生的岗位分布

按不同操作岗位发生的中毒事故分析，搬运和生产岗位是苯的氨基及硝基化合物报告中毒的高危岗位，累计中毒起数、中毒病例数和死亡例数分别占苯的氨基及硝基化合物中毒总数的 64.7％、65.2％、100％（见表 6.3）。

表 6.3　1989 年至 2003 年我国不同岗位苯的氨基及硝基化合物重大急性职业中毒事故分析

岗位	中毒起数			中毒病例数			死亡例数			中毒率		中毒死亡率	
	起数	构成比(%)	顺位	人数	构成比(%)	顺位	人数	构成比(%)	顺位	发生率(%)	顺位	死亡率(%)	顺位
搬运	6	35.3	(1)	56	50.0	(1)	0	0.0	(2)	70.9	(5)	0.0	(2)
生产*	5	29.4	(2)	17	15.2	(2)	2	100.0	(1)	60.7	(6)	11.8	(1)
清洗	1	5.9	(3)	7	6.3	(4)	0	0.0	(2)	33.0	(8)	0.0	(2)
检修	1	5.9	(3)	4	3.6	(6)	0	0.0	(2)	100.0	(1)	0.0	(2)
粉碎	1	5.9	(3)	4	3.6	(6)	0	0.0	(2)	100.0	(1)	0.0	(2)
加料	1	5.9	(3)	4	3.6	(6)	0	0.0	(2)	100.0	(1)	0.0	(2)
分装	1	5.9	(3)	7	6.3	(4)	0	0.0	(2)	100.0	(1)	0.0	(2)
消防	1	5.9	(3)	13	11.6	(3)	0	0.0	(2)	44.8	(7)	0.0	(2)
合计	17	100.0		112	100.0		2	100.0		63.6		1.8	

＊中毒报告中从事生产活动而具体岗位未写明的，归入生产岗位。

2.7　中毒事故原因分析

根据重大中毒事故报表中 10 种中毒事故原因的频数分布，苯的氨基及硝基化合物中毒前 5 位原因分别是缺乏安全教育（18.8％）、没有个人防护设备（16.7％）、没有安全操作规程（14.6％）、不使用个人防护用具或使用不当（12.5％）、设备跑冒滴漏或事故（10.4％）。

3　讨论与建议

3.1　事故危害性一般

（1）重大职业中毒涉及的人数较少；

（2）中毒率较高，中毒死亡率较低。

3.2　重大急性职业中毒事故的发生发展的特点

（1）呈现时间特点：主要集中在 6 月～9 月；

（2）集中发生在苯胺、二硝基苯、对硝基苯胺和二硝基氯苯；

（3）集中发生在化工和运输与仓储行业；

（4）集中发生在搬运和生产岗位。

我国苯的氨基及硝基化合物重大职业中毒的发生特点提示，控制的重点是：化工和运输与仓储等行业；搬运和生产等岗位；苯胺、二硝基苯、对硝基苯胺和二硝基氯苯等毒物。

苯的氨基及硝基化合物指的是一类化合物，广泛应用于制造染料、药物、橡胶、炸药、涂料、鞋油、油墨、香料、农药、塑料等化学工业，主要以粉尘或蒸气的形态存在于环境中，在生产过程中可经皮肤或呼吸道引起中毒。近年来中毒报告增多，且中毒谱中排在前 10 名，因此国家在制定《高毒物品目录》时，许多这类化合物被列入。根据本文结果，苯的氨基及硝基化合物中毒性较高的物质，急性职业中毒事故并未多发。相关文献资料和专家反馈的意见，也表明大部分苯的氨基及硝基化合物的急性毒性并不很高。因此，在修订《高毒物品目录》时建议考虑将苯的氨基及硝基化合物中急性毒性不高的物质剔除。

图书在版编目（CIP）数据

职业中毒案例/中国疾病预防控制中心职业卫生与中毒控制所组织编写．—北京：中国科学技术出版社，2013

ISBN 978-7-5046-5321-5

Ⅰ．职… Ⅱ．中… Ⅲ．职业中毒-病案

Ⅳ．R135.1

中国版本图书馆 CIP 数据核字（2008）第 198320 号

中国科学技术出版社出版

北京市海淀区中关村南大街 16 号　邮政编码：100081
电话：010-62103210　传真：010-62183872
http://www.kjpbooks.com.cn
科学普及出版社发行部发行
鸿博昊天科技有限公司

＊

开本：720 毫米×1000 毫米　1/16　印张：22　字数：440 千字
2013 年 6 月第 2 版　2013 年 6 月第 2 次印刷
印数：1—3000 册　定价：56.00 元
ISBN 978-7-5046-5321-5/R·1375